全国高职高专药品类专业"十二五"规划教材

供高职高专药学类专业及相关医学专业使用

医药数理统计方法

第 2 版

U0272501

主　编　金　星

副主编　范雪峰　徐生刚

编　者　(以姓氏笔画为序)

马艳慧（长春医学高等专科学校）

王孝福（雅安职业技术学院）

师先锋（山西医科大学汾阳学院）

范雪峰（雅安职业技术学院）

金　星（长春医学高等专科学校）

贺　莉（长春工业大学）

徐　伟（沈阳药科大学高职学院）

徐生刚（河西学院医学院）

高淑红（山西医科大学汾阳学院）

魏东红（泉州医学高等专科学校）

第四军医大学出版社·西安

图书在版编目（CIP）数据

医药数理统计方法/金星主编. —2 版. —西安：第四军医大学出版社，2015.7
全国高职高专药品类专业"十二五"规划教材
ISBN 978 - 7 - 5662 - 0780 - 7

Ⅰ. ①医… Ⅱ. ①金… Ⅲ. ①医用数学 - 数理统计 - 高等职业教育 - 教材
Ⅳ. ①R311

中国版本图书馆 CIP 数据核字（2015）第 145988 号

yiyao shuli tongji fangfa
医药数理统计方法

出版人：富 明   责任编辑：王 雯 黄 璐

出版发行：第四军医大学出版社
地址：西安市长乐西路 17 号   邮编：710032
电话：029 - 84776765   传真：029 - 84776764
网址：http://press.fmmu.edu.cn

制版：绝色设计
印刷：西安永惠印务有限公司
版次：2011 年 7 月第 1 版   2015 年 7 月第 2 版第 3 次印刷
开本：787×1092   1/16   印张：11   字数：245 千字
书号：ISBN 978 - 7 - 5662 - 0780 - 7/R・1579
定价：25.00 元

再版说明

为适应我国高职高专药品类专业教材建设及改革需要,全面贯彻落实国务院及教育部等相关文件精神,第四军医大学出版社邀请全国 50 余所院校,于 2011 年共同编写出版了"全国高职高专药品类专业'十二五'规划教材",全套教材共包含 18 个科目。

2013 年,本套教材中的《药物化学》等 9 种教材入选教育部"十二五"职业教育国家规划选题立项教材。经过所有编写人员的共同努力,上述教材均通过了教育部专家委员会审定,正式被确立为教育部"十二五"职业教育国家规划教材,并于 2014 年 8 月出版发行。同年底,我社在深入调研及广泛征集各参编院校意见的基础上,决定对剩余的 9 种教材进行改版。

本次改版充分考虑教学对象的职业特点,并严格依据"十二五"职业教育国家规划教材的修订要求进行,改版教材具有以下特点:

1. 适应教学改革需求,依然坚持"实用为主,必需、够用为度"的原则,教材的广度、深度和难度符合学生的实际情况和专业、职业需要。

2. 在广泛、深入调研的基础上,总结和汲取了一版教材的编写经验和成果,尤其是对一些不足之处进行了修改和完善,力争实现"求实创新、精益求精、彰显特色"的目标。

3. 依据最新版《中国药典》《国家基本药物目录》《国家非处方药目录》等权威性著作,使药物名称、化学名词、专业术语规范统一,物理量及单位均采用国际单位制和国家标准。

4. 参照了《高等职业学校专业教学标准(试行)》《药品管理法》《国家执业药师资格考试大纲》,确保教材内容与岗位实际有效衔接,满足社会对药学专业学生职业能力的需求。

全套教材于 2015 年 7 月正式出版发行。

前　　言

根据全国高职高专药品类专业"十二五"规划教材（第2版）的编写原则与要求，本教材在以下几方面进行修订：

1. 在编写过程中重视对基本概念和基本方法的讲解。对于基础理论本着"实用为主，必需、够用为度"的原则，重结论，略过程，旨在培养学生的运算能力、自学能力以及实际应用能力。

2. 本教材努力实现整体优化，根据课程的内在联系，保留了第一章微积分学的内容，并在例题的引用、习题的排选方面体现高职高专的层次特点和药学类的专业特色。

3. 本教材力求降低学习难度，书中穿插阶段性检测题，书后附有简表和习题答案，便于学生进行学习和自检。

本书虽为药品类专业编写，但也可供预防医学、临床医学、生物学等专业使用。全书内容共安排54学时，也可根据实际教学需要做适当增减。

本书是团队合作的结晶，参加编写的有：金星（第一章），徐生刚、贺莉（第二章），范雪峰、马艳慧（第三章），徐伟、魏东红（第四章），王孝福（第五章），王孝福、高淑红（第六章），师先锋、高淑红（第七章）。本书的编写，得到了第四军医大学出版社和各位编写人员的鼎力支持与帮助，并参考了大量的教材和文献，不能一一列举，在此深表感谢。

由于编写时间和水平有限，疏漏和不妥在所难免，希望各位读者批评指正。

编　者
2015 年 3 月

目　　录

第一章　一元函数微积分学

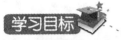
第一节　导数与微分

在生活实际中,我们会经常遇到从数学结构上看形式完全相同的各种各样的变化率,从而有必要从中抽象出一个数学概念来加以研究,这就是导数。

一、导数的定义

设 $y = f(x)$ 在 x_0 点的某邻域内有定义,且当自变量在 x_0 点有一增量 Δx($x_0 + \Delta x$ 仍在该邻域中) 时,函数相应地有增量 Δy,若极限

$$\lim_{\Delta x \to 0} \frac{\Delta y}{\Delta x} = \lim_{x \to x_0} \frac{f(x) - f(x_0)}{x - x_0}$$

存在,就称 $y = f(x)$ 在 $x = x_0$ 点可导。并称该极限为 $y = f(x)$ 在 $x = x_0$ 点的导数,记为 $f'(x_0), y'\big|_{x=x_0}, \frac{\mathrm{d}y}{\mathrm{d}x}\big|_{x=x_0}$ 或 $\frac{\mathrm{d}f}{\mathrm{d}x}\big|_{x=x_0}$。

即 $f'(x_0) = \lim_{x \to x_0} \frac{f(x) - f(x_0)}{x - x_0}$

也称 $y = f(x)$ 在 $x = x_0$ 点可导或有导数,或导数存在。

二、导数的几何意义

函数 $y = f(x)$ 在 $x = x_0$ 的导数 $f'(x_0)$ 就是该曲线在 $x = x_0$ 点处的切线斜率 k,即 $k = f'(x_0)$,或 $f'(x_0) = \tan\alpha$,α 为切线的倾角。从而,得 $x = x_0$ 处的切线方程为 $y - y_0 = f'(x_0)(x - x_0)$,见图 $1 - 1$。

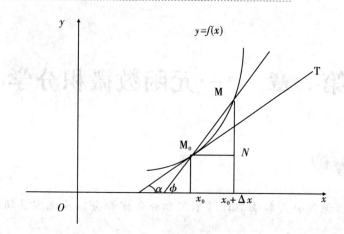

图 1 - 1 导数的几何意义

三、基本初等函数的导数公式

我们按幂函数、指数函数、对数函数、三角函数、反三角函数的顺序给出基本导数公式。

1. $(c)' = 0$

2. $(x^\mu)' = \mu x^{\mu-1}$ （μ 为任意实数）

3. $(a^x)' = a^x \ln a$ $\qquad\qquad$ $(e^x)' = e^x$

4. $(\log_a x)' = \dfrac{1}{x \ln a}$ $\qquad$ $(\ln x)' = \dfrac{1}{x}$

5. $(\sin x)' = \cos x$ $\qquad\qquad$ $(\cos x)' = -\sin x$

   $(\tan x)' = \sec^2 x$ $\qquad\qquad$ $(\cot x)' = -\csc^2 x$

6. $(\arcsin x)' = \dfrac{1}{\sqrt{1-x^2}}$ $\qquad$ $(\arccos x)' = -\dfrac{1}{\sqrt{1-x^2}}$

   $(\arctan x)' = \dfrac{1}{1+x^2}$ $\qquad\quad$ $(arccot x)' = -\dfrac{1}{1+x^2}$

四、基本求导法则

（一）函数和、差、积、商的求导法则

根据导数定义,很容易得到和、差、积、商的求导法则(假定下面出现的函数都是可导的)。

1. $[u(x) \pm v(x)]' = u'(x) \pm v'(x)$

2. $[u(x) \cdot v(x)]' = u'(x)v(x) + u(x)v'(x)$

   $[cu(x)]' = cu'(x)$

   $(uvw)' = u'vw + uv'w + uvw'$

3. $\left[\dfrac{u(x)}{v(x)}\right]' = \dfrac{u'(x)v(x) - u(x)v'(x)}{v^2(x)}$

例1 设 $y = \sqrt{x}\cos x + 4\ln x + \sin\dfrac{\pi}{7}$,求 y'。

解
$$y' = (\sqrt{x}\cos x)' + (4\ln x)' + (\sin\frac{\pi}{7})'$$
$$= (\sqrt{x})'\cos x + \sqrt{x}(\cos x)' + 4(\ln x)'$$
$$= \frac{\cos x}{2\sqrt{x}} - \sqrt{x}\sin x + \frac{4}{x}$$

例2 求 $y = \tan x$ 的导数。

解
$$y' = (\tan x)' = (\frac{\sin x}{\cos x})'$$
$$= \frac{(\sin x)'\cos x - \sin x(\cos x)'}{\cos^2 x}$$
$$= \frac{\cos^2 x + \sin^2 x}{\cos^2 x}$$
$$= \frac{1}{\cos^2 x} = \sec^2 x$$
$$= \sec^2 x$$

（二）复合函数的求导法则

如果 $u = g(x)$ 在点 x 可导，函数 $y = f(u)$ 在点 $u = g(x)$ 可导，则复合函数 $y = f[g(x)]$ 在点 x 可导，且其导数为

$$\frac{dy}{dx} = f'(u) \cdot g'(x) \ 或 \frac{dy}{dx} = \frac{dy}{du} \cdot \frac{du}{dx}$$

例3 $y = \ln\sin x$，求 $\frac{dy}{dx}$。

解
$$\frac{dy}{dx} = (\ln\sin x)'$$
$$= \frac{1}{\sin x}(\sin x)'$$
$$= \frac{\cos x}{\sin x}$$
$$= \cot x$$

五、隐函数求导法

我们把形如 $y = f(x)$ 的函数称为显函数，例如 $y = \sin x$。由方程 $F(x,y) = 0$ 所确定的函数称为隐函数，例如，方程 $x + y^3 - 1 = 0$ 确定的隐函数为 y。把一个隐函数化成显函数，叫做隐函数的显化。隐函数的显化有时是有困难的，甚至是不可能的。在实际问题中，有时需要计算隐函数的导数。因此，我们希望有一种方法，不管隐函数能否显化，都能直接由方程算出它所确定的隐函数的导数来。

例4 设 $y = f(x)$ 是由函数方程 $e^y + xy - e = 0$ 在点 $(0,1)$ 所确定的隐函数，求 y'。

解 在方程 $e^y + xy - e = 0$ 中把 y 看作 x 的函数，方程两边同时对 x 求导，得

$$e^y y' + y + xy' = 0$$

所以 $y' = -\dfrac{y}{x + e^y}$

例 4 中的求导方法称为隐函数求导法则。

六、对数求导法

遇到繁分式、无理式等较复杂的函数表达式,求导前可先在表达式两边取对数,并利用对数性质化简,然后按隐函数求导法则来求导,这种求导的方法称为对数求导法。

例 5　求 $y = \sqrt{\dfrac{x(x^2 + 1)}{(x - 1)^2}}$ 的导数。

解　两边取对数得

$$\ln y = \frac{1}{3}[\ln|x| + \ln(x^2 + 1) - 2\ln|x - 1|]$$

对 x 求导得

$$\frac{1}{y}y' = \frac{1}{3}\left(\frac{1}{x} + \frac{2x}{x^2 + 1} - \frac{2}{x - 1}\right)$$

所以 $y' = \dfrac{1}{3}\sqrt{\dfrac{x(x^2 + 1)}{(x - 1)^2}}\left(\dfrac{1}{x} + \dfrac{2x}{x^2 + 1} - \dfrac{2}{x - 1}\right)$

七、函数的微分

函数的导数 y' 是因变量 y 对于自变量 x 的变化率,但如何计算函数增量 $\Delta y = f(x_0 + \Delta x) - f(x_0)$ 是我们非常关心的。一般说来函数的增量的计算是比较复杂的,我们希望寻求计算函数增量的近似计算方法,这就是函数的微分。

设函数 $y = f(x)$ 在某区间内有定义,$x_0 + \Delta x$ 及 x_0 在这区间内,如果函数的增量

$$\Delta y = f(x_0 + \Delta x) - f(x_0)$$

可表示为

$$\Delta y = A\Delta x + o(\Delta x)$$

其中 A 是不依赖于 Δx 的常数,而 $o(\Delta x)$ 是比 Δx 高阶的无穷小,那么称函数 $y = f(x)$ 在点 x_0 是可微的,而 $A\Delta x$ 叫做函数 $y = f(x)$ 在点 x_0 相应于自变量增量 Δx 的微分,记作 $\mathrm{d}y$,即 $\mathrm{d}y = A\Delta x$。

$$\mathrm{d}y = f'(x)\Delta x$$

也可记为 $\mathrm{d}y = f'(x)\mathrm{d}x$。

例 6　$y = \sin(2x + 1)$ 求 $\mathrm{d}y$。

解　因为 $y' = 2\cos(2x + 1)$

所以 $\mathrm{d}y = 2\cos(2x + 1)\mathrm{d}x$

ZHI SHI TUO ZHAN
知识拓展

导数的应用

洛必达(L'Hospital)法则

在求极限时,我们经常遇到这样的情形,函数 $\dfrac{f(x)}{g(x)}$ 的分子、分母都趋近于零或

都趋近于无穷大,这时分式的极限可能存在也可能不存在,通常称这两类极限为未定型,分别简记为"$\dfrac{0}{0}$"和"$\dfrac{\infty}{\infty}$",这个方法就是著名的洛必达法则。

洛必达法则内容:如果函数 $f(x)$ 与函数 $g(x)$ 满足:

(1) $\lim\limits_{x\to x_0}f(x) = \lim\limits_{x\to x_0}g(x) = 0$

(2) 函数 $f(x)$ 与 $g(x)$ 在点 x_0 的某邻域内(点 x_0 可除外)均可导,且 $g'(x) \neq 0$

(3) $\lim\limits_{x\to x_0}\dfrac{f'(x)}{g'(x)}$ 存在(或为无穷大),那么

$$\lim\limits_{x\to x_0}\dfrac{f(x)}{g(x)} = \lim\limits_{x\to x_0}\dfrac{f'(x)}{g'(x)}$$

附例1 求极限 $\lim\limits_{x\to 0}\dfrac{e^x-1}{x}$。

解 当 $x\to 0$ 时,分子 $e^x-1\to 0$,分母 $x\to 0$,此极限为"$\dfrac{0}{0}$"型,由洛必达法则,得

$$\lim\limits_{x\to 0}\dfrac{e^x-1}{x} = \lim\limits_{x\to 0}e^x = 1$$

附例2 求极限 $\lim\limits_{x\to +\infty}\dfrac{\ln x}{x^n}(n\in N)$。

解 当 $x\to +\infty$ 时,分子 $\ln x\to +\infty$,分母 $x^n\to +\infty$,此极限为"$\dfrac{\infty}{\infty}$"型,利用洛必达法则,得

$$\lim\limits_{x\to +\infty}\dfrac{\ln x}{x^n} = \lim\limits_{x\to +\infty}\dfrac{\frac{1}{x}}{nx^{n-1}} = \lim\limits_{x\to +\infty}\dfrac{1}{nx^{n1}} = 0$$

附例3 求极限 $\lim\limits_{x\to +\infty}\dfrac{x^2}{e^x}$。

解 当 $x\to +\infty$ 时,分子、分母都趋近于正无穷大,此极限为"$\dfrac{\infty}{\infty}$"型,连续使用洛必达法则,得

$$\lim\limits_{x\to +\infty}\dfrac{x^2}{e^x} = \lim\limits_{x\to +\infty}\dfrac{2x}{e^x} = \lim\limits_{x\to +\infty}\dfrac{2}{e^x} = 0$$

洛必达法则还可以用来求"$0\cdot\infty$""$\infty-\infty$""1^∞""0^0""∞^0"等未定型的极限。虽然它们不能直接利用洛必达法则求解,但我们可以通过简单的变形把它们化为"$\dfrac{0}{0}$"型或"$\dfrac{\infty}{\infty}$"型,然后再用洛必达法则求出极限。

习题 1.1

计算下列函数的导数

1. $x^3 + y^3 = 3axy$

2. $xy = e^{x+y}$

3. $y = x^x$

4. $y = \sqrt{\dfrac{(x-1)(x-3)}{(x-2)(x-4)}}$

第二节　　不定积分的概念与性质

一、原函数与不定积分

在实践中我们经常会遇到与计算函数的导数相反的问题,即已知函数的导数反过来求原来的函数,如:已知变速直线运动物体的瞬时速度 $s'(t) = v(t)$,求物体的运动规律 $s(t)$;又如:已知曲线 $f(x)$ 上点 x 处的切线的斜率为 $f'(x)$,求曲线的方程等。要解决这类问题还需要用到积分学的概念。因其具有的普遍性,所以我们从一般的形式讲起。

定义 1　如果对任一 $x \in I$,都有

$$F'(x) = f(x) \text{ 或 } \mathrm{d}F(x) = f(x)\mathrm{d}x$$

则称 $F(x)$ 为 $f(x)$ 在区间 I 上的原函数。

例如:对已知函数 $f(x) = 2x$,函数 $F_1(x) = x^2$ 和 $F_2(x) = x^2 + 1$ 均满足 $F'_1(x) = F'_2(x) = 2x = f(x)$,故 $F_1(x) = x^2$ 和 $F_2(x) = x^2 + 1$ 都是 $f(x) = 2x$ 的原函数。因此,一个函数的原函数存在的话,不是唯一的。

那么具备什么条件的函数才有原函数?若一个函数具有原函数,那么有多少个原函数?其结构形式是怎样的?

原函数存在定理:如果函数 $f(x)$ 在区间 I 上连续,则 $f(x)$ 在区间 I 上一定有原函数,即存在区间 I 上的可导函数 $F(x)$,使得对任一 $x \in I$,有 $F'(x) = f(x)$。

要求一个函数的全体原函数,只需求出其中的一个,然后再加上一个任意的常数即可。而 $F(x) + C$ 的形式就是不定积分。

定义 2　在区间 I 上,$f(x)$ 的带有任意常数项的原函数 $F(x) + C$,称为 $f(x)$ 在区间 I 上的不定积分,记为 $\int f(x)\mathrm{d}x$。其中 $\int$ 称为积分号,$f(x)$ 称为被积函数,$f(x)\mathrm{d}x$ 称为被积表达式,x 称为积分变量。

如果 $F(x)$ 为 $f(x)$ 的一个原函数,则

$$\int f(x)\mathrm{d}x = F(x) + C (C \text{ 为任意常数})$$

在计算的时候,以下几点要注意:① 不定积分不是一个数,也不是一个函数,而是一个函数族;② 在表示不定积分时,积分常数 C 不可丢掉;③ 求 $f(x)$ 的不定积分,即求 $f(x)$ 的全体原函数 $F(x) + C$,只需求出其中的一个原函数 $F(x)$,在其后加上一个任意常数 C 即可。

例 1 求不定积分 $\int x^2 \mathrm{d}x$。

解 根据求导公式,因为 $\left(\dfrac{x^3}{3}\right)' = x^2$, 得 $\int x^2 \mathrm{d}x = \dfrac{x^3}{3} + C$

例 2 求不定积分 $\int \dfrac{1}{x} \mathrm{d}x$。

解 因为 $x > 0$ 时, $(\ln x)' = \dfrac{1}{x}$; $x < 0$ 时, $[\ln(-x)]' = \dfrac{1}{-x}(-x)' = \dfrac{1}{x}$, 得

$(\ln |x|)' = \dfrac{1}{x}$, 因此有

$$\int \dfrac{1}{x} \mathrm{d}x = \ln |x| + C$$

例 3 设曲线过点 $(1,2)$, 且其上任一点的斜率为该点横坐标的两倍, 求曲线的方程。

解 设曲线方程为 $y = f(x)$, 其上任一点 (x,y) 处切线的斜率为 $\dfrac{\mathrm{d}y}{\mathrm{d}x} = 2x$

从而 $y = \int 2x \mathrm{d}x = x^2 + C$

由 $y(1) = 2$, 得 $C = 1$, 因此所求曲线方程为

$$y = x^2 + 1$$

通常我们把求不定积分的方法称为积分法。那么我们再来讨论一下不定积分的几何意义:

设 $\int f(x) \mathrm{d}x = F(x) + C$, 因为 $[F(x) + C]' = F'(x) = f(x)$, 由导数的几何意义可知, 曲线 $F(x) + C$ 上点 x 处的切线的斜率为 $f(x)$, 又因 C 为任意的常数, 于是, 不定积分 $\int f(x) \mathrm{d}x$ 的几何意义是: 在同一点 x 处切线的斜率均为 $f(x)$ 的一族平行曲线, 其中每一条都称为 $f(x)$ 的积分曲线(图 $1-2$)。

由原函数与不定积分的概念我们还可以得到以下结论:

1. $\dfrac{\mathrm{d}}{\mathrm{d}x} \int f(x) \mathrm{d}x = f(x)$

先积分, 后求导, 作用抵消。

2. $\mathrm{d} \int f(x) \mathrm{d}x = f(x) \mathrm{d}x$

3. $\int F'(x) \mathrm{d}x = F(x) + C$

先求导, 再积分, 作用抵消后需加积分常数 C。

4. $\int \mathrm{d}F(x) = F(x) + C$

5. $\int \mathrm{d}x = x + C$

既然积分法是微分法的逆运算, 故可从导数

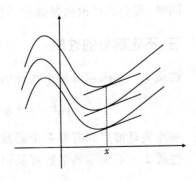

图 $1-2$ 积分曲线

的基本公式得到相应的积分公式。

二、积分公式

积分公式我们按基本初等函数的基本类型:幂函数,指数函数,对数函数,三角函数,反三角函数的顺序给出。

1. $\int k\mathrm{d}x = kx + C$ （k 为常数）

2. $\int x^{\mu}\mathrm{d}x = \dfrac{x^{\mu+1}}{\mu + 1} + C$ （$\mu \neq -1$）

3. $\int a^{x}\mathrm{d}x = \dfrac{a^{x}}{\ln a} + C$

4. $\int e^{x}\mathrm{d}x = e^{x} + C$

5. $\int \dfrac{\mathrm{d}x}{x} = \ln | x | + C$

6. $\int \cos x\mathrm{d}x = \sin x + C$

7. $\int \sin x\mathrm{d}x = -\cos x + C$

8. $\int \dfrac{\mathrm{d}x}{\cos^{2}x} = \int \sec^{2}x\mathrm{d}x = \tan x + C$

9. $\int \dfrac{\mathrm{d}x}{\sin^{2}x} = \int \csc^{2}x\mathrm{d}x = -\cot x + C$

10. $\int \sec x\tan x\mathrm{d}x = \sec x + C$

11. $\int \csc x\cot x\mathrm{d}x = -\csc x + C$

12. $\int \dfrac{\mathrm{d}x}{\sqrt{1 - x^{2}}} = \arcsin x + C$

13. $\int \dfrac{\mathrm{d}x}{1 + x^{2}} = \arctan x + C$

同时,我们也可根据导数的运算法则得到不定积分的运算性质。

三、不定积分的性质

性质 1　和的积分等于积分的和。

$$\int [f(x) + g(x)]\mathrm{d}x = \int f(x)\mathrm{d}x + \int g(x)\mathrm{d}x$$

本性质可推广到有限多个函数代数和的情况。

性质 2　不为零的常数可从积分号内提出。

$$\int kf(x)\mathrm{d}x = k\int f(x)\mathrm{d}x \quad （k 为常数,k \neq 0）$$

例 4　求 $\int \sqrt{x}\,(x^2 - 5)\,dx$。

解　本题利用幂函数的积分公式，及不定积分的性质 1 进行运算。

$$\int \sqrt{x}\,(x^2 - 5)\,dx = \int (x^{\frac{5}{2}} - 5x^{\frac{1}{2}})\,dx$$

$$= \int x^{\frac{5}{2}}\,dx - 5\int x^{\frac{1}{2}}\,dx$$

$$= \frac{2}{7}x^{\frac{7}{2}} - \frac{10}{3}x^{\frac{3}{2}} + C$$

$$= \frac{2}{7}x^3\sqrt{x} - \frac{10}{3}x\sqrt{x} + C$$

例 5　求 $\int \dfrac{(x-1)^3}{x^2}\,dx$。

解　积分运算不能直接进行乘除运算，只能转化成加减运算后才能进行。

$$\int \frac{(x-1)^3}{x^2}\,dx = \int \frac{x^3 - 3x^2 + 3x - 1}{x^2}\,dx$$

$$= \int (x - 3 + \frac{3}{x} - \frac{1}{x^2})\,dx$$

$$= \frac{2}{7}x^{\frac{7}{2}} - \frac{10}{3}x^{\frac{1}{2}} + C$$

$$= \frac{x^2}{2} - 3x + 3\ln|x| + \frac{1}{x} + C$$

例 6　求 $\int (e^x - 3\cos x + 2^x e^x)\,dx$。

解　本题是积分公式的加减组合。

$$\int (e^x - 3\cos x + 2^x e^x)\,dx$$

$$= \int e^x\,dx - 3\int \cos x\,dx + \int (2e)^x\,dx$$

$$= e^x - 3\sin x + \frac{(2e)^x}{\ln(2e)} + C$$

$$= e^x - 3\sin x + \frac{(2e)^x}{1 + \ln 2} + C$$

在此题的计算中，一共涉及三个不定积分作和，但各积分常数可以合并，因此，在求代数和的不定积分时，在结果中只需加上一个任意常数。

从上述例子能够看出，直接运用不定积分的基本公式和运算法则（有时要先将被积函数作适当的恒等变形），就可以求出一些简单函数的不定积分，这种积分方法称为直接积分法。

例 7　求 $\int \dfrac{1 + x + x^2}{x(1 + x^2)}\,dx$。

解　在分式被积函数进行变形时，一定要充分考虑到分子和分母间的相通之处。

$$\int \frac{1 + x + x^2}{x(1 + x^2)} dx = \int \frac{(1 + x^2) + x}{x(1 + x^2)} dx$$

$$= \int \frac{1}{x} dx + \int \frac{1}{1 + x^2} dx$$

$$= \ln |x| + \arctan x + C$$

例 8　求 $\int \tan^2 x dx$。

解　不能直接计算的积分,被积函数的变形是首要考虑的问题。

$$\int \tan^2 x dx = \int (\sec^2 x - 1) dx$$

$$= \int \sec^2 x dx - \int dx$$

$$= \tan x - x + C$$

例 9　求 $\int \sin^2 \frac{x}{2} dx$。

解　利用同角三角函数的关系式,达到函数降幂、降低难度的目的。

$$\int \sin^2 \frac{x}{2} dx = \int \frac{1 - \cos x}{2} dx$$

$$= \int \frac{1}{2} dx - \frac{1}{2} \int \cos x dx$$

$$= \frac{1}{2} (x - \sin x) + C$$

注意:1. 导数是唯一的,但积分不唯一。

2. 任一初等函数都可求导,且导数一般为初等函数,但一些初等函数的不定积分就不能用初等函数来表示。例如: $\int e^{x^2} dx$, $\int \sin^2 x dx$, $\int \sin^2 x dx$ 等。这些积分的原函数存在,但不能用初等函数来表示。

3. 得到的积分结果,可对其求导,看其是否与被积函数一致,从而达到检验的目的。

习题 1.2

一、填空题

1. (　　　)′ = 1

2. (　　　)′ = x^5

3. (　　　)′ = $2e^x$

4. (　　　)′ = $\frac{1}{x}$

5. (　　　)′ = $\sin x + 3$

6. (　　　)′ = $\csc^2 x$

二、选择题

1. 若 $F(x)$ 是 $f(x)$ 的一个原函数,则有以下哪项成立

A. $\int f(x) dx = F(x)$

B. $\int F(x) dx = f(x)$

C. $\int f(x) dx = F(x) + C$

D. $\int F(x) dx = f(x) + C$

2. $(\int \arcsin x dx)' =$

A. $\dfrac{1}{\sqrt{1-x^2}} + C$ B. $\dfrac{1}{\sqrt{1-x^2}}$ C. $\arcsin x + C$ D. $\arcsin x$

3. $\sqrt{x}$ 是以下哪项的一个原函数

A. $\dfrac{1}{2x}$ B. $\dfrac{1}{2\sqrt{x}}$ C. $\ln x$ D. $\sqrt{x^3}$

4. 若 $f(x)$ 的一个原函数是 $\ln x$，则 $f'(x) =$

A. $x\ln x$ B. $\ln x$ C. $\dfrac{1}{x}$ D. $-\dfrac{1}{x^2}$

5. 若 $\int f(x)\,dx = x^2 e^{2x} + C$，则 $f(x) =$

A. $2xe^x$ B. $2x^2 e^{2x}$ C. xe^{2x} D. $2xe^{2x}(1+x)$

二、计算题

1. $\int (x^2 - 3x + 2)\,dx$

2. $\int \left(\dfrac{1}{\sin^2 x} + \dfrac{2}{\cos^2 x}\right) dx$

3. $\int \dfrac{3 + x^2}{1 + x^2}\,dx$

4. $\int (\sin x - 2^x - e^3)\,dx$

第三节　换元积分法

通过第一节的学习可知，在计算不定积分的过程中仅用基本公式是不够的。虽然利用积分的运算性质和基本积分表我们可以求出部分函数的不定积分；但是，实际上遇到的积分仅仅依赖于基本积分表远远不行。为了更广泛函数的不定积分，还需要引进更多的方法与技巧。本节所讲述的换元积分法与分部积分法是求不定积分的最基本、最常用的两种重要方法，读者应熟练掌握。

在换元积分法中，我们先用换元法或分部积分法去改变被积表达式的构型，以便应用积分基本公式求出不定积分。变型的方向自然是朝着已知的公式去变。所以，我们不但要记住积分的基本公式，还要记住积分的变形法则。下面我们给大家介绍两种基本的换元方法。

一、第一类换元法

第一换元法又称为"凑微分法"，由复合函数求导法则可以得第一类换元积分法。

设 $f(u)$ 有原函数 $F(u)$，$u = \varphi(x)$，且 $\varphi(x)$ 可微，那么，根据复合函数微分法，有

$$dF[\varphi(x)] = dF(u) = F'(u)du = F'[\varphi(x)]d\varphi(x) = F'[\varphi(x)]\varphi'(x)dx$$

所以 $F'[\varphi(x)]\varphi'(x)dx = F'[\varphi(x)]d\varphi(x)$

$$= F'(u)du = dF(u) = dF[\varphi(x)]$$

因此 $\int F'[\varphi(x)]\varphi'(x)dx = \int F'[\varphi(x)]d\varphi(x)$

$$= \int F'(u)du = \int dF(u) = \int dF[\varphi(x)] = F[\varphi(x)] + C$$

即 $\int f[\varphi(x)]\varphi'(x)\mathrm{d}x = \int f[\varphi(x)]\mathrm{d}\varphi(x) = \left[\int f(u)\mathrm{d}u\right]_{u=\varphi(x)}$

$$= [F(u) + C]_{u=\varphi(x)} = F[\varphi(x)] + C$$

实质:寻找中间变量以改变被积表达式。

定理1 设 $f(u)$ 具有原函数 $u = \varphi(x)$ 可导,则有换元公式

$$\int f[\varphi(x)]\varphi'(x)\mathrm{d}x = \int f[\varphi(x)]\mathrm{d}\varphi(x) = \int f(u)\mathrm{d}u = F(u) + C = F[\varphi(x)] + C$$

被积表达式中的 $\mathrm{d}x$ 可当作变量 x 的微分来对待,从而微分等式 $\varphi'(x)\mathrm{d}x = \mathrm{d}u$ 可以应用到被积表达式中。

在求积分 $\int g(x)\mathrm{d}x$ 时,如果函数 $g(x)$ 可以化为 $g(x) = f[\varphi(x)]\varphi'(x)$ 的形式,那么

$$\int g(x)\mathrm{d}x = \int f[\varphi(x)]\varphi'(x)\mathrm{d}x = \left[\int f(u)\mathrm{d}u\right]_{u=\varphi(x)}$$

凑微分法的几种基本类型:

1. $\mathrm{d}x = \dfrac{1}{a}\mathrm{d}(ax + b)$

2. $x\mathrm{d}x = \dfrac{1}{2}\mathrm{d}(x^2)$

3. $\dfrac{\mathrm{d}x}{\sqrt{x}} = 2\mathrm{d}(\sqrt{x})$

4. $e^x\mathrm{d}x = \mathrm{d}(e^x)$

5. $\dfrac{1}{x}\mathrm{d}x = \mathrm{d}(\ln|x|)$

6. $\sin x\mathrm{d}x = -\mathrm{d}(\cos x)$

7. $\cos x\mathrm{d}x = \mathrm{d}(\sin x)$

8. $\dfrac{1}{\cos^2 x}\mathrm{d}x = \mathrm{d}(\tan x)$

9. $\dfrac{1}{\sin^2 x}\mathrm{d}x = \mathrm{d}(\cot x)$

10. $\dfrac{1}{\sqrt{1-x^2}}\mathrm{d}x = \mathrm{d}(\arcsin x)$

11. $\dfrac{1}{1+x^2}\mathrm{d}x = \mathrm{d}(\arctan x)$

上面给出了凑微分的基本类型,应结合具体情况进行运算。

例1 $\int 2\cos 2x\mathrm{d}x$

解 用凑微分法,将常数 2 变形成 $(2x)'$

$$\int 2\cos 2x\mathrm{d}x = \int \cos 2x \cdot (2x)'\mathrm{d}x$$

$$= \int \cos u\mathrm{d}u$$

$$= \sin u + C$$

$$= \sin 2x + C$$

例 2 $\int \dfrac{1}{3 + 2x} dx$

解   用凑微分,将积分变量变成 $3 + 2x$

$$\int \frac{1}{3 + 2x} dx = \frac{1}{2} \int \frac{1}{3 + 2x} (3 + 2x)' dx$$

$$= \frac{1}{2} \int \frac{1}{3 + 2x} d(3 + 2x)$$

$$= \frac{1}{2} \int \frac{1}{u} du$$

$$= \frac{1}{2} \ln \mid u \mid + C$$

$$= \frac{1}{2} \ln \mid 3 + 2x \mid + C$$

例 3 $\int 2x e^{x^2} dx$

解   用凑微分,将积分变量变成 x^2

$$\int 2x e^{x^2} dx = \int e^{x^2} (x^2)' dx$$

$$= \int e^{x^2} d(x^2)$$

$$= \int e^u du$$

$$= e^u + C = e^{x^2} + C$$

例 4 $\int x \sqrt{1 - x^2} dx$

解   用凑微分,将积分变量变成 $1 - x^2$

$$\int x \sqrt{1 - x^2} dx = \frac{1}{2} \int \sqrt{1 - x^2} (x^2)' dx$$

$$= \frac{1}{2} \int \sqrt{1 - x^2} dx^2$$

$$= -\frac{1}{2} \int \sqrt{1 - x^2} d(1 - x^2)$$

$$= -\frac{1}{2} \int u^{\frac{1}{2}} du$$

$$= -\frac{1}{3} u^{\frac{3}{2}} + C$$

$$= -\frac{1}{3} (1 - x^2)^{\frac{3}{2}} + C$$

例 5 $\int \tan x dx$

解 用凑微分,将积分变量变成 $\cos x$

$$\int \tan x \mathrm{d}x = \int \frac{\sin x}{\cos x} \mathrm{d}x$$

$$= - \int \frac{1}{\cos x} \mathrm{d}\cos x$$

$$= - \int \frac{1}{u} \mathrm{d}u$$

$$= - \ln | u | + C$$

$$= - \ln | \cos x | + C$$

类似地可得 $\int \cot x \mathrm{d}x = \ln | \sin x | + C$

熟练之后,变量代换就不必再写出了。

例 6 $\int \dfrac{1}{a^2 + x^2} \mathrm{d}x$

解 $\int \dfrac{1}{a^2 + x^2} \mathrm{d}x = \dfrac{1}{a^2} \int \dfrac{1}{1 + \left(\dfrac{x}{a}\right)^2} \mathrm{d}x$

$$= \frac{1}{a} \arctan \frac{x}{a} + C$$

即 $\int \dfrac{1}{a^2 + x^2} \mathrm{d}x = \dfrac{1}{a} \arctan \dfrac{x}{a} + C$

例 7 当 $a > 0$ 时, $\int \dfrac{1}{\sqrt{a^2 - x^2}} \mathrm{d}x$

解 $\int \dfrac{1}{\sqrt{a^2 - x^2}} \mathrm{d}x = \dfrac{1}{a} \int \dfrac{1}{\sqrt{1 - \left(\dfrac{x}{a}\right)^2}} \mathrm{d}x$

$$= \int \frac{1}{\sqrt{1 - \left(\dfrac{x}{a}\right)^2}} \mathrm{d} \frac{x}{a}$$

$$= \arcsin \frac{x}{a} + C$$

即 $\int \dfrac{1}{\sqrt{a^2 - x^2}} \mathrm{d}x = \arcsin \dfrac{x}{a} + C$

例 8 $\int \dfrac{1}{x^2 - a^2} \mathrm{d}x$

解 $\int \dfrac{1}{x^2 - a^2} \mathrm{d}x = \dfrac{1}{2a} \int \left(\dfrac{1}{x - a} - \dfrac{1}{x + a}\right) \mathrm{d}x$

$$= \frac{1}{2a} \left[\int \frac{1}{x - a} \mathrm{d}x - \int \frac{1}{x + a} \mathrm{d}x \right]$$

$$= \frac{1}{2a} \left[\int \frac{1}{x - a} \mathrm{d}(x - a) - \int \frac{1}{x + a} \mathrm{d}(x + a) \right]$$

$$= \frac{1}{2a}\big[\ln\mid x - a\mid - \ln\mid x + a\mid\big] + C$$

$$= \frac{1}{2a}\ln\mid\frac{x - a}{x + a}\mid + C$$

即 $\int \frac{1}{x^2 - a^2}\mathrm{d}x = \frac{1}{2a}\ln\mid\frac{x - a}{x + a}\mid + C$

例 9 $\int \frac{\mathrm{d}x}{x(1 + 2\ln x)}$

解 $\int \frac{\mathrm{d}x}{x(1 + 2\ln x)} = \int \frac{\mathrm{d}\ln x}{1 + 2\ln x}$

$$= \frac{1}{2}\int \frac{\mathrm{d}(1 + 2\ln x)}{1 + 2\ln x}$$

$$= \frac{1}{2}\ln\mid 1 + 2\ln x\mid + C$$

例 10 $\int \sin^3 x\mathrm{d}x$

解 $\int \sin^3 x\mathrm{d}x = \int \sin^2 x \cdot \sin x\mathrm{d}x$

$$= -\int (1 - \cos^2 x)\mathrm{d}\cos x$$

$$= -\int \mathrm{d}\cos x + \int \cos^2 x\mathrm{d}\cos x$$

$$= -\cos x + \frac{1}{3}\cos^3 x + C$$

小结:通过以上的例题,我们发现利用凑微分法解题的要点是:根据被积函数的特点将被积表达式表示成 $f[u(x)]\mathrm{d}u(x)$ 的形式,从而将积分化为基本积分公式,在运用换元积分法时,有时需要对被积函数运用代数运算或三角运算做适当的变形,然后再凑微分。变化多,无一般规律可循;技巧性很强,方法灵活。因此,只有在练习过程中,随时总结、归纳,积累经验,才能灵活运用。

二、第二类换元法

与凑微分法不同,第二类换元法虽然应用比较广泛,但对于某些积分,如 $\int \sqrt{a^2 - x^2}\mathrm{d}x, \int x\sqrt{x + 1}\mathrm{d}x$ 等不一定适合,对这些积分,常需作相反方式的换原,即 $x = \varphi(t)$,把 t 作为新变量,才能积出结果。

定理 2 设 $x = \varphi(t)$ 是单调的、可导的函数,并且 $\varphi'(t) \neq 0$,又设 $f[\varphi(t)]\varphi'(t)$ 具有原函数 $F(t)$,则有换元公式

$$\int f(x)\mathrm{d}x = \int f[\varphi(t)]\varphi'(t)\mathrm{d}t = F(t) = F[\varphi^{-1}(x)] + C$$

其中 $t = \varphi^{-1}(x)$ 是 $x = \varphi(t)$ 的反函数。

这是因为

$$\{F[\varphi^{-1}(x)]\}' = F'(t)\frac{dt}{dx} = f[\varphi(t)]\varphi'(t)\frac{1}{\frac{dx}{dt}} = f[\varphi(t)] = f(x)$$

在第二类换元法中,其目的是选取适当变换法化去被积函数中的根号或能使积分化难为易。常用代换有根式代换、三角代换、双曲代换、倒代换、万能代换、Euler 代换等。在此,我们着重介绍根式代换、三角代换和倒代换。

(一)三角代换

1. **正弦代换**   正弦代换简称为"弦换",是针对型如 $\sqrt{a^2 - x^2}\,(a > 0)$ 的根式施行的,目的是去掉根号(图 1 - 3)。方法是:令 $x = a\sin t,\,(a > 0)$,则

$$\sqrt{a^2 - x^2} = a\cos t,\ dx = a\cos t dt,\ t = \arcsin\frac{x}{a}$$

例 11   求 $\int \sqrt{a^2 - x^2}\,dx\ (a > 0)$。

解   设 $x = a\sin t,\ -\frac{\pi}{2} < t < \frac{\pi}{2}$,那么 $\sqrt{a^2 - x^2} = \sqrt{a^2 - a^2\sin^2 t} = a\cos t$,

$dx = a\cos t dt$,于是

$$\int \sqrt{a^2 - x^2}\,dx = \int a\cos t \cdot a\cos t dt$$

$$= a^2 \int \cos^2 t dt = a^2\left(\frac{1}{2}t + \frac{1}{4}\sin 2t\right) + C$$

因为 $t = \arcsin\frac{x}{a}$,$\sin 2t = 2\sin t\cos t = 2\frac{x}{a}\cdot\frac{\sqrt{a^2 - x^2}}{a}$,所以

$$\int \sqrt{a^2 - x^2}\,dx = a^2\left(\frac{1}{2}t + \frac{1}{4}\sin 2t\right) + C = \frac{a^2}{2}\arcsin\frac{x}{a} + \frac{1}{2}x\sqrt{a^2 - x^2} + C。$$

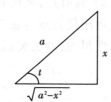

图 1 - 3   正弦代换

2. **正切代换**   正切代换简称为"切换",是针对型如 $\sqrt{a^2 + x^2}\,(a > 0)$ 的根式施行的,目的是去掉根号(图 1 - 4)。方法是:

利用三角公式 $\sec^2 t - \tan^2 t = 1$,即 $1 + \tan^2 t = \sec^2 t$,

令 $x = a\tan t, dx = a\sec^2 t dt$

此时有 $\sqrt{a^2 + x^2} = a\sec t$, $t = \arctan\frac{x}{a}$,变量还原时,常用所谓辅助三角形法。

例 12   求 $\int \frac{dx}{\sqrt{x^2 + a^2}}\,(a > 0)$。

解 设 $x = a\tan t, -\dfrac{\pi}{2} < t < \dfrac{\pi}{2}$,那么

$$\sqrt{x^2 + a^2} = \sqrt{a^2 + a^2\tan^2 t} = a\sqrt{1 + \tan^2 t} = a\sec t, \mathrm{d}x = a\sec^2 t\mathrm{d}t, \text{ 于是}$$

$$\int \frac{\mathrm{d}x}{\sqrt{x^2 + a^2}} = \int \frac{a\sec^2 t}{a\sec t}\mathrm{d}t = \int \sec t\mathrm{d}t = \ln|\sec t + \tan t| + C$$

因为 $\sec t = \dfrac{\sqrt{x^2 + a^2}}{a}, \tan t = \dfrac{x}{a}$,所以

$$\int \frac{\mathrm{d}x}{\sqrt{x^2 + a^2}} = \ln|\sec t + \tan t| + C = \ln(\frac{x}{a} + \frac{\sqrt{x^2 + a^2}}{a}) + C = \ln(x + \sqrt{x^2 + a^2}) + C_1,$$

其中 $C_1 = C - \ln a$

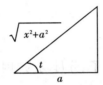

图 1 - 4 正切代换

注意:在用三角代换换元变量还原时,可用直角三角形找出边角间的关系。

(二) 根式代换

根式代换第二类换元积分法主要解决被积函数中带根号的一类积分,去根号是选 $x = \varphi(t)$ 的主要思路,若被积函数是 $\sqrt[n_1]{x}$, $\sqrt[n_2]{x}$, $\cdots$, $\sqrt[n_k]{x}$ 的有理式时,设 n 为 $n_i(1 \leq i \leq k)$ 的最小公倍数,作代换

$$t = \sqrt[n]{x}, \text{ 有 } x = t^n \quad \mathrm{d}x = nt^{n-1}\mathrm{d}t$$

可化被积函数为 t 的有理函数。

例 13 求 $\int \dfrac{1}{1 + \sqrt{x}}\mathrm{d}x$。

解 令 $\sqrt{x} = t$,则 $x = t^2, \mathrm{d}x = 2t\mathrm{d}t$,于是

$$\int \frac{1}{1 + \sqrt{x}}\mathrm{d}x = \int \frac{2t\mathrm{d}t}{1 + t} = 2\int (1 - \frac{1}{1 + t})\mathrm{d}t$$

$$= 2[t - \ln(1 + t)] + C$$

$$= 2[\sqrt{x} - \ln(1 + \sqrt{x})] + C$$

例 14 求 $\int \dfrac{\mathrm{d}x}{\sqrt{x} + \sqrt[3]{x}}$。

解 令 $\sqrt[6]{x} = t$,则 $x = t^6, \sqrt{x} = t^3, \sqrt[3]{x} = t^2, \mathrm{d}x = 6t^5\mathrm{d}t$,因此得

$$\int \frac{\mathrm{d}x}{\sqrt{x} + \sqrt[3]{x}} = \int \frac{6t^5\mathrm{d}t}{t^3 + t^2} = 6\int \frac{t^3\mathrm{d}t}{t + 1}$$

$$= 6\int \frac{(t^3 + 1) - 1}{t + 1}\mathrm{d}t$$

$$= 6 \int (t^2 - t + 1 - \frac{1}{t+1}) \, dt$$

$$= 2t^3 - 3t^2 + 6t - 6\ln(t+1) + C$$

$$= 2\sqrt{x} - 3\sqrt[3]{x} + 6\sqrt[6]{x} - 6\ln(\sqrt[6]{x} + 1) + C$$

若被积函数是 $\sqrt[n_1]{x}$, $\sqrt[n_2]{x}$, $\cdots$, $\sqrt[n_k]{x}$ 的有理式时,设 n 为 $n_i (1 \leqslant i \leqslant k)$ 的最小公倍数,作代换

$$t = \sqrt[n]{x} , \text{有} \; x = t^n, \; dx = nt^{n-1} dt$$

可化被积函数为 t 的有理函数。

若被积函数中只有一种根式 $\sqrt[n]{ax+b}$ 或 $\sqrt[n]{\dfrac{ax+b}{cx+e}}$ 可试作代换 $t = \sqrt[n]{ax+b}$ 或

$t = \sqrt[n]{\dfrac{ax+b}{cx+e}}$,从中解出 x 来。

(三) 倒代换

当分母次数高于分子次数,且分子、分母均为"因式"时,可试用

倒代换 $x = \dfrac{1}{t}$, $dx = -\dfrac{1}{t^2} dt$ 。

例 15 $\int \dfrac{dx}{x \sqrt{x^4 + x^2}}$ 。

解 $\int \dfrac{dx}{x \sqrt{x^4 + x^2}} = \dfrac{1}{2} \int \dfrac{d(x^2)}{x^2 \sqrt{x^4 + x^2}} \xlongequal{u = x^2} \dfrac{1}{2} \int \dfrac{du}{u \sqrt{u^2 + u}} \xlongequal{u = \frac{1}{t} > 0} u > 0$

$\dfrac{1}{2} \int \dfrac{-\dfrac{1}{t^2} dt}{\dfrac{1}{t} \sqrt{\dfrac{1}{t^2} + \dfrac{1}{t}}} = -\dfrac{1}{2} \int \dfrac{dt}{\sqrt{1+t}} = -(1+t)^{\frac{1}{2}} + C$

$$= -(1 + \frac{1}{x^2})^{\frac{1}{2}} + C = -\dfrac{\sqrt{x^2 + 1}}{|x|} + C$$

补充公式:

1. $\int \tan x \, dx = -\ln | \cos x | + C$

2. $\int \cot x \, dx = \ln | \sin x | + C$

3. $\int \sec x \, dx = \ln | \sec x + \tan x | + C$

4. $\int \csc x \, dx = \ln | \csc x - \cot x | + C$

5. $\int \dfrac{1}{a^2 + x^2} dx = \dfrac{1}{a} \arctan \dfrac{x}{a} + C$

6. $\int \dfrac{1}{x^2 - a^2} dx = \dfrac{1}{2a} \ln | \dfrac{x-a}{x+a} | + C$

7. $\int \dfrac{1}{\sqrt{a^2 - x^2}}dx = \arcsin \dfrac{x}{a} + C$

8. $\int \dfrac{dx}{\sqrt{x^2 + a^2}} = \ln(x + \sqrt{x^2 + a^2}) + C$

9. $\int \dfrac{dx}{\sqrt{x^2 - a^2}} = \ln|x + \sqrt{x^2 - a^2}| + C$

最后需指出:使用变量替换求不定积分,关键是选择恰当的替换,这需要经验。应注意:不适宜的替换会使问题变得愈来愈复杂。

习题 1.3

一、填空题

1. $dx = (\quad)d(\dfrac{x}{3})$

2. $dx = d(3 - 7x)$

3. $xdx = (\quad)d(x^2 + 1)$

4. $\dfrac{1}{x}dx = (\quad)d(3 + 2\ln x)$

5. $\dfrac{1}{x^2}dx = (\quad)d(\dfrac{1}{x})$

6. $\dfrac{1}{\sqrt{x}}dx = (\quad)d(\sqrt{x})$

7. $xe^{-2x^2}dx = (\quad)d(e^{-2x^2})$

8. $\sin\dfrac{2}{3}dx = (\quad)d(\cos\dfrac{2}{3}x)$

9. $\dfrac{dx}{1 + 9x^2} = (\quad)d(\arctan 3x)$

10. $\dfrac{dx}{\sqrt{1 - 4x^2}} = (\quad)d(\arcsin 2x)$

二、选择题

1. 下列式子正确的是

A. $\ln x dx = d(\dfrac{1}{x})$

B. $\dfrac{1}{\sqrt{1 - x^2}}dx = d(\sin x)$

C. $\dfrac{1}{x^2}dx = d(-\dfrac{1}{x})$

D. $\dfrac{1}{\sqrt{x}}dx = d\sqrt{x}$

2. 下列式子正确的是

A. $2xe^{x^2}dx = d(e^{x^2})$

B. $\dfrac{1}{x + 1}dx = d(\ln x + 1)$

C. $\arctan x dx = d(\dfrac{1}{1 + x^2})$

D. $\cos 2x dx = d(\sin 2x)$

三、计算题

1. $\int (\dfrac{x}{2} - 5)^{10}dx$

2. $\int e^{-5t}dt$

3. $\int \sin 3x dx$

4. $\int \dfrac{1}{3 - 2x}dx$

5. $\int \dfrac{dx}{\sqrt[3]{2x + 3}}$

6. $\int \dfrac{dx}{(1 - 3x)^2}$

7. $\int \dfrac{x}{\sqrt{1 - 4x^2}}dx$

8. $\int \dfrac{1}{x\ln^2 x}dx$

9. $\int \dfrac{\tan\sqrt{x}}{\sqrt{x}}dx$

10. $\int \dfrac{dx}{x\sqrt{x + 1}}$

11. $\int \cot^2 x dx$

12. $\int \cos^2 x dx$

13. $\displaystyle\int\frac{dx}{\sin^2(4-3x)}$

14. $\displaystyle\int\frac{e^{-\frac{1}{x}}}{x^2}dx$

15. $\displaystyle\int e^x\sin e^x dx$

16. $\displaystyle\int\frac{\sqrt{x^2+a^2}}{x^2}dx$

第四节　分部积分法

分部积分法也是基本的积分方法之一,它所针对的对象是型如$\int e^x\sin x dx$、$\int\ln x dx$等,用直接积分法和换积分法都难以计算的不定积分。该公式是在两个函数乘积的微分法则的基础上产生的。

一、分部积分公式

前面介绍的基本积分法和换元积分法的共同特点是经过适当的变形或变换,将不易计算的不定积分转化为易于计算的另一种不定积分,达到化难为易、化未知为已知的目的。现在我们推出不定积分的分部积分法,这是与两个函数乘积的导数法则对应的积分方法。

设函数 $u=u(x)$ 及 $v=v(x)$ 具有连续导数,那么,两个函数乘积的导数公式为
$$(uv)'=u'v+uv'$$
移项得 $uv'=(uv)'-u'v$

对这个等式两边求不定积分,得
$$\int uv'dx=uv-\int u'vdx,\text{ 或}\int udv=uv-\int vdu$$

这个公式称为分部积分公式。

分部积分过程:
$$\int uv'dx=\int udv=uv-\int vdu=uv-\int u'vdx=\cdots$$

运用分部积分公式求不定积分$\int f(x)dx$的主要步骤是把被积函数$f(x)$分解为两部分因式相乘的形式,其中一部分因式看作u,另一部分因式看作v',而后运用公式,这样就把求不定积分$\int uv'dx$的问题转化为求不定积分$\int u'vdx$的问题。

例1　求$\int x\cos x dx$。

解　设 $u=x,dv=\cos x dx=d\sin x$,则 $du=dx,v=\sin x$,由分部积分公式得
$$\int x\cos x dx=\int x d\sin x$$
$$=x\sin x-\int\sin x dx$$
$$=x\sin x-\cos x+C$$

例2　求$\int xe^x dx$。

解 设 $u = x, \mathrm{d}v = e^x \mathrm{d}x = \mathrm{d}e^x$,则 $\mathrm{d}u = \mathrm{d}x, v = e^x$,由分部积分公式得

$$\int x e^x \mathrm{d}x = \int x \mathrm{d}e^x$$

$$= x e^x - \int e^x \mathrm{d}x$$

$$= x e^x - e^x + C$$

例 3 求 $\int x^2 \ln x \mathrm{d}x$。

解 设 $u = \ln x, \mathrm{d}v = x^2 \mathrm{d}x = \mathrm{d}(\frac{1}{3}x^3)$,则 $\mathrm{d}u = \frac{1}{x}\mathrm{d}x, v = \frac{1}{3}x^3$,由分部积分公式得

$$\int x^2 \ln x \mathrm{d}x = \frac{1}{3}x^3 \ln x - \int \frac{1}{3}x^3 \cdot \frac{1}{x}\mathrm{d}x$$

$$= \frac{1}{3}x^3 \ln x - \int \frac{1}{3}x^2 \mathrm{d}x$$

$$= \frac{1}{3}x^3 \ln x - \frac{1}{9}x^3 + C = \frac{x^3}{3}(\ln x - \frac{1}{3}) + C$$

分部积分应用熟练之后,设 u 和 v 可省略不写。

例 4 求 $\int x \ln x \mathrm{d}x$。

解 被积函数是幂函数与对数函数乘积。

$$\int x \ln x \mathrm{d}x = \frac{1}{2}\int \ln x \mathrm{d}x^2 = \frac{1}{2}x^2 \ln x - \frac{1}{2}\int x^2 \cdot \frac{1}{x}\mathrm{d}x$$

$$= \frac{1}{2}x^2 \ln x - \frac{1}{2}\int x \mathrm{d}x$$

$$= \frac{1}{2}x^2 \ln x - \frac{1}{4}x^2 + C$$

例 5 求 $\int \arccos x \mathrm{d}x$。

解
$$\int \arccos x \mathrm{d}x = x \arccos x - \int x \mathrm{d}\arccos x$$

$$= x \arccos x + \int x \frac{1}{\sqrt{1 - x^2}}\mathrm{d}x$$

$$= x \arccos x - \frac{1}{2}\int (1 - x^2)^{-\frac{1}{2}} \mathrm{d}(1 - x^2)$$

$$= x \arccos x - \sqrt{1 - x^2} + C$$

例 6 求 $\int x \arctan x \mathrm{d}x$。

解 被积函数是幂函数与反正切函数的乘积。

$$\int x \arctan x \mathrm{d}x = \frac{1}{2}\int \arctan x \mathrm{d}x^2$$

$$= \frac{1}{2}x^2 \arctan x - \frac{1}{2}\int x^2 \cdot \frac{1}{1 + x^2}\mathrm{d}x$$

$$= \frac{1}{2}x^2\arctan x - \frac{1}{2}\int(1 - \frac{1}{1+x^2})\mathrm{d}x$$

$$= \frac{1}{2}x^2\arctan x - \frac{1}{2}x + \frac{1}{2}\arctan x + C$$

例 7　求 $\int e^x\sin x\mathrm{d}x$。

解　用逐次分部积分法。

因为 $\int e^x\sin x\mathrm{d}x = \int\sin x\mathrm{d}e^x = e^x\sin x - \int e^x\mathrm{d}\sin x$

$$= e^x\sin x - \int e^x\cos x\mathrm{d}x$$

$$= e^x\sin x - \int\cos x\mathrm{d}e^x$$

$$= e^x\sin x - e^x\cos x + \int e^x\mathrm{d}\cos x$$

$$= e^x\sin x - e^x\cos x + \int e^x\mathrm{d}\cos x$$

$$= e^x\sin x - e^x\cos x - \int e^x\sin x\mathrm{d}x$$

等式右端出现了原不定积分,于是移项,除以 2,得

$$\int e^x\sin x\mathrm{d}x = \frac{1}{2}e^x(\sin x - \cos x) + C$$

在实际运算中,有些不定积分需要综合运用换元积分法与分部积分法才能求出其结果。

例 8　求 $\int e^{\sqrt{x}}\mathrm{d}x$。

解　先用第二类换元法,再使用分部积分法。令 $x = t^2,\mathrm{d}x = 2t\mathrm{d}t$,于是

$$\int e^{\sqrt{x}}\mathrm{d}x = 2\int te^t\mathrm{d}t$$

$$= 2e^t(t - 1) + C$$

$$= 2e^{\sqrt{x}}(\sqrt{x} - 1) + C$$

或者 $\int e^{\sqrt{x}}\mathrm{d}x = \int e^{\sqrt{x}}\mathrm{d}(\sqrt{x})^2 = 2\int\sqrt{x}e^{\sqrt{x}}\mathrm{d}\sqrt{x}$

$$= 2\int\sqrt{x}\mathrm{d}e^{\sqrt{x}}$$

$$= 2\sqrt{x}e^{\sqrt{x}} - 2\int e^{\sqrt{x}}\mathrm{d}\sqrt{x}$$

$$= 2\sqrt{x}e^{\sqrt{x}} - 2e^{\sqrt{x}} + C$$

$$= 2e^{\sqrt{x}}(\sqrt{x} - 1) + C$$

一般地,选取 u 和 v' 的原则是:

(1) 由 v' 易于求 v。

(2) 不定积分 $\int u'v\mathrm{d}x$ 比原不定积分 $\int uv'\mathrm{d}x$ 容易求出。

（3）当被积函数是幂函数 $x^n(n \in N)$、三角函数（正弦或余弦）或指数函数 $e^{kx}(k \in N)$ 的乘积时，设 $u = x^n$。

（4）当被积函数是幂函数 $x^n(n \in N)$、反三角函数或对数函数的乘积时，设 u 为反三角函数或对数函数。

（5）当被积函数是三角函数或指数函数 $e^{kx}(k \in N)$ 的乘积时，u 可任意选取。

注意：

1. 第一类换元法与分部积分法的比较：

共同点是第一步都是凑微分

$$\int f[\varphi(x)]\varphi'(x)\mathrm{d}x = \int f[\varphi(x)]\mathrm{d}\varphi(x) \xrightarrow{\text{令 } \varphi(x) = u} \int f(u)\mathrm{d}u,$$

$$\int u(x)v'(x)\mathrm{d}x = \int u(x)\mathrm{d}v(x) = u(x)v(x) - \int v(x)\mathrm{d}u(x)。$$

2. 哪些积分可以用分部积分法？

$$\int x\cos x\mathrm{d}x, \int xe^x\mathrm{d}x, \int x^2 e^x\mathrm{d}x;$$

$$\int x\ln x\mathrm{d}x, \int \arccos x\mathrm{d}x, \int x\arctan x\mathrm{d}x;$$

$$\int e^x\sin x\mathrm{d}x, \int \sec^3 x\mathrm{d}x。$$

3. 有些不定积分，就算是利用分部积分公式得到新的不定积分后，仍然不能直接计算，常常要对新的不定积分再利用分部积分公式，经过两次，乃至多次分部，才能得到易求的不定积分。

二、几种特殊类型函数的积分

（一）有理函数的积分

1. **有理函数的形式** 有理函数是指由两个多项式的商所表示的函数，即具有如下形式的函数：

$$\frac{P(x)}{Q(x)} = \frac{a_0 x^n + a_1 x^{n-1} + \cdots + a_{n-1}x + a_n}{b_0 x^m + b_1 x^{m-1} + \cdots + b_{m-1}x + b_m}$$

其中 m 和 n 都是非负整数；$a_0, a_1 \cdots a_n$ 及 $b_0, b_1 \cdots b_m$ 都是实数，并且 $a_0 \neq 0, b_0 \neq 0$。当 $n < m$ 时，称这个有理函数是真分式，而当 $n \geq m$ 时，称这个有理函数是假分式。

假分式总可以化成一个多项式与一个真分式之和的形式，例如

$$\frac{x^3 + x + 1}{x^2 + 1} = \frac{x(x^2 + 1) + 1}{x^2 + 1} = x + \frac{1}{x^2 + 1}$$

真分式的不定积分：求真分式的不定积分时，如果分母可因式分解，则先因式分解，然后化成部分分式再积分。

例 9 求 $\int \dfrac{x+3}{x^2 - 5x + 6}\mathrm{d}x$。

解 首先 $\dfrac{x+3}{(x-2)(x-3)} = \dfrac{A}{x-3} + \dfrac{B}{x-2} = \dfrac{(A+B)x + (-2A - 3B)}{(x-2)(x-3)}$

所以 $\int \dfrac{x+3}{x^2-5x+6}dx = \int \dfrac{x+3}{(x-2)(x-3)}dx = \int\left(\dfrac{6}{x-3}-\dfrac{5}{x-2}\right)dx$

$$= \int\dfrac{6}{x-3}dx - \int\dfrac{5}{x-2}dx$$

$$= 6\ln|x-3| - 5\ln|x-2| + C$$

$A+B=1,\ -3A-2B=3,\ A=6,\ B=-5$

分母是二次质因式的真分式的不定积分：

例 10　求 $\int \dfrac{x-2}{x^2+2x+3}dx$。

解　首先 $\dfrac{x-2}{x^2+2x+3} = \dfrac{\frac{1}{2}(2x+2)-3}{x^2+2x+3} = \dfrac{1}{2}\cdot\dfrac{x-2}{x^2+2x+3} - 3\cdot\dfrac{1}{x^2+2x+3}$

所以 $\int \dfrac{x-2}{x^2+2x+3}dx = \int\left(\dfrac{1}{2}\dfrac{2x+2}{x^2+2x+3} - 3\dfrac{1}{x^2+2x+3}\right)dx$

$$= \dfrac{1}{2}\int\dfrac{2x+2}{x^2+2x+3}dx - 3\int\dfrac{1}{x^2+2x+3}dx$$

$$= \dfrac{1}{2}\int\dfrac{d(x^2+2x+3)}{x^2+2x+3} - 3\int\dfrac{d(x+1)}{(x+1)^2+(\sqrt{2})^2}$$

$$= \dfrac{1}{2}\ln(x^2+2x+3) - \dfrac{3}{\sqrt{2}}\arctan\dfrac{x+1}{\sqrt{2}} + C$$

（二）三角函数有理式的积分

三角函数有理式是指由三角函数和常数经过有限次四则运算所构成的函数，其特点是分子分母都包含三角函数的和差和乘积运算。由于各种三角函数都可以用 $\sin x$ 及 $\cos x$ 的有理式表示，故三角函数有理式也就是 $\sin x$ 及 $\cos x$ 的有理式。

用于三角函数有理式积分的变换：

把 $\sin x$、$\cos x$ 表成 $\tan\dfrac{x}{2}$ 的函数，然后作变换 $u=\tan\dfrac{x}{2}$：

$$\sin x = 2\sin\dfrac{x}{2}\cos\dfrac{x}{2} = \dfrac{2\tan\dfrac{x}{2}}{\sec^2\dfrac{x}{2}} = \dfrac{2\tan\dfrac{x}{2}}{1+\tan^2\dfrac{x}{2}} = \dfrac{2u}{1+u^2}$$

$$\cos x = \cos^2\dfrac{x}{2} - \sin^2\dfrac{x}{2} = \dfrac{1-\tan^2\dfrac{x}{2}}{\sec^2\dfrac{x}{2}} = \dfrac{1-u^2}{1+u^2}$$

变换后原积分变成了有理函数的积分。

例 11　求 $\int \dfrac{dx}{2+\cos x}$。

解　作变换 $t=\tan\dfrac{x}{2}$，则有 $dx = \dfrac{2}{1+t^2}dt$，$\cos x = \dfrac{1-t^2}{1+t^2}$，

$$\int \frac{\mathrm{d}x}{2 + \cos x} = \int \frac{\dfrac{2\mathrm{d}t}{1 + t^2}}{2 + \dfrac{1 - t^2}{1 + t^2}} = 2 \int \frac{1}{3 + t^2} \mathrm{d}t = \frac{2}{\sqrt{3}} \int \frac{1}{1 + (\dfrac{t}{\sqrt{3}})^2} \mathrm{d}\frac{t}{\sqrt{3}}$$

$$= \frac{2}{\sqrt{3}} \arctan \frac{t}{\sqrt{3}} + C = \frac{2}{\sqrt{3}} \arctan(\frac{1}{\sqrt{3}} \tan \frac{x}{2}) + C$$

该代换又被称为万能代换。

（三）简单无理函数的积分

无理函数的积分一般要采用第二类换元法把根号消去。

例 12　求 $\displaystyle\int \frac{1}{x} \sqrt{\frac{1 + x}{x}} \mathrm{d}x$。

解　设 $\displaystyle\sqrt{\frac{1 + x}{x}} = t$，即 $x = \dfrac{1}{t^2 - 1}$，于是

$$\int \frac{1}{x} \sqrt{\frac{1 + x}{x}} \mathrm{d}x = \int (t^2 - 1) t \cdot \frac{-2t}{(t^2 - 1)^2} \mathrm{d}t$$

$$= -2 \int \frac{t^2}{t^2 - 1} \mathrm{d}t = -2 \int (1 + \frac{1}{t^2 - 1}) \mathrm{d}t$$

$$= -2t - \ln \left| \frac{t - 1}{t + 1} \right| + C$$

$$= -2 \sqrt{\frac{1 + x}{x}} - \ln \frac{\sqrt{1 + x} - \sqrt{x}}{\sqrt{1 + x} + \sqrt{x}} + C$$

我们学习了三种主要的积分方法：直接积分法、换元积分法、分部积分法，运用这些方法一般的不定积分问题都可以解决。由以上学习不难看出，求函数的不定积分远比求函数的导数困难得多，其方法比较灵活，要真正掌握这些积分的方法，不仅要做适当的练习，而且要注意及时总结，从中积累经验。而且，大家需要注意，尽管连续函数的原函数都是存在的，也都是可积的，但其不定积分不一定都能求出来，如 $\dfrac{\sin x}{x}$，因为它的原函数不是初等函数。

习题 1.4

一、计算题

1. $\displaystyle\int \arccos x \mathrm{d}x$

2. $\displaystyle\int x^2 \ln x \mathrm{d}x$

3. $\displaystyle\int x \sin x \mathrm{d}x$

4. $\displaystyle\int x e^{-x} \mathrm{d}x$

5. $\displaystyle\int \ln(1 + x^2) \mathrm{d}x$

6. $\displaystyle\int \frac{\ln x}{\sqrt{x}} \mathrm{d}x$

第五节　定积分的概念与性质

一、定积分的定义

设 $f(x)$ 为闭区间 $[a,b]$ 上的连续函数,且 $\int f(x) \geqslant 0$。由曲线 $y = f(x)$,直线 $x = a$, $x = b$ 及 x 轴所围成的平面图形,称为曲边梯形,如图 1 - 5 所示。这个曲边梯形的面积如何计算呢?

矩形的面积 = 底×高,但曲边梯形的面积不能用这个公式计算,因为它各处的高是不同的。然而,由于 $f(x)$ 在 $[a,b]$ 上是连续变化的,当 x 变化很小时,$f(x)$ 的变化也很小。所以当 Δx 很小时,在 $[x, \Delta x]$ 上的窄曲边梯形可以近似为窄矩形。这就提示了计算曲边梯形面积的方法。

如图 1 - 5 所示,在区间 $[a,b]$ 内任取 $n - 1$ 个分点:$a = x_0 < x_1 < \cdots < x_{n-1} < x_n = b$。

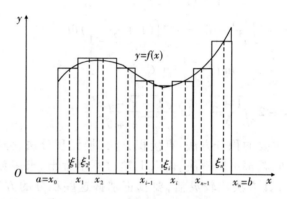

$y=f(x)$

图 1 - 5　曲边梯形的面积

把区间 $[a,b]$ 分成 n 个小区间:$[x_0,x_1],[x_1,x_2],\cdots,[x_{n-1},x_n]$。

它们的长度依次为 $\Delta x_1 = x_1 - x_0, \Delta x_2 = \Delta x_2 - \Delta x_1, \cdots, \Delta x_n = x_n - x_{n-1}$。

过每个分点做平行于 y 轴的直线段,把曲边梯形分成 n 个窄曲边梯形。在每个小区间 $[x_{i-1},x_i]$ 上任取一点 $\xi_i (x_{i-1} \leqslant \xi_i \leqslant x_i)$,以 $\Delta x_i = x_i - x_{i-1}$ 为底,$f(\xi_i)$ 为高的窄矩形代替第 i 个窄曲边梯形($i = 1,2,\cdots n$)。把这样得到的 n 个窄矩形面积之和作为所求曲边梯形面积的近似值,即 $A \approx f(\xi_1)\Delta x_1 + f(\xi_2)\Delta x_2 + \cdots + f(\xi_n)\Delta x_n = \sum_{i=1}^{n} f(\xi_i)\Delta x_i$。

为了保证所有小区间的长度都无限缩小,就必须要求小区间长度的最大者趋于零。若记 $\lambda = \max\{\Delta x_1, \Delta x_2, \cdots \Delta x_n\}$,则上述条件相当于 $\lambda \to 0$。当 $\lambda \to 0$ 时(必然是分段数 n 无限增大,即 $n \to \infty$),对上式取极限,就得到曲边梯形的面积 $A = \lim_{\lambda \to 0} \sum_{i=1}^{n} f(\xi_i)\Delta x_i$。

前面介绍的实例具有代表性,即求形如 $\sum\limits_{i=1}^{n} f(\xi_i)\Delta x_i$ 这种特定结构的和式的极限,也是计算许多实际问题(如变力做功、水的压力、立体的体积等)的数学工具。由此可得出一般函数定积分的概念。

定义 1　设 $f(x)$ 是定义在区间 $[a,b]$ 上的有界函数,用点 $a = x_0 < x_1 < \cdots < x_{n-1} < x_n = b$ 将区间 $[a,b]$ 任意分成 n 个小区间 $[x_0,x_1]$,$[x_1,x_2]$,$\cdots$,$[x_{n-1},x_n]$,这些小区间的长度依次为 $\Delta x_1 = x_1 - x_0$,$\Delta x_2 = \Delta x_2 - \Delta x_1$,$\cdots$,$\Delta x_n = x_n - x_{n-1}$。

在每个小区间 $[x_{i-1},x_i]$ 上任取一点 $\xi_i(x_{i-1} \leq \xi_i \leq x_i)$,作 n 个乘积 $f(\xi_i)\Delta x_i$ 的和式,即 $\sum\limits_{i=1}^{n} f(\xi_i)\Delta x_i$ 记 $\lambda = \max\{\Delta x_1,\Delta x_2,\cdots\Delta x_n\}$

如果当 $\lambda \to 0$ 时,和式 $\sum\limits_{i=1}^{n} f(\xi_i)\Delta x_i$ 的极限存在,并且其极限与区间 $[a,b]$ 的分割方法及点 ξ_i 的取法无关,则该极限值称为函数 $f(x)$ 在区间 $[a,b]$ 上的定积分,记作 $\int_a^b f(x)\mathrm{d}x$,即 $\int_a^b f(x)\mathrm{d}x = \lim\limits_{\lambda \to 0} \sum\limits_{i=1}^{n} f(\xi_i)\Delta x_i$。

其中,$f(x)$ 称为被积函数,$f(x)\mathrm{d}x$ 称为被积表达式,x 称为积分变量,a 称为积分下限,b 称为积分上限,$[a,b]$ 称为积分区间。可见,定积分是特殊和式的极限。

如果 $f(x)$ 在 $[a,b]$ 上的定积分存在,就称 $f(x)$ 在 $[a,b]$ 上可积,否则就称 $f(x)$ 在 $[a,b]$ 上不可积。利用定积分的定义,前面讨论过的实际问题可以表述如下:

连续曲线 $y = f(x)[f(x) \geq 0]$ 和 x 轴及两条直线 $x = a$,$x = b$ 所围成的曲边梯形的面积等于函数 $f(x)$ 在区间 $[a,b]$ 上的定积分,即 $A = \int_a^b f(x)\mathrm{d}x$。

需要指出的是:定积分 $\int_a^b f(x)\mathrm{d}x$ 是乘积和的极限。它是一个确定的值,仅取决于具体的函数关系 $f(x)$ 和确定的积分区间 $[a,b]$,积分变量用什么字母都可以,即

$$\int_a^b f(x)\mathrm{d}x = \int_a^b f(t)\mathrm{d}t = \int_a^b f(u)\mathrm{d}u$$

关于函数的可积性,这里不加证明仅作介绍。

定理 1　如果函数 $f(x)$ 在 $[a,b]$ 上连续,则 $f(x)$ 在 $[a,b]$ 上可积。

二、定积分的几何意义

在区间 $[a,b]$ 上 $f(x) > 0$ 时,则 $\int_a^b f(x)\mathrm{d}x$ 表示由曲线 $y = f(x)$,x 轴及两条直线 $x = a$,$x = b$ 所围成曲边梯形的面积。

在区间 $[a,b]$ 上 $f(x) \leq 0$ 时,由曲线 $y = f(x)$,x 轴及两条直线 $x = a$,$x = b$ 所围成曲边梯形位于 x 轴的下方。如果规定在 x 轴上方图形面积为正,在 x 轴下方的图像面积为负,那么 $\int_a^b f(x)\mathrm{d}x$ 的几何意义就是介于曲线 $y = f(x)$,x 轴及两条直线 $x = a$,$x = b$ 之间

的各部分面积的代数和,如图 1 - 6 所示。

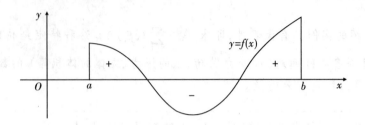

图 1 - 6 定积分的几何意义

定积分的概念是在积分上限大于积分下限的前提下引进的,为了以后计算及应用方便起见,有必要对定积分做以下两点补充规定,即

$$\int_a^b f(x)\,dx = 0$$

$$\int_a^b f(x)\,dx = -\int_b^a f(x)\,dx$$

这样的规定与定积分的几何意义相符,也满足以后介绍的定积分的各种性质。

三、定积分的性质

定积分的运算有几个重要的性质,本教材不加证明仅作介绍。

性质 1   如果在区间 $[a,b]$ 上 $f(x) \equiv 1$,则

$$\int_a^b 1\,dx = \int_a^b dx = b - a$$

性质 2   函数和(差)的定积分等于它们的定积分的和(差),即

$$\int_a^b [f(x) \pm g(x)]\,dx = \int_a^b f(x)\,dx \pm \int_a^b g(x)\,dx$$

本性质可推广到有限多个函数代数和的情况。

性质 3   被积函数的常数因子可以提到积分号外,即

$$\int_a^b kf(x)\,dx = k\int_a^b f(x)\,dx \quad (k \text{ 为常数})$$

性质 4   对于任意 3 个常数 a、b、c,下式恒成立,即

$$\int_a^b f(x)\,dx = \int_a^c f(x)\,dx + \int_c^b f(x)\,dx$$

性质 5   如果在区间 $[a,b]$ 上 $f(x) \geqslant 0$,则

$$\int_a^b f(x)\,dx \geqslant 0$$

性质 6   如果在区间 $[a,b]$ 上,$f(x) \leqslant g(x)$,则

$$\int_a^b f(x)\,dx \leqslant \int_a^b g(x)\,dx$$

性质 7   (积分中值公式)如果函数 $f(x)$ 在闭区间 $[a,b]$ 上连续,则在区间 $[a,b]$ 上至少存在一个点 ξ,使下式成立

$$\int_a^b f(x)\,dx = f(\xi)(b-a)\,(a \leqslant \xi \leqslant b)$$

四、定积分的计算与应用

上小节已经介绍了定积分的定义。但是,按定义计算定积分是非常麻烦的。因此,本节探讨计算定积分的简便方法。

课堂互动

为了讨论物体在变速直线运动中位置函数与速度函数间的联系,有必要沿物体的运动方向建立坐标轴。设时刻 t 时物体所在位置为 $s(t)$,速度为 $v(t)$。

由上小节内容可知,物体在时间间隔 $[T_1, T_2]$ 内经过的路程可以用速度函数 $v(t)$ 在 $[T_1, T_2]$ 上的定积分 $s = \int_{T_1}^{T_2} v(t)\,dt$ 来表达。另一方面,这段路程可以通过位置函数在区间上的增量 $s = s(T_2) - s(T_1)$ 来表达。这表明,位置函数 $s(t)$ 与速度函数 $v(t)$ 有如下关系 $\int_{T_1}^{T_2} v(t)\,dt = s = s(T_2) - s(T_1)\,(a)$。

我们知道 $s'(t) = v(t)$,即位置函数 $s(t)$ 是速度函数 $v(t)$ 的一个原函数。所以关系式 (a) 表示,速度函数 $v(t)$ 在区间 $[T_1, T_2]$ 上的定积分等于 $v(t)$ 的原函数 $s(t)$ 在区间 $[T_1, T_2]$ 上的增量。

上面从变速直线运动的路程这个特定问题中得到的关系,在一定条件下具有普遍性。

其内容详见后面的微积分基本公式。

定义 2 设函数 $f(x)$ 在区间 $[a, b]$ 上可积,则对于该区间内的任意一点 x,$f(x)$ 在区间 $[a, x]$ 上可积。于是积分 $\int_a^x f(t)\,dt$ 存在,称此积分为变上限定积分。因为对于给定在该区间内的点 x,就有一个积分值与之对应,所以该积分是上限 x 的函数,记为 $\Phi(x)$。即 $\Phi(x) = \int_a^x f(t)\,dt\,(a \leqslant t \leqslant x)$。

定理 2 如果函数 $f(x)$ 在区间 $[a, b]$ 上连续,则变上限定积分 $\Phi(x) = \int_a^x f(t)\,dt$ 在区间 $[a, b]$ 上可导,并且他的导数是 $\Phi'(x) = \dfrac{d}{dx}\int_a^x f(t)\,dt = f(x)$ $(a \leqslant x \leqslant b)$ 即 $\Phi(x) = \int_a^x f(t)\,dt$ 是 $f(x)$ 在区间 $[a, b]$ 上的一个原函数。

定理 3 如果函数 $f(x)$ 在区间 $[a, b]$ 上连续,$F(x)$ 是 $f(x)$ 在 $[a, b]$ 上的任一原函数,则 $\int_a^b f(x)\,dx = F(b) - F(a)$。 (1.1)

证明:已知 $F(x)$ 是 $f(x)$ 的一个原函数,根据定理 2 知 $\Phi(x) = \int_a^x f(t)\,dt$

也是 $f(x)$ 的一个原函数;这两个原函数之间最多相差一个常数 C,因此有

$$F(x) = \Phi(x) + C \text{ 即 } F(x) = \int_a^x f(t)\,\mathrm{d}t + C, \text{在上式中令 } x = a, \text{得 } F(a) = C; \text{再令}$$

$$x = b \text{ 得 } F(b) = \int_a^b f(t)\,\mathrm{d}t + F(a), \text{即} \int_a^b f(x)\,\mathrm{d}x = F(b) - F(a), \text{证毕}.$$

定理 3 揭示了定积分与被积函数的原函数之间的内在联系,因此通常称为微积分基本公式。该公式是牛顿和莱布尼茨两人首先发现的,所以又叫牛顿 – 莱布尼茨公式。有了微积分基本公式就大大方便了定积分的计算。

知识链接 Zhi Shi Lian Jie

艾萨克·牛顿(Isaac Newton,1643—1727)是英国伟大的数学家、物理学家、天文学家和自然哲学家,其研究领域包括了物理学、数学、天文学、神学、自然哲学和炼金术。牛顿的主要贡献有发明了微积分,发现了万有引力定律和经典力学,设计并实际制造了第一架反射式望远镜等,被誉为人类历史上最伟大、最有影响力的科学家。为了纪念牛顿在经典力学方面的杰出成就,"牛顿"后来成为衡量力的大小的物理单位。

戈特弗里德·威廉·凡·莱布尼茨(Gottfried Wilhelm von Leibniz,1646—1716)是德国最重要的自然科学家、数学家、物理学家、历史学家和哲学家,一位举世罕见的科学天才,和牛顿同为积分的创建人。他的研究成果还遍及力学、逻辑学、化学、地理学、解剖学、动物学、植物学、气体学、航海学、地质学、语言学、法学、哲学、历史、外交等,"世界上没有两片完全相同的树叶"就是出自他之口,他还是最早研究中国文化和中国哲学的德国人,对丰富人类的科学知识宝库做出了不可磨灭的贡献。

微积分思想,最早可以追溯到希腊,由阿基米德等人提出的计算面积和体积的方法。1665 年牛顿创始了微积分,莱布尼茨在 1673—1676 年间也发表了微积分思想的论著。只有莱布尼茨和牛顿将积分和微分真正沟通起来,明确地找到了两者内在的直接联系:微分和积分是互逆的两种运算。而这是微积分建立的关键所在。

例 1 计算下列各定积分:

(1) $\int_0^1 (x^2 - 3x + 1)\,\mathrm{d}x$

(2) $\int_{-\sqrt{3}}^1 \dfrac{\mathrm{d}x}{1 + x^2}$

(3) $\int_{-5}^{-1} \dfrac{1}{x}\,\mathrm{d}x$

(4) $\int_{\frac{1}{2}}^1 \dfrac{\mathrm{d}x}{\sqrt{1 - x^2}}$

(5) $\int_0^{\frac{\pi}{4}} \tan^2 x\,\mathrm{d}x$

解 (1) $\int_0^1 (x^2 - 3x + 1)\,\mathrm{d}x = \left(\dfrac{x^3}{3} - \dfrac{3}{2}x^2 + x\right)\Big|_0^1 = \dfrac{1}{3} - \dfrac{3}{2} + 1 = -\dfrac{1}{6};$

(2) $\int_{-\sqrt{3}}^1 \dfrac{\mathrm{d}x}{1 + x^2} = \arctan x \,\Big|_{-\sqrt{3}}^1 = \arctan 1 - \arctan(-\sqrt{3});$

(3) $\int_{-5}^{-1} \dfrac{1}{x}\,\mathrm{d}x = \ln|x| \,\big|_{-5}^{-1} = -\ln 5;$

$(4) \int_{\frac{1}{2}}^{1} \dfrac{\mathrm{d}x}{\sqrt{1-x^2}} = \arcsin x \Big|_{\frac{1}{2}}^{1} = \arcsin 1 - \arcsin \dfrac{1}{2} = \dfrac{\pi}{2} - \dfrac{\pi}{6} = \dfrac{\pi}{3};$

$(5) \int_{0}^{\frac{\pi}{4}} \tan^2 x \mathrm{d}x = \int_{0}^{\frac{\pi}{4}} (\sec^2 x - 1) \mathrm{d}x = (\tan x - x) \Big|_{0}^{\frac{\pi}{4}} = 1 - \dfrac{\pi}{4}。$

KAO DIAN LIAN JIE
考点链接

计算 $\int_{0}^{2} |1-x| \mathrm{d}x$。

解 凡是含有绝对值的被积函数都不能直接用基本积分公式。对于这一类定积分,应根据函数的正负将原区间划分成若干小区间,去掉被积函数的绝对值进行积分。再由定积分的性质4完成被积函数在给定区间上的定积分。

对于本题,$1-x$ 在区间 $(0,1)$ 内为正,在区间 $(1,2)$ 内为负,因此

$$\int_{0}^{2} |1-x| \mathrm{d}x = \int_{0}^{1} (1-x) \mathrm{d}x + \int_{1}^{2} (x-1) \mathrm{d}x$$
$$= \left(x - \dfrac{x^2}{2}\right) \Big|_{0}^{1} + \left(\dfrac{x^2}{2} - x\right) \Big|_{1}^{2}$$
$$= 1$$

五、定积分的变量代换法

定理4 设函数 $f(x)$ 在区间 $[a,b]$ 上连续,函数 $x = \varphi(t)$ 满足下列条件:

1. 函数 $\varphi(t)$ 在区间 $[\alpha,\beta]$ 上有连续的导数 $\varphi'(t)$;

2. 当 t 在区间 $[\alpha,\beta]$ 上变化时,$x = \varphi(t)$ 的值在 $[a,b]$ 上变化,且 $\varphi(\alpha) = a, \varphi(\beta) = b$,则有

$$\int_{a}^{b} f(x) \mathrm{d}x = \int_{\alpha}^{\beta} f[\varphi(t)] \varphi'(t) \mathrm{d}t。 \qquad (1.2)$$

式(1.2)称为定积分的变量代换公式。证明从略。

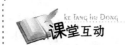
KE TANG HU DONG
课堂互动

前面在讨论不定积分时,对某些被积函数要用变量代换法求其原函数。相应地,对这些被积函数求定积分也要用变量代换法。

3.『说明』

(1) 定理4的叙述意味着 $\alpha < \beta$。实际上当 $\alpha > \beta$ 时,式(1.2)也成立(相应地,定理4中的区间要改为 $[\beta, \alpha]$)。

(2) 式(1.2)与不定积分的第二类变量代换法类似,如果将该公式左右调换使用就与不定积分的第一类变量代换法类似。

(3) 为避免应用式(1.2)时出错,应保证 $x = \varphi(t)$ 在积分区间上是单调函数。

(4) 计算定积分的结果是一个值,因此用变量代换法计算定积分不必将积分变量转换回原来的变量,但换元的同时必须换限。

例2 计算 $\int_0^{\frac{\pi}{2}} \cos^5 x \sin x \, dx$。

解 设 $t = \cos x$，则 $dt = -\sin x \, dx$，且当 $x = 0$ 时，$t = 1$；当 $x = \frac{\pi}{2}$ 时，$t = 0$。于是

$$\int_0^{\frac{\pi}{2}} \cos^5 x \sin \, dx = -\int_1^0 t^5 dt = -\frac{t^6}{6} \Big|_1^0 = \frac{1}{6}$$

在解本题时，如果不明显地写出新变量，那么定积分的上下限就不要变更。下面是这种方法的计算过程，即

$$\int_0^{\frac{\pi}{2}} \cos^5 x \sin x \, dx = \int_0^{\frac{\pi}{2}} \cos^5 x \, d(\cos x) = -\frac{\cos^6 x}{6} \Big|_0^{\frac{\pi}{2}} = \frac{1}{6}$$

例3 计算 $\int_0^{\frac{\pi}{2}} \sin^2 x \, dx$。

解 $\int_0^{\frac{\pi}{2}} \sin^2 x \, dx = \frac{1}{2} \int_0^{\frac{\pi}{2}} (1 - \cos 2x) \, dx = \frac{1}{2} \left(x - \frac{1}{2} \sin 2x \right) \Big|_0^{\frac{\pi}{2}} = \frac{\pi}{4}$

实际上也有 $\int_0^{\frac{\pi}{2}} \cos^2 x \, dx = \frac{\pi}{4}$，读者可自行验证。

例4 计算 $\int_0^{\frac{\pi}{2}} \sqrt{a^2 - x^2} \, dx \ (a > 0)$。

解 设 $x = a \sin t$，则 $dx = a \cos t \, dt$，且当 $x = 0$ 时，$t = 0$；当 $x = a$ 时，$t = \frac{\pi}{2}$。于是

$$\int_0^{\frac{\pi}{2}} \sqrt{a^2 - x^2} \, dx = a^2 \int_0^{\frac{\pi}{2}} \cos^2 t \, dt = \frac{1}{2} a^2 \int_0^{\frac{\pi}{2}} (1 + \cos 2t) \, dt$$

$$= \frac{1}{2} a^2 \left(t + \frac{1}{2} \sin 2t \right) \Big|_0^{\frac{\pi}{2}} = \frac{\pi a^2}{4}$$

六、定积分的分部积分法

课堂互动 KE TANG HU DONG

与不定积分一样，某些情况下定积分也要用分部积分法。

设函数 $u = u(x)$ 与 $v = v(x)$ 在区间 $[a, b]$ 上有连续的导数 $u'(x)$ 和 $v'(x)$，则由 $d(uv) = u \, dv + v \, du$，即对 $u \, dv = d(uv) - v \, du$ 两边求定积分得

$$\int_a^b u(x) v'(x) \, dx = u(x) v(x) \Big|_a^b - \int_a^b v(x) u'(x) \, dx \tag{1.3}$$

$$\int_a^b u(x) \, dv(x) = u(x) v(x) \Big|_a^b - \int_a^b v(x) \, du(x) \tag{1.4}$$

例5 计算 $\int_0^{\pi} x \sin x \, dx$。

解 令 $u = x$，$dv = \sin x \, dx$，那么 $du = dx$，$v = -\cos x$。根据 (1.4) 有

$$\int_0^\pi x\sin x\mathrm{d}x = \int_0^\pi x\mathrm{d}(\cos x) = -x\cos x\Big|_0^\pi - \int_0^\pi \cos x\mathrm{d}x$$

$$= \pi + \sin x\Big|_0^\pi = \pi + 0 = \pi$$

例 6　计算 $\int_0^1 xe^x\mathrm{d}x$。

解　令 $u = x, dv = e^x\mathrm{d}x$，那么 $\mathrm{d}u = \mathrm{d}x, v = e^x$。根据式（1.4）有

$$\int_0^1 xe^x\mathrm{d}x = \int_0^1 x\mathrm{d}e^x = xe^x\Big|_0^1 - \int_0^1 e^x\mathrm{d}x = e - e^x\Big|_0^1 = 1$$

习题 1.5

一、选择题

1. 设 $f(x)$ 在区间 $[-a, a]$ 上连续，且为偶函数，则 $\int_{-a}^a f(x)\mathrm{d}x =$

A. 0

B. $2\int_{-a}^0 f(x)\mathrm{d}x$

C. $\int_{-a}^0 f(x)\mathrm{d}x$

D. $\int_0^a f(x)\mathrm{d}x$

2. 设 $y = f(x)$ 与 $y = g(x)$ 在区间 $[a, b]$ 上连续，则由这两条曲线及 $x = a, x = b$ 所围成平面图形的面积为

A. $\int_a^b [f(x) - g(x)]\mathrm{d}x$

B. $\int_a^b [g(x) - f(x)]\mathrm{d}x$

C. $\int_a^b |f(x) - g(x)|\mathrm{d}x$

D. $\left|\int_a^b [f(x) - g(x)]\mathrm{d}x\right|$

二、比较定积分大小

1. $\int_1^2 x^2\mathrm{d}x$ 与 $\int_1^2 x^3\mathrm{d}x$

2. $\int_0^1 x^2\mathrm{d}x$ 与 $\int_0^1 x^3\mathrm{d}x$

3. $\int_3^4 \ln x\mathrm{d}x$ 与 $\int_3^4 \ln^2 x\mathrm{d}x$

4. $\int_0^{\frac{\pi}{2}} \sin x\mathrm{d}x$ 与 $\int_0^{\frac{\pi}{2}} \sin^2 x\mathrm{d}x$

三、计算题

1. $\int_0^2 \dfrac{x^3}{x+1}\mathrm{d}x$

2. $\int_1^{\sqrt{3}} \dfrac{\mathrm{d}x}{1+x^2}$

3. $\int_4^9 \sqrt{x}(1+\sqrt{x})\mathrm{d}x$

4. $\int_0^2 |x-1|\mathrm{d}x$

5. $\int_0^4 \dfrac{1}{1+\sqrt{x}}\mathrm{d}x$

6. $\int_0^{\frac{\pi}{4}} \tan^2 x\mathrm{d}x$

7. $\int_1^e \dfrac{1+\ln x}{x}\mathrm{d}x$

8. $\int_0^2 \dfrac{x}{(1+x^2)^2}\mathrm{d}x$

9. $\int_0^1 \dfrac{1}{\sqrt{4-x^2}}\mathrm{d}x$

10. $\int_1^{\sqrt{3}} \dfrac{1}{x^2\sqrt{1+x^2}}\mathrm{d}x$

11. $\int_0^\pi t\sin t\mathrm{d}t$

12. $\int_0^1 xe^{-x}\mathrm{d}x$

第六节　广义积分

无穷区间的广义积分

定义1　设 $f(x)$ 在区间 $[a, +\infty)$ 内连续，取 $B > a$，若极限 $\lim\limits_{B \to +\infty} \int_a^B f(x)\mathrm{d}x$ 存在，将其记做 $\int_a^{+\infty} f(x)\mathrm{d}x$，即 $\int_a^{+\infty} f(x)\mathrm{d}x = \lim\limits_{B \to +\infty} \int_a^B f(x)\mathrm{d}x$，此时称广义积分 $\int_a^{+\infty} f(x)\mathrm{d}x$ 存在或收敛。否则称广义积分 $\int_a^{+\infty} f(x)\mathrm{d}x$ 没有意义或发散。类似地，可定义 $f(x)$ 在区间 $(-\infty, b]$ 上的广义积分 $\int_{-\infty}^b f(x)\mathrm{d}x = \lim\limits_{A \to -\infty} \int_A^b f(x)\mathrm{d}x$，以及 $\int_{-\infty}^b f(x)\mathrm{d}x$ 收敛和发散的概念。

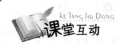

课堂互动

前面介绍的定积分有两个限制条件：积分区间有限和被积函数有界。实际问题中还需要某些函数在无穷区间上的积分及某些无界函数在有限区间上的积分。因此，要求将定积分概念加以推广，这就是广义积分。

定义2　$f(x)$ 在区间 $(-\infty, +\infty)$ 内连续，如果广义积分定义为 $\int_{-\infty}^{+\infty} f(x)\mathrm{d}x = \int_{-\infty}^a f(x)\mathrm{d}x + \int_a^{+\infty} f(x)\mathrm{d}x$，其中 a 为任意实数，当上式右端两个积分都收敛时，称广义积分 $\int_{-\infty}^{+\infty} f(x)\mathrm{d}x$ 存在或收敛，反之则称广义积分 $\int_{-\infty}^{+\infty} f(x)\mathrm{d}x$ 没有意义或发散；并且 $\int_{-\infty}^{+\infty} f(x)\mathrm{d}x$ 收敛与否和 a 的取值没有关系。

因此，广义积分的计算实际就是定积分的计算加上极限的计算。

例1　计算广义积分 $\int_0^{+\infty} e^{-x}\mathrm{d}x$。

解　$\int_0^{+\infty} e^{-x}\mathrm{d}x = -e^{-x}\big|_0^{+\infty} = 0 + 1 = 1$

例2　证明广义积分 $\int_1^{+\infty} \dfrac{\mathrm{d}x}{x^p}(p > 0)$ 当 $p > 1$ 时收敛，当 $p \le 1$ 时发散。

证　当 $p = 1$ 时，有 $\int_1^{+\infty} \dfrac{\mathrm{d}x}{x} = \ln x\big|_1^{+\infty} = +\infty$

当 $p \ne 1$ 时，$\int_1^{+\infty} \dfrac{\mathrm{d}x}{x^p} = \dfrac{x^{1-p}}{1-p}\bigg|_1^{+\infty} = \begin{cases} +\infty & (0 < p < 1) \\ \dfrac{1}{p-1} & (p > 1) \end{cases}$

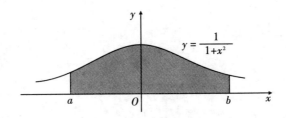

知识链接

计算广义积分 $\int_{-\infty}^{+\infty} \dfrac{\mathrm{d}x}{1+x^2}$

解 $\int_{-\infty}^{+\infty} \dfrac{\mathrm{d}x}{1+x^2} = \arctan x \Big|_{-\infty}^{+\infty} = \dfrac{\pi}{2} - \left(-\dfrac{\pi}{2}\right) = \pi$

图 1 - 7 广义积分

这个广义积分的几何意义是:当 $x \to -\infty$, $b \to +\infty$ 时,虽然图形中阴影部分向左、右无限延伸,但其面积却有极限值 π。

习题 1.6

判断下列广义积分的敛散性,若收敛,则求出其值:

1. $\int_{-\infty}^{-1} \dfrac{1}{x^2}\mathrm{d}x$

2. $\int_0^{+\infty} xe^{-x^2}\mathrm{d}x$

3. $\int_{-\infty}^{+\infty} \dfrac{\mathrm{d}x}{x^2+2x+2}$

4. $\int_2^{+\infty} \dfrac{\mathrm{d}x}{\sqrt{x-1}}$

综合测试

一、选择题

1. 定积分 $\int_0^{19} \dfrac{1}{\sqrt[3]{x+8}}\mathrm{d}x$ 作适当变换后应等于

A. $\int_2^3 3x\mathrm{d}x$ B. $\int_0^3 3x\mathrm{d}x$ C. $\int_0^2 3x\mathrm{d}x$ D. $\int_{-2}^3 3x\mathrm{d}x$

2. 下列式子成立的是

A. $\int_0^1 e^x\mathrm{d}x \leqslant \int_0^1 e^{x^2}\mathrm{d}x$ B. $\int_0^1 e^x\mathrm{d}x \geqslant \int_0^1 e^{x^2}\mathrm{d}x$

C. $\int_0^1 e^x\mathrm{d}x = \int_0^1 e^{x^2}\mathrm{d}x$ D. 以上都不对

3. 下列等式中,正确的是

A. $\int f'(x)\mathrm{d}x = f(x)$ B. $\dfrac{\mathrm{d}}{\mathrm{d}x}\int f(x^2)\mathrm{d}x = f(x^2)$

C. $\int f(x)\mathrm{d}x = f(x)$ D. $\int f(x)\mathrm{d}x = f(x)$

4. 若 $f(x)$ 的一个原函数是 x^2,则 $\int xf(1-x^2)\mathrm{d}x =$

A. $2(1-x^2)^2 + C$ B. $-2(1-x^2)^2 + C$

C. $\dfrac{1}{2}(1 - x^2)^2 + C$ D. $-\dfrac{1}{2}(1 - x^2)^2 + C$

二、填空题

1. $\displaystyle\int_{-2}^{2}(x^3\cos x + 1)\,\mathrm{d}x$ = _____。

2. 若 $f'(x)(1 + x^2) = 2x$，且 $f(0) = 1$，则 $f(x)$ = _____。

3. $\displaystyle\int\left(\dfrac{\sin^2 x}{1 + \cos^2 x}\right)'\mathrm{d}x$ = _____。

4. $\displaystyle\int_{1}^{+\infty}\dfrac{1}{1 + x^2}\,\mathrm{d}x$ = _____。

三、计算题

1. $\displaystyle\int\dfrac{\mathrm{d}x}{e^x + e^{-x}}$

2. $\displaystyle\int\dfrac{\sin x}{4 - \cos^2 x}\,\mathrm{d}x$

3. $\displaystyle\int\dfrac{1}{x\ln\sqrt{x}}\,\mathrm{d}x$

4. $\displaystyle\int\dfrac{x^2}{\sqrt{1 - x^2}}\,\mathrm{d}x$

5. $\displaystyle\int_{0}^{1}x\arctan x\,\mathrm{d}x$

6. $\displaystyle\int_{0}^{\pi}\sqrt{\sin x - \sin^3 x}\,\mathrm{d}x$

四、综合题

若 e^{-x^2} 为 $f(x)$ 的一个原函数，求 $\displaystyle\int_{0}^{1}xf'(x)\,\mathrm{d}x$。

（金　星）

第二章　随机事件与概率

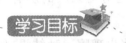

人们在研究自然界和人类社会各种事物时发现,自然界和人类社会上发生的现象大致可以分为两大类,即确定性现象和非确定性现象。在一定条件下必然发生或必然不发生的现象称之为确定性现象。例如,太阳从东边升起西边落下,带同种电荷的物体之间相互排斥,生物总是要经历生长、发育、衰老直至死亡的各个阶段等。另一类现象是在一定条件下,可能出现这样的结果,也可能出现那样的结果,而在试验和观察没有结束前不能预知确切的结果,这类现象是不确定现象或随机现象。例如,抛起一枚硬币,在硬币落地之前不能确定哪一面朝上,可能是正面也可能反面朝上;从一批药品中抽取一盒药品进行检验,其结果可能合格也可能不合格,在抽取之前无法肯定。在基本条件不变的情况下,一系列的实验或观察会得到各种不同的结果。一个随机事件在一次观察中完全呈现一种偶然性,但是大量重复试验或观察中却呈现出明显的规律性。概率论与数理统计是研究和揭示随机现象规律性的一门数学学科。我们学习医药数理统计的目的,就是用概率论和数理统计的原理来揭示医药现象的规律。

第一节　随机事件及其运算

一、随机试验

在实际研究过程中会遇到各种试验。试验在概率论中的意义较为广泛,它包含各种各样的科学试验,甚至对某一事物某一特征的观察也称之为试验,通常用大写字母 E 来表示,下面举几个试验的例子:

E_1:抛一枚硬币,观察正面和反面出现的情况(正面记为 H,反面记为 T);

E_2:掷一颗骰子,观察出现的点数;

E_3：记录某医院门诊 1 天内接诊人次；

E_4：在一批灯泡中任意抽取一只，测试它的寿命；

E_5：记录某患者 24 小时最高体温和最低体温。

概括起来，上述试验都具有以下的特点：

1. 可重复性　试验可以在相同条件下重复地进行多次，甚至可以进行无限多次。

2. 可观测性　每次试验的结果具有多种可能性，并能事先明确试验的所有可能结果。

3. 随机性（不确定性）　试验之前不能准确预知该次试验将出现哪一种结果，但可以肯定会出现所有可能结果中的一个。

在概率论中，将具有上述三个特点的试验称为随机试验，简称试验。

例 1　下列试验哪些是确定性试验，哪些是随机试验：

E_6：从一批含有正品和次品的针剂中任意抽取一支针剂，抽得针剂的检测结果；

E_7：将一枚硬币抛三次，观察出现正面的次数；

E_8：新出生婴儿的性别；

E_9：附子里含有乌头碱；

E_{10}：抛出的粉笔头落向地面。

解　随机试验有 E_6、E_7、E_8，确定性试验有 E_9、E_{10}。

二、样本空间

要认识一个随机试验，首先要明确它可能出现的所有结果。例如掷一颗骰子，可能掷出的点数为 1、2、3、4、5、6 点，这是可能掷出的所有点数，但每掷一次只能出现其中一个点数。我们把随机试验可能出现的每个结果称为样本点，一般用 e 来表示。随机试验所有样本点构成的集合称为样本空间，记为 Ω。

例 2　将一枚硬币连续掷两次，写出这一随机试验的样本空间。

解　设正面记为 H，反面记为 T，Ω 为样本空间，则 $\Omega = \{HH, HT, TH, TT\}$。

例 3　记录某医院门诊一天的接诊次数，写出样本空间 Ω。

解　$\Omega = \{0, 1, 2, 3, \cdots, n\}$。

例 4　在一批灯泡中任取一只测其寿命，写出这一随机试验的样本空间。

解　$\Omega = \{t \mid t \geqslant 0\}$。

例 5　向某一目标射击一发炮弹，观察落点的分布情况，写出这一随机试验的样本空间。

解　设平面上已建立了直角坐标系，目标所在区域记为 G，则样本空间 $\Omega = \{(x, y) \mid x, y \in G\}$。

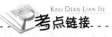

考点链接

1. 试验不同,对应的样本空间也不同。

2. 同一试验,若试验目的不同,则对应的样本空间也不同。

例如,对于同一试验"将一枚硬币抛掷三次",若观察出现"正面 H、反面 T 的情况"。

样本空间 $\Omega = \{HHH,HHT,HTH,THH,HTT,THT,TTH,TTT\}$;若观察出现正面的次数,样本空间为 $\Omega = \{0,1,2,3\}$。

三、随机事件

每次试验都有许多可能结果,试验结果是不唯一的,那么对于某一个可能结果来讲,在每次试验里是可能发生也可能不发生,但是在大量的重复试验中,试验结果是呈现某种规律性的,我们将具有规律性的试验结果称为随机事件(简称事件),通常用大写字母 A、B、C 等表示,是样本空间 Ω 的子集合。在每次试验中,当且仅当这一子集 A 中的一个样本点出现时,称这一事件 A 发生。例如试验 E_2 中,如果 A 表示事件"掷出奇点数",那么事件 A 是一个随机事件。因为只有当掷出的点数是 $1,3,5$ 中的任何一个奇数时才称为事件 A 发生了,所以把事件 A 记为 $A = \{1,3,5\}$。若 B 表示"掷出偶点数",那么 B 也是一个随机事件,记为 $B = \{2,4,6\}$。有一个样本点组成的单点集,称为基本事件。例如,试验 E_1 有两个基本事件 $\{H\}$ 和 $\{T\}$;试验 E_2 有六个基本事件 $\{1\}$,$\{2\}$,$\cdots$ $\{6\}$。

对于一个试验 E,在每次试验中必然发生的事件,称为必然事件。例如,试验 E_2 中,"掷出点数小于等于6"就是必然事件,用集合 $\Omega = \{1,2,3,4,5,6\}$ 表示 E 的样本空间。在每次试验中都不可能发生的事件,称为 E 的不可能事件,例如,试验 E_2 中,"掷出点数大于6"是不可能事件,用空集 φ 表示。

注意:无论是必然事件、随机事件还是不可能事件,都是相对"一定条件"而言的,条件发生变化,事件的性质也会发生变化。例如,抛掷 2 颗骰子,出现"点数之和为 3 点"及出现"点数之和大于 3 点"都是随机事件。如果还是这两个随机事件,若同时抛掷 4 颗骰子,出现"点数之和为 3 点"则是不可能事件,出现"点数之和大于 3 点"则是必然事件。在概率中,为了数学处理的方便,通常把必然事件和不可能事件当作特殊的随机事件,可以看成是随机事件的两个极端情形。

四、事件间的关系与运算

由于样本空间是由随机事件所有的试验结果构成的集合,所以事件间的关系与事件的运算自然按照集合论中集合之间的关系和集合运算来处理。下面给出这些关系和运算在概率论中的提法,并根据"事件发生"的含义,给出它们在概率论中的含义。

若记 Ω 为样本空间,φ 为不可能事件,e 为基本事件,$A_1,B,A_2,\cdots,A_n,\cdots$ 为随机事件,则有事件之间的运算关系如下:

1. **包含关系**　若 $A \subset B$,则称事件 B 包含事件 A,表示事件 A 发生必然导致事件 B

发生。

例 6　用某种药物治疗 100 例老年支气管炎,设事件 $A = \{$无效人数 20$\}$,$B = \{$无效人数 30$\}$,则 $A \subset B$。

2. 相等关系　若 $A \subset B$ 且 $B \subset A$,则称事件 A 与事件 B 相等,记做 $A = B$,表示事件 A 发生必然导致事件 B 发生,并且事件 B 发生必然导致事件 A 发生。

例 7　用某种药物治疗 100 例老年支气管炎,设事件 $A = \{$所有人都有效$\}$,$B = \{$没有无效者$\}$,则 $A = B$。

显然,两事件等价是两事件包含的特例。

3. 和事件　事件 $A \cup B = \{x \mid x \in A\ x \in B\}$称为事件 A 与事件 B 的和(或并)事件。表示事件 A 和事件 B 中至少有一个发生,即事件 A 和事件 B 的和事件。

例 8　设事件 $A = \{2,4,6,8,10\}$,$B = \{2,3,4,5,6\}$,则 $A \cup B = \{2,3,4,5,6,8,10\}$。

类似地,可以定义 n 个事件 $A_1,A_2,\cdots,A_n$ 的和,并记为 $\bigcup\limits_{i=1}^{n} A_i$;可列个事件 $A_1,A_2,\cdots,A_n,\cdots$ 的和,记为 $A_1 \cup A_2 \cup \cdots \cup A_n \cup \cdots$,或 $\bigcup\limits_{i=1}^{\infty} A_i$。

4. 积事件　事件 $A \cap B = \{\chi \mid \chi \in A\ 且\ \chi \in B\}$称为事件 A 与事件 B 的积事件。当且仅当 A、B 同时发生时,事件 $A \cap B$ 发生。$A \cap B$ 也记作 AB。事件 A 与 B 的积,是由 A 与 B 的公共样本点所构成的事件。

例 9　设事件 $A = \{1,3,5,7,9\}$,$B = \{1,2,3,3,4,5\}$,则 $AB = \{1,3,5\}$。

类似地,可以定义 n 个事件 $A_1,A_2,\cdots,A_n$ 的积,并记为 $\bigcup\limits_{i=1}^{n} A_i$;可列个事件 $A_1,A_2,\cdots,A_n,\cdots$ 的积,记为 $\bigcap\limits_{i=1}^{\infty} A_i$。

5. 差事件　事件 $A - B = \{x \mid x \in A\ 且\ x \notin B\}$称为事件 A 与事件 B 的差事件。当且仅当 A 发生,B 不发生时事件 $A - B$ 发生。事件 A 与 B 的差是由属于 A 而不属于 B 的样本点所构成的事件。

例 10　设事件 $A = \{1,3,5,7,9\}$,$B = \{1,2,3,4,5\}$,则 $A - B = \{7,9\}$,$B - A = \{2,4\}$。

6. 互不相容事件　若 $A \cap B = \varphi$,则称事件 A 与 B 是互不相容的,或互斥的。这指的是事件 A 与事件 B 不能同时发生。任意两个不同的基本事件是互不相容。

例 11　掷一颗质量均匀的骰子,设事件 $A = \{2,3\}$,事件 $B = \{3\}$,则 $AB = \varphi$,即事件 A 与事件 B 互不相容。

7. 对立事件　若 $A \cup B = \Omega$ 且 $A \cap B = \varphi$,则称事件 A 与事件 B 互为逆事件,又称事件 A 与事件 B 互为对立事件。这表示对每次试验而言,事件 A、B 中必有一个发生,且仅有一个发生。A 的对立事件记为 $\overline{A}$,$\overline{A} = \Omega - A$。由定义可知,对立事件必为互不相容事件;反之,互不相容的两个事件必是对立事件。

例 12　掷一颗质量均匀的骰子,设事件 $A = \{$出现的点数是偶数$\}$,事件 $B = \{$出现的点数是奇数$\}$,则 $AB = \varphi$,$A \cup B = \Omega$,即事件 A 与事件 B 互逆。

事件间的关系可以用称为文氏图的图形直观表示。这里,文氏图用一个矩形代表样本空间,用圆代表随机事件。前面介绍的事件间的各种关系可以用图 2 - 1 ～ 2 - 6 表示。

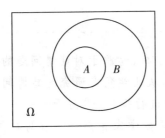
图 2 - 1 　事件 B 包含事件 A

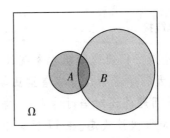
图 2 - 2 　事件 A 与事件 B 的和

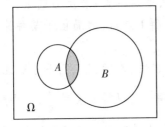
图 2 - 3 　事件 A 与事件 B 的积

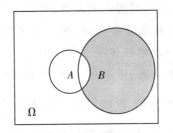
图 2 - 4 　事件 A 与事件 B 的差

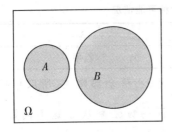
图 2 - 5 　事件 A 与 B 互不相容

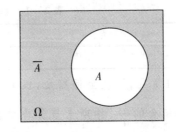
图 2 - 6 　事件 A 及其对立事件

用图 2 - 1 ~ 2 - 6 可直观地表示以上事件之间的关系与运算。例如,在图 2 - 1 中长方形表示样本空间 Ω ,圆 A 与圆 B 分别表示事件 A 与事件 B ,事件 B 包含事件 A 。又如在图 2 - 2 中长方形表示样本空间 Ω ,圆 A 与圆 B 分别表示事件 A 与事件 B ,而阴影部分表示和事件 $A \cup B$ 。

8. 事件的运算　　在进行事件运算时,经常要用到下述定律。设 A,B,C 为事件,则有

交换律: $A \cup B = B \cup A,A \cap B = B \cap A$ 。

结合律: $(A \cup B) \cup C = A \cup (B \cup C) = A \cup B \cup C,(A \cap B) \cap C = A(B \cap C) = A \cap B \cap C$ 。

分配率: $(A \cup B) \cap C = (A \cap C) \cup (B \cap C),A \cup (B \cap C) = (A \cup B) \cap (A \cup C)$ 。

德·摩根定律: $\overline{A \cup B} = \overline{A} \cap \overline{B},\overline{A \cap B} = \overline{A} \cup \overline{B}$ 。

例 13　若 A,B,C 是三个事件,则

(1) A 发生而 B,C 都不发生,可以表示为 $A - B - C$ 或 $A - (B \cup C)$ 。

(2) A 与 B 都发生而 C 不发生,可以表示为 $AB - C$ 或 $AB - ABC$ 。

(3) A,B,C 三个事件中至少发生两个,可表示为 $AB \cup BC \cup CA$ 。

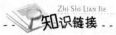

　　概率论是一门研究随机现象统计规律的学科,起源于对赌博问题的研究。早在16世纪,意大利学者卡丹与塔塔里亚等人就已从数学角度研究过赌博问题,他们除了研究赌博问题外还对当时的人口、保险业等进行探讨。但由于卡丹等人的思想未被重视,于是很快被淡忘。在17世纪中叶,法国数学家帕斯卡与费马在信函往来中讨论"合理分配赌注问题"时,概率的概念才逐渐明朗起来。

　　甲、乙两人同掷一枚硬币,规定:正面朝上,甲得一点;若反面朝上,乙得一点,先积满3点者赢取全部赌注。假定在甲得2点、乙得1点时,赌局由于某种原因中止,问应该怎样分配赌注才算公平合理。

　　怕斯卡认为:若再掷一次,甲胜,甲获全部赌注;乙胜,甲、乙平分赌注。这两种情况的可能性相同,所以对这两种情况进行综合平均,甲得赌金的 $\frac{3}{4}$,乙得赌金的 $\frac{1}{4}$。

　　费马认为:结束赌局至多需要2局,结果有4种等可能情况(表2-1)。

表2-1　赌局的4种可能情况

情况	1	2	3	4
胜者	甲甲	甲乙	乙甲	乙乙

　　前3种情况,甲获全部赌金,仅第4种情况,乙获全部赌注。所以甲应分得赌金的 $\frac{3}{4}$,乙得赌金的 $\frac{1}{4}$。帕斯卡与费马用各自不同的方法解决了这个问题。虽然他们在解答中没有明确定义概念,但是,他们定义了使某赌者取胜的机遇,即赢得情况数与所有可能情况数的比。这实际上就是概率,因此概率的起源被认为是从帕斯卡与费马开始的。

习题 2.1

1. 写出下列随机试验的样本空间及下列事件的样本点。
   (1) 抛一枚硬币,观察正面和反面出现的情况(正面记为 H,反面记为 T)。
   (2) 掷一颗骰子,观察出现的点数。
   (3) 记录某院"120"电话呼叫次数。
   (4) 在一批灯泡中任意抽取一只,测试它的寿命。
   (5) 记录某患者24小时最高体温和最低体温。

2. 考虑4件物品 a,b,c,d,假设所登记的物品的次序代表一个试验结果,令事件 A 和 B 定义如下:$A = \{a$ 在第一个位置$\}$,$B = \{b$ 在第二个位置$\}$。
   (1) 说出事件 $A \cup B$ 和 $A \cap B$ 的意义。
   (2) 用试验结果表示 $A \cup B$ 和 $A \cap B$。

第二节　　事件的概率

一、频率

在概率论中,将描述随机事件 A 发生的可能性大小的数记为 $P(A)$,称 $P(A)$ 为随机事件 A 的概率。计算随机事件的概率,有许多种方法。我们介绍第一种方法就是通过频率来确定概率,也就是说需要做大量的重复试验去确定概率。例如,将一枚硬币连续投掷 n 次,用 A 表示出现正面的事件,用 $n(A)$ 表示 n 次试验中 A 出现的次数,则 $f_n(A) = \dfrac{n(A)}{n}$ 在一定程度上能反应事件 A 发生的可能性大小。下面来看历史上比较著名的抛硬币实验,以 $n = 5$、$n = 50$、$n = 500$ 分别做了 10 次试验,结果见表 $2-2$。历史上有很多名人都做过这个实验,如表 $2-3$。

表 $2-2$　抛硬币试验结果

试验序号	$n = 5$		$n = 50$		$n = 500$	
	$n(A)$	$f_n(A)$	$n(A)$	$f_n(A)$	$n(A)$	$f_n(A)$
1	2	0.4	22	0.44	251	0.502
2	3	0.6	25	0.50	249	0.498
3	1	0.2	21	0.42	256	0.512
4	5	1.0	25	0.50	253	0.506
5	1	0.2	24	0.48	251	0.502
6	2	0.4	21	0.42	246	0.492
7	4	0.8	18	0.36	244	0.488
8	2	0.4	24	0.48	258	0.516
9	3	0.6	27	0.54	262	0.524
10	3	0.6	31	0.62	247	0.494

表 $2-3$　不同名人做抛硬币试验的数据对比

实验者	N	$n(A)$	$f_n(A)$
德·摩根	2048	1061	0.5181
潜丰	4040	2048	0.5069
K·皮尔逊	12 000	6019	0.5016
K·皮尔逊	24 000	12 012	0.5005

以上试验数据表明:抛掷硬币次数 n 较小时,频率 $f_n(A)$ 在 0 与 1 之间随机波动,其幅度较大,但随着 n 增大,$f_n(A)$ 呈现出稳定性。即当 n 逐渐增大时 $f_n(A)$ 总是在 $\dfrac{1}{2}$ 附近摆

动,而逐渐稳定于 $\frac{1}{2}$。$\frac{1}{2}$ 这个值称为 $f_n(A)$ 的稳定值,通常把这个稳定值称为 A(出现正面的)概率,$f_n(A)$ 称为 n 次试验中 A 出现的频率,$n(A)$ 称为 n 次试验中 A 出现的频数。

由此可知,频率的定义。

设 E 为随机试验,A 为其中任一事件,$n(A)$ 为事件 A 在 n 次重复试验中出现的次数,则称比值 $\frac{n(A)}{n}$ 为 n 次试验中 A 出现的频率,记为 $f_n(A) = \frac{n(A)}{n}$,$n(A)$ 称为事件 A 在 n 次试验中出现的频数。

当 n 增大时,$f_n(A)$ 逐渐稳定于某个确定的值 $P(A)$ 上,称 $P(A)$ 为频率的稳定值。通常就把稳定值叫做事件 A 的概率,通过计算频率的稳定值来计算概率,频率从定义来看有许多好的性质,比如说 $0 \leqslant f_n(A) \leqslant 1$,如果 A 是必然事件的话。如果有两个事件,A 事件和 B 事件的频率。

频率 $f_n(A)$ 具有以下性质:

（1）非负性　$0 \leqslant f_n(A) \leqslant 1$。

（2）规范性　$f_n(\Omega) = 1$,$f_n(A) = 1$。

（3）可加性　若事件 A 与事件 B 互不相容,则 $f_n(A \cup B) = f_n(A) + f_n(B)$。

进一步,若 $A_1, A_2, \cdots, A_n$ 两两互不相容,则

$$f_n(\bigcup_{i=1}^{n} A_i) = \sum_{i=1}^{n} f_n(A_i)$$

注意:频率在一定程度上反映了事件 A 发生的可能性大小。但在一定条件下做重复试验,其结果可能是不一样的,因此不能完全用频率代替概率。不过由大数定律保证,频率总能稳定在某个固定数 $P(A)$,并且 $f_n(A) \xrightarrow{n \to \infty} P(A)$。

二、概率的统计性定义

在条件不变的情况下做大量的重复试验,称在重复试验中事件 A 发生的频率的稳定值 P 为事件 A 的概率,记为 $P(A)$。这种定义是在概率论发展早期所应用的方式。根据这样一种定义要来计算概率是非常繁琐的,我们需要在相同条件下做大量的重复试验,经过计算相对稳定值来得到这个概率,限制了概率论的发展,所以概率论的发展经过了一个漫长的时期。直到20世纪30年代,前苏联的数学家格尔摩希诺夫提出了概率的公理化定义,把公理化体系引到了概率统计里来,把频率的实质抽象出来,以频率的三条性质引入了三条公理。

三、概率的公理化定义

设 E 是随机试验,Ω 是它的样本空间。对于 E 中的每一事件 A 赋予一个实数,记为 $P(A)$,且满足:

（1）非负性　$0 \leqslant P(A) \leqslant 1$。

（2）规范性　$P(\Omega) = 1$。

（3）可列可加性　若 $A_1, A_2, \cdots, A_n, \cdots$ 两两互不相容,即对于 $i \neq j, A_i A_j = \varphi, i, j = 1,$

$2,\cdots,$则有
$$P(\bigcup_{i=1}^{\infty} A_i) = \sum_{i=1}^{\infty} P(A_i)$$

概率 $P(A)$ 的性质如下:

性质1　不可能事件的概率为 0,即 $P(\phi) = 0$。

性质2(有限可加性)　设 $A_1,A_2,\cdots,A_n,\cdots$ 两两互不相容,则 $P(\bigcup_{i=1}^{n} A_i) = \sum_{i=1}^{n} P(A_i)$。

性质3(可减性和单调性)　设 A,B 为两个事件,且 $A \subset B$,则 $P(B-A) = P(B) - P(A)$(可减性),$P(B) \geqslant P(A)$(单调性)。

性质4(独立性)　设 A 的对立事件记为 $\overline{A}$,$P(A) = 1 - P(\overline{A})$。

性质5(有界性)　对于任意事件 A,$P(A) \leqslant 1$。

例1　设事件 A,B 的概率分别为 $\dfrac{1}{3}$ 与 $\dfrac{1}{2}$,求在下列三种情况下 $P(B\overline{A})$ 的值。

1. A 与 B 互斥。

2. $A \subset B$。

3. $P(AB) = \dfrac{1}{8}$。

解　1. 由于 A 与 B 互斥,$B \subset \overline{A}$,所以 $B\overline{A} = B$,即得

$$P(B\overline{A}) = P(B) = \frac{1}{2}。$$

2. 当 $A \subset B$ 时,$P(B\overline{A}) = P(B-A) = P(B) - P(A) = \dfrac{1}{2} - \dfrac{1}{3} = \dfrac{1}{6}$。

3. 因为 $B = BA + B\overline{A}$,且 $BA \cap B\overline{A} = \phi$

所以　　$P(B) = P(BA) + P(B\overline{A})$;

即得　　$P(B\overline{A}) = P(B) - P(BA) = \dfrac{1}{2} - \dfrac{1}{8} = \dfrac{3}{8}$。

四、古典概型(等可能概型)

例2　掷一枚硬币,则样本空间 $\Omega = \{H,T\}$,掷一颗骰子,则样本空间 $\Omega = \{1,2,3,4,5,6\}$。这两个试验具有以下三个共同的特征:

(1)试验的样本空间所含有基本事件的个数只有有限个。

(2)每个基本事件出现的机会都是均等的。

(3)任一次试验有且仅有一个基本事件发生。

称具有上述三个特征的概型为古典概型(等可能概型)。

设在古典概型中,试验 E 共有 n 个基本事件,$\Omega = \{e_1,e_2,\cdots e_n\}$,如果 $P(e_1) = P(e_2) = \cdots = P(e_n)$ 则称这一概型为古典概型(等可能概型)。

对古典概型,显然 $P(e_i) = \dfrac{1}{n}$,$i = 1,2,\cdots,n$。若 A 为 Ω 中的事件,且 $A = \{e_{i1},e_{i2},\cdots,e_{ik}\}$,则 $P(A) = \sum_{j=1}^{k} P(e_{ij}) = \dfrac{k}{n}$,$P(A) = \dfrac{k}{n} = \dfrac{A \text{包含的基本事件数}}{\Omega \text{中基本事件总数}}$。

$$(2.1)$$

例3　将一枚硬币连续掷三次,观察正反面出现的情况,求:

1. 样本空间 Ω。

2. 恰有一次出现正面的概率。

3. 至少有一次出现正面的概率。

解　由题意可知

（1）$\Omega = \{HHH, HHT, HTH, THH, HTT, THT, TTH, TTT\}$。

（2）设事件 A 表示"恰有一次出现正面",则 $n(A) = 3$,且 $n(\Omega) = 8$,故 $P(A) = \dfrac{n(A)}{n(\Omega)} = \dfrac{3}{8}$。

（3）设事件 B 表示"至少有一次出现正面",则 $n(B) = C_3^1 + C_3^2 + C_3^3 = 7$,且 $n(\Omega) = 8$,$P(B) = \dfrac{n(B)}{n(\Omega)} = \dfrac{7}{8}$ 或根据性质 3 先计算其逆事件的概率（三次中没有一次出现正面）,则 $n(\overline{B}) = 1$,$P(\overline{B}) = \dfrac{1}{8}$,故

$$P(B) = 1 - P(\overline{B}) = 1 - \frac{1}{8} = \frac{7}{8}。$$

例4　一个袋子里有 5 只黑球、3 只白球,从袋中任取两只球,若以 A 表示"取到两只球均为白球";B 表示"取到两只球均为同色";C 表示"取到的两只球至少有一只白球"。求 $P(A)$、$P(B)$、$P(C)$。

解　$P(A) = \dfrac{C_3^2}{C_8^2} = \dfrac{3}{28}$;

$$P(B) = \frac{C_3^2 + C_5^2}{C_8^2} = \frac{13}{28};$$

$$P(C) = 1 - \frac{C_5^2}{C_8^2} = \frac{18}{28} = \frac{9}{14}。$$

例5　在箱中装有 100 支针剂,其中有 3 支次品,为检查产品质量,从这箱针剂中任意抽 5 支,求抽的 5 支针剂中恰有 1 支次品的概率。

解　从 100 支针剂中任意抽取 5 支,共有 C_{100}^5 中抽取方法,事件 $A = \{$有 1 个次品,4 个正品$\}$的取法共有 $C_3^1 C_{97}^4$ 种取法,故得事件 A 的概率 $P(A) = \dfrac{C_3^1 C_{97}^4}{C_{100}^5} \approx 0.138$。

例6　从 0,1,2,3 这四个数字中任取三个不同的数字进行排列,求取得的三个数排列成一个三位数且为偶数的概率。

解　设 A 表示"取得的三个数排成一个三位数且为偶数";A_0 表示"取得的三个数排成一个三位数且末位为 0";A_2 表示"取得的三个数排成一个三位数且末位为 2"。由于首位不能为 0,所以

$$P(A_0) = \frac{n(A_0)}{n(\Omega)} = \frac{3 \times 2}{4 \times 3 \times 2} = \frac{1}{4};$$

$$P(A_2) = \frac{n(A_2)}{n(\Omega)} = \frac{2 \times 2}{4 \times 3 \times 2} = \frac{1}{6};$$

又由于 $A_0 A_2 = \phi$，故由可加性得：$P(A) = P(A_0) + P(A_2) = \frac{5}{12}$。

例 7 一个盒子中有 6 只球，其中有 4 只白球，2 只红球，从中取球 2 次，每次取 1 只，求下列事件的概率：

A："取到 2 只球均为白球"。

B："取到的 2 只球同色"。

C："取到的 2 只球至少有 1 只白球"。

解 考虑有放回抽样和无放回抽样两种情况。

（1）有放回抽样：由于 $P(\overline{A_1}\overline{A_2})$，且 $n(\Omega) = 6 \times 6$，故

$$P(A) = \frac{n(A)}{n(\Omega)} = \frac{4 \times 4}{6 \times 6} = \frac{4}{9}$$

又设 D 表示"取到的两只球均为红球"，则 $n(D) = 2 \times 2$，得 $P(D) = \frac{1}{9}$，$B = A \cup D$，且 $AD = \phi$，

$$P(B) = P(A) + P(D) = \frac{5}{9};$$

由于 $C = \overline{D}$，所以 $P(C) = 1 - P(D) = 1 - \frac{1}{9} = \frac{8}{9}$。

（2）无放回抽样：由于 $n(\Omega) = 6 \times 5$，$n(A) = 4 \times 3$，$n(D) = 2 \times 1$，$P(D) = \frac{1}{15}$，所以

$$P(A) = \frac{n(A)}{n(\Omega)} = \frac{4 \times 3}{6 \times 5} = \frac{2}{5};$$

$$P(B) = P(A) + P(D) = \frac{7}{15};$$

$$P(C) = 1 - P(D) = 1 - \frac{1}{15} = \frac{14}{15}。$$

知识链接

A. N. 柯尔莫戈洛夫（1903—1987）出生于俄罗斯坦博夫城，1920 年进入莫斯科大学学习；1929 年研究生毕业后，担任莫斯科大学数学力学研究所助理研究员；1931 年起担任莫斯科大学教授；1935 年获得苏联首批博士学位；1939 年当选为原苏联科学院院士、主席团委员和数学研究所所长。他还是美国、法国、德国等 20 多个国家科学院的外籍院士，英国皇家学会外籍会员。1980 年获著名的沃尔夫奖。

他的研究范围广泛，涵盖了基础数学、数理逻辑、实变函数论、微分方程、概率论、数理统计、信息论、泛函分析力学、拓扑学等。下面仅就他在概率论和数理统计方面的成就做一简单介绍。

1924 年他念大学四年级时就和当时的苏联数学家辛钦一起建立了关于独立随

机变量的三级数定理。1928 年他得到了随机变量序列服从大数定理的充要条件。1929 年得到了独立同分布随机变量序列的重对数律。1930 年得到了强大数定律的非常一般的充分条件。1931 年发表了《概率论的解析方法》一文,奠定了马尔可夫过程论的基础。1934 年出版了《概率论基本概念》一书,在世界上首次以测度论和积分论为基础建立了概率论的公理化结构,这是一部具有划时代意义的巨著。20 世纪30—40 年代他和辛钦一起发展了马尔可夫过程和平稳随机过程论。1955—1956 年他和他的学生,苏联数学家 Y. V. Prokhorov 开创了取值于函数空间上概率测度的弱极限理论,这个理论和苏联数学家 A. B. Skorohod 引入的 D 空间理论是弱极限理论的划时代成果。

习题 2.2

1. 某城市有 100 口水井,其中有 14 口水井受到严重的污染,现今某环境保护局对这个城市的水井的污染情况进行调查,他们从中依次任选 4 口水井进行检验,求挑选出的 4 口水井都受到严重污染的概率。

2. n 双相异的鞋共 $2n$ 只,随机的分成 n 堆,每堆 2 只,求各堆都自成一双鞋的概率。

3. 在 $1\sim 2000$ 的整数中随机地取一个数,求取到的整数既不能被 6 整除又不能被 8 整除的概率。

4. 将 3 个球随机放入 4 个杯子中,求杯子中球的最大个数分别为 $1,2,3$ 的概率(设杯子的容量不限)。

5. 一次掷 10 颗骰子,已知至少出现了一个 1 点,求至少出现两个 1 点的概率。

第三节   概率的加法公式与乘法公式

一、概率的加法公式

对于任意事件 A、B,有 $P(A\cup B)=P(A)+P(B)-P(AB)$,称为和事件的概率加法公式。

证   由本章第一节图 $2-2$ 可得 $A\cup B=A+(B-AB)$,且 $A\cap(B-AB)=\varphi$,故 $P(A\cup B)=P(A)+P(B-AB)$,又由性质 3 得 $P(B-AB)=P(B)-P(AB)$,因此得

$$P(A\cup B)=P(A)+P(B-AB)=P(A)+P(B)-P(AB) \tag{2.2}$$

该公式还能推广到多个事件的情况,例如,设 A_1,A_2,A_3 为任意三个事件,则有

$$P(A_1\cup A_2\cup A_3)=P(A_1)+P(A_2)+P(A_3)-P(A_1A_2)-P(A_2A_3)-P(A_1A_3)+P(A_1A_2A_3) \tag{2.3}$$

一般,对于任意 n 个事件 $A_1,A_2,\dots,A$ 以用归纳法证得

$$P(A_1\cup A_2\cup\cdots\cup A_n)=\sum_{i=1}^{n}P(A_i)-\sum_{1\le i\le j\le n}P(A_iA_j)+\sum_{1\le i\le j\le k\le n}P(A_iA_jA_k)+\cdots+(-1)^{n-1}P(A_1A_2\cdots A_n) \tag{2.4}$$

例 1   在 $1\sim 2000$ 的整数中随机地取一个数,问取到的整数能被 6 或 8 整除的概率?

解   设 A 为事件"取到的数能被 6 整除",A 为事件"取到的数能被 8 整除",则所求

概率为 $\quad P(A \cup B) = P(A) + P(B) - P(AB)$，

由于 $333 < \dfrac{2000}{6} < 334$，故得 $P(A) = \dfrac{333}{2000}$；

由于 $\dfrac{2000}{8} = 250$，故得 $P(B) = \dfrac{250}{2000}$；

又由于一个数同时能被 6 与 8 整除，就相当于能被 24 整除，因此

由 $83 < \dfrac{2000}{24} < 84$，得 $P(AB) = \dfrac{83}{2000}$；

于是所求概率为 $P = \dfrac{333}{2000} + \dfrac{250}{2000} - \dfrac{83}{2000} = \dfrac{1}{4}$。

二、条件概率公式

前面讨论的问题都是假设除此之外再无别的信息可供使用，但在实际问题中许多随机事件是在某事件发生的条件下才发生的，即已知某一事件 A 已经发生了，求另一事件 B 发生的概率。事件 B 已发生的条件下事件 A 发生的概率，记为 $P(B \mid A)$。

例 2 两台机器加工同一种产品，共 100 件，第一台机器加工合格品数为 35 件，次品数为 5 件，第二台机器加工合格品数为 50 件，次品数为 10 件。若从 100 件产品中任取一件产品，已知取到的是第一台机器加工的产品，问它是合格品的概率是多少？

解 令 $A = $ "取到产品是第一台机器加工的"，$B = $ "取到产品为合格品"，于是所求概率是事件 A 发生的条件下事件 B 发生的概率，所以称它为 A 发生的条件下 B 发生的条件概率，并记作 $P(B \mid A)$。

$P(B \mid A)$ 可以用古典概型计算。因为取到的是第一台机器加工的，又已知第一台机器加工 40 件产品，其中 35 件是合格品，所以

$$P(B \mid A) = \frac{35}{80} = 0.875$$

另外，由于 AB 表示事件"取到的第一台机器加工的，并且是合格品"，而在 100 件产品中是第一台机器加工的又是合格品的产品为 35 件，所以 $P(AB) = \dfrac{35}{100}$，而 $P(A) = \dfrac{40}{100}$，从而有 $P(B \mid A) = \dfrac{35}{40} = \dfrac{\frac{35}{100}}{\frac{40}{100}} = \dfrac{P(AB)}{P(A)}$，将此结果进行推广，便得到如下条件概率的定义：

定义 1 设 A, B 是两个事件，且 $P(A) > 0$，则称 $\dfrac{P(AB)}{P(A)}$ 为在事件 A 发生的条件下，事件 B 发生的条件概率，记为 $P(B \mid A)$，即 $P(B \mid A) = \dfrac{P(AB)}{P(A)}$ $\qquad$ (2.5)

类似地，如果在 $P(B) > 0$ 的条件下，可以定义在事件 B 发生的条件下，事件 A 发生的条件概率为 $P(A \mid B) = \dfrac{P(AB)}{P(B)}$ $\qquad$ (2.6)

例 3 10 箱药品中有 5 箱不合格药品,而 5 箱不合格药品中有 3 箱次品、2 箱废品,现从 10 箱药品种任取一箱,求:

1. 取得废品的概率。

2. 已知取到的是不合格品,它是废品的概率。

解 设事件 A 表示"取得废品",事件 B 表示"取得不合格品"。

(1) 取得废品的概率 $P(A) = \dfrac{1}{5}$。

(2) 已知取到的是不合格品,它是废品的概率为

$$P(A \mid B) = \frac{2}{5} = \frac{n(AB)}{n(B)} = \frac{\dfrac{n(AB)}{n(\Omega)}}{\dfrac{n(B)}{n(\Omega)}} = \frac{P(AB)}{P(B)}。$$

例 4 设某种动物由出生算起活 20 岁以上的概率为 0.8,活 25 岁以上的概率为 0.4。如果现在有一个 20 岁的该种动物,问它能活到 25 岁以上的概率是多少?

解 设 A 表示"能活 20 岁以上"的事件;B 表示"能活 25 岁以上"的事件。按题意,$P(A) = 0.8$,由于 $B \subset A$,所以 $AB = B$,因此 $P(AB) = P(B) = 0.4$,按条件概率定义,

$$P(B \mid A) = \frac{P(AB)}{P(A)} = \frac{0.4}{0.8} = \frac{1}{2}。$$

三、概率的乘法公式

由式(2.5)可知,当 $P(A) > 0$ 时,有 $P(AB) = P(A)P(B \mid A)$ (2.7)

由式(2.6)可知,当 $P(B) > 0$ 时,有 $P(AB) = P(B)P(A \mid B)$ (2.8)

式(2.7)和式(2.8)通常称为概率的乘法公式。概率乘法公式的含义是:两事件的积事件概率等于其中一事件的概率与另一事件在前一事件出现下的条件概率的乘积。

乘法公式可以推广到 n 个事件的情形:若 $P(A_1 A_2 \cdots A_{n-1}) > 0$,且 $n \geq 2$,则

$$P(A_1 A_2 \cdots A_n) = P(A_1)P(A_2 \mid A_1)P(A_3 \mid A_1 A_2) \cdots P(A_n \mid A_1 \cdots A_{n-1}) \quad (2.9)$$

例 5 某种细菌感染能导致儿童心肌受损害,若第一次感染,则心肌受损害的概率为 0.3,第一次感染心肌未受损害而第二次再感染这种细菌时,心肌受损害的概率为 0.6,试求某儿童两次感染该细菌心肌未受损害的概率。

解 设 A_1 = "第一次患病心肌受损害",A_2 = "第二次患病心肌未受损害"。

由题设可知:$P(A_1) = 0.3,P(A_2 \mid \overline{A_1}) = 0.6$,所求概率为 $P(\overline{A_1} \overline{A_2})$。

$P(\overline{A_1}) = 1 - P(A_1) = 0.7,P(\overline{A_1} \, \overline{A_2}) = 1 - P(A_2 \mid \overline{A_1}) = 0.4$;

所以 $P(\overline{A_1} \overline{A_2}) = P(\overline{A_1})P(\overline{A_2} \mid \overline{A_1}) = 0.7 \times 0.4 = 0.28$。

例 6 在一批由 90 件正品、3 件次品组成的产品中,不放回接连抽取两件产品,求第一件取正品,第二件取次品的概率。

解 设事件 A = {第一件取正品},事件 B = {第二件取次品}。按题意,$P(A) \dfrac{90}{93}$,

$P(B \mid A) = \dfrac{3}{92}$。由乘法公式,则有

$$P(AB) = P(A)P(B \mid A) = \frac{90}{93} \times \frac{3}{92} = 0.0135。$$

例7 某厂家开发完成某种药品后,需要通过3种安全测试。已知该药品通过第1种安全测试的概率为$\frac{1}{4}$;若通过第1种安全测试,则通过第2种安全测试的概率为$\frac{2}{5}$;若通过第2种安全测试,则通过第3种安全测试的概率为$\frac{7}{8}$。求产品能通过这3种安全测试的概率。

解 设$A_i = 1,2,3$表示事件"产品通过第i种测试",则所求的概率为$P(A_1A_2A_3)$。根据(2.9)可得,

$$P(A_1A_2A_3) = P(A_3 \mid A_1A_2)P(A_2 \mid A_1)P(A_1) = \frac{1}{4} \times \frac{2}{5} \times \frac{7}{8} \approx 0.09。$$

注意: 乘法公式与条件概率公式,实际上是一个公式,故求$P(AB)$时,必须知条件概率$P(B \mid A)$或$P(A \mid B)$,反之,要求$P(B \mid A)$时,必须知积事件AB的概率$P(AB)$。在实际问题中,总是知其一而求其二的问题,但不要把求$P(AB)$的问题误认为是求$P(B \mid A)$的问题。应该记住,条件概率中作为条件的事件是已经发生的事件,而积事件中的诸事件则要求一起发生(都发生)。

四、事件的独立性

条件概率反映了某一事件B对事件A的影响,一般来说,$P(A)$与$P(A \mid B)$是不等的,但在某些特定条件下,$P(A)$与$P(A \mid B)$又是相等的,即事件B发生对事件A是没有影响的,换句话说,事件A与事件B之间存在某种"独立性"。

例8 设盒中有5个球(3绿2红),每次取一个又放回的取两次,记A为"第一次抽取取得绿球",B为"第二次抽取取得绿球",则有$P(B \mid A) = P(B) = \frac{3}{5}$,即事件$A$发生不影响事件$B$发生的可能性大小。

若抽取是不放回的,则$P(B \mid A) = \frac{1}{2} \neq P(B)$。

定义2 如果事件A发生不影响事件B的发生,即

$P(B \mid A) = P(B)P(B \mid A) = P(B)$,当$P(A) > 0$则称事件$B$独立于事件$A$。

说明:两个事件独立总是相互的。因为$P(B \mid A) = P(B)$,当$P(A) > 0$则

$$P(A \mid B) = \frac{P(AB)}{P(B)} = \frac{P(A)P(B \mid A)}{P(B)} = P(A),当P(B) > 0 \tag{2.10}$$

定理1 两个事件A、B独立的充分必要条件是两个事件的积事件的概率等于其各自概率的积。

即$P(AB) = P(A)P(B)$

证 必要性:因为A与B独立,$P(B \mid A) = P(B)$,

故$P(AB) = P(A)P(B \mid A) = P(A)P(B)$;

充分性:因为$P(AB) = P(A)P(B \mid A)$,

而 $P(AB) = P(A)P(B)$,所以 $P(B \mid A) = P(B)$。

例9 为研究某种方剂对风热外感证的疗效,随机选取了400名患者,有的服药有的不服药,经过一段时间后,有的有效,有的无效,结果见表2－4。

表2－4 　某种方剂对风热外感的疗效

治疗效果	服药	未服药	合计
有效	127	190	317
无效	33	50	83
合计	160	240	400

解 　如果事件 A(有效)与事件 B(服药)独立,就说明有效与服药无关,方剂未起作用。

无条件概率(无论服药与否的有效率) $P(A) = \dfrac{317}{400} = 0.793$

条件概率(服药后的有效率) $P\left(\dfrac{A}{B}\right) = \dfrac{127}{160} = 0.794$

可见 $P(A) \approx P\left(\dfrac{A}{B}\right)$。

两者几乎相等。由定义,认为事件 A 与 B 相互独立,即该方剂对风热外感证没确实疗效。要注意的是,如果单看条件概率,该方剂对风热外感证的有效率高达 0.794,效果似乎不错,但一经比较,发现无条件概率已高达 0.793,当然不能认为方剂确实有效。这说明判断一种医学方案的客观效果,往往不能只凭单方面的数据下结论,而应当进行必要的对照。

例10 　已知某人群的妇女中,有 4% 得过乳腺癌,有 20% 是吸烟者,而又吸烟又患上乳腺癌的占 3%,问不吸烟又患上乳腺癌的占多少?吸烟与患乳腺癌有关联否?

解 　记 A = "一名妇女有乳腺癌", B = "一名妇女是吸烟者",

则已知 $P(A) = 0.04, P(B) = 0.20, P(AB) = 0.03$;

所以 $P(A\bar{B}) = P(A) - P(AB) = 0.04 - 0.03 = 0.01$,故不吸烟又患上乳腺癌的占 1%。

由 $P(AB) = 0.03 \neq 0.008 = P(A)P(B)$,则两者不是相互独立的,也就是两者有关系。

补充说明:

1. A 与 B 相互独立,则 A 与 $\bar{B}$, $\bar{A}$ 与 B 以及 $\bar{A}$ 与 $\bar{B}$ 都是相互独立的。

2. 如果事件 $A_1, A_2, \ldots, A(n \geq 2)$ 相互独立,那么其中任意 $k(2 \leq k \leq n)$ 个事件也是相互独立的。为 n 个随机事件,则有 $P(A_1 A_2 \cdots A_n) = P(A_1)P(A_2) \cdots P(A_n)$,但反之不成立。

3. 如果 n 个事件 $A_1, A_2, \ldots, A(n \geq 2)$ 相互独立,那么将 $A_1, A_2, \ldots, A$ 中任意多个事件换成它们的对立事件,所得的 n 个事件仍相互独立。

注意:在实际问题中,我们往往不是根据定义来判断事件的相互独立性,而是根据实际问题的背景来判断的。如果一个试验不受其他试验结果的影响,就认为它们是互相独立的。

习题 2.3

1. 假设一批产品中一、二、三等品各占 70%、20%、10%,从中任取一件,已知不是二等品,则此产品是一等品的概率为多大?

2. 假如每个人血清中含有肝炎病毒的概率为 0.004,混合 100 个人的血清,求此血清中含有肝炎病毒的概率。

3. 据以往资料表明,某一三口之家,患某传染病的概率有以下规律:$P\{孩子得病\} = 0.6$,$P\{母亲得病 | 孩子得病\} = 0.5$,$P\{父亲得病 | 母亲及孩子得病\} = 0.4$,求母亲及孩子得病但父亲未得病的概率。

4. 甲、乙二人共同射击同一目标,甲的命中率为 0.7,乙的命中率为 0.4。结果只中一枪,则这一枪是乙射中的概率是多少?

5. 四个人独立地去破译一份密码,已知各人能译出的概率分别为 $\frac{1}{5}$、$\frac{1}{4}$、$\frac{1}{3}$、$\frac{1}{6}$,则密码能被破译出的概率是多少?

第四节　全概率公式和逆概率公式

上一节,讨论了直接用加法公式和乘法公式计算简单事件概率的问题。但是,有些复杂的事件概率的计算经常需要同时利用概率的加法公式和乘法公式,即本节中要给大家介绍全概率公式。

一、全概率公式

全概率公式是将一个复杂事件 A 划分成多个互不相容的完备事件组,组中每个事件的概率及在它发生的条件下 A 的条件概率比较容易求出,此时,应用加法公式与乘法公式,就可求得事件 A 的概率。

ZHI SHI LIAN JIE
知识链接

样本空间的划分

设 Ω 为试验 E 的样本空间,设 $B_1, B_2, \cdots, B_n$ 为 E 的一组事件,若(1)$B_i B_j = \varphi$,$i \neq j, i,j = 1,2,\cdots,n$;(2)$B_1 \cup B_2 \cup \cdots \cup B_n = \Omega$。则称 $B_1, B_2, \ldots, B_n$ 为样本空间 Ω 的一个划分。

定理 1　如果事件 A 能且只能与互不相容事件完备事件组 $B_1, B_2, \ldots, B_n$ 之一同时发生,则对于任意事件 A 有 $P(A) = \sum_{i=1}^{n} P(B_i)P(A|B_i)$　　　　(2.11)

上式称为全概率公式。

证　由于 $A = \bigcup_{i=1}^{n} AB_i$,又 $P(B_i) > 0, i = 1,2,3,\cdots,n$,于是

$$P(A) = P(\bigcup_{i=1}^{n} AB_i) = \sum_{i=1}^{n} P(AB_i) - \sum_{i=1}^{n} P(A \mid B_i)P(B_i)$$

说明:全概率公式的主要用处在于它可以将一个复杂事件的概率计算问题,分解为若干个简单事件的概率计算问题,最后应用概率的可加性求出最终结果。

例1 某工厂有4条流水线生产同一种产品,4条流水线的产量分别占总产量的 15%、20%、30%、35%,且这4条流水线的不合格品率依次为0.05、0.04、0.03及0.02,现在从该厂产品中任取一件,问恰好抽到不合格品的概率为多少?

解 设 $A = \{$任取一件,恰好抽到合格品$\}$

$B_i = \{$任取一件,恰好抽到第 i 条流水线的产品$\}(i = 1,2,3,4)$

于是由全概率公式可得

$$P(A) = \sum_{i}^{4} P(B_i)P(A \mid B_i) = 15\% \times 0.05 + 20\% \times 0.04 + 30\% \times 0.03 + 35\% \times$$

$0.02 = 3.15\%$。

一般地,能用全概率公式解决的问题都有以下特点:

1. 该随机试验可以分为两步,第一步试验有若干个互不相容的可能结果,在第一步试验结果的基础上,再进行第二次试验,又有若干个结果。

2. 如果要求与第二步试验结果有关的概率,则用全概率公式。

二、逆概率公式

如果说全概率公式是已知"原因"求"结果",那么逆概率公式就是已知"结果"求"原因",它实际上求的是条件概率,是在已知结果发生的情况下,求导致结果的某种原因可能性的大小。

定理2 设如果事件 A 能且只能与互不相容完备事件组 $B_1,B_2,\ldots,B_n$ 之一同时发生,则

$$P(A_i \mid B) = \frac{P(A_i)P(B \mid A_i)}{\sum_{i=1}^{n} P(A_i)P(B \mid A_i)} \quad (i = 1,2,\cdots,n) \tag{2.12}$$

该公式为逆概率公式,又称贝叶斯公式。

ZHI SHI LIAN JIE
知识链接

贝叶斯在数学方面主要研究概率论。他首先将归纳推理法用于概率论基础理论,并创立了贝叶斯统计理论,对于统计决策函数、统计推断、统计的估算等做出了贡献。1763年发表了这方面的论著,对于现代概率论和数理统计都有很重要的作用。他对统计推理的主要贡献是使用了"逆概率"这个概念,并把它作为一种普遍的推理方法提出来。贝叶斯的另一著作《机会的学说概论》发表于1758年。贝叶斯所采用的许多术语被沿用至今。虽然他看到了自己的两篇论文被发表了,但是于1763年发表在伦敦皇家学会哲学学报上的那一篇提出著名的贝叶斯公式的论文《论有关机遇问题的求解》(*Essay Toward Solving a Problem in the Doctrine of Chances*)

却是在他死后的第 3 年才被发表。200 多年后,经过多年的发展与完善,贝叶斯公式以及由此发展起来的一整套理论与方法,已经成为概率统计中的一个冠以"贝叶斯"名字的学派,他的这一理论照亮了今天的计算领域,成了 21 世纪计算机软件的理论基础,尤其是在数据管理软件领域。

微软公司的 Windows XP 操作系统就可以看到贝叶斯定理的身影,其智能纠错系统就是建立在贝叶斯定理的基础上的;另外,该定理也是微软公司"以互联网为中心"的 NET 战略的理论基石。和传统的数据统计技术完全立足于"单纯、死板"的数据信息不同,以贝叶斯定理为理论基础的数据统计技术有机地将数据信息同真实世界的信息联系在一起。

搜索巨人 Google 和 Autonomy,两家出售信息恢复工具的公司,都使用了贝叶斯定理为数据搜索提供近似的(但是技术上不确切)结果。

迄今为止应用贝叶斯定理最成功的公司则当属位于剑桥的英国自动(Autonomy)软件公司。该公司应用贝叶斯定理开发出一种大规模"无序型数据"检索、归类、整理系统软件。所谓"无序型"数据,是指那些不适合进入井然有序的数据库的、具有无数万亿字节的报告、电子邮件、发言、新闻稿、网页等,贝叶斯理论已经成为垃圾邮件过滤系统的基础。自动软件公司的软件能够帮助人类对这些纷繁错杂、浩如烟海的无序型信息进行准确的检索、归类、储存以及分析等工作,并为有特殊需要的用户提供相关参考资料。仅仅在 4 年的时间内,自动软件公司就获得了巨大的成功,其客户名单包括英国广播公司、通用汽车公司、Proctor& Gamble 公司以及美国国防部等,目前该公司市值高达 50 亿美元。

研究人员还使用贝叶斯模型来判断症状和疾病之间的相互关系,创建个人机器人,开发能够根据数据和经验来决定行动的人工智能设备。

贝叶斯理论是非常令人着迷的、强大的工具,当我们需要处理多个变量系统的时候尤其有用。正因为如此,它在自然科学及国民经济的众多领域中有着广泛应用。

例 2 已知在人群中肝癌的患者占 0.4%,用甲胎蛋白试验法进行普查,肝癌患者显示阳性反应的概率为 95%,非肝癌患者显示阳性反应的概率为 4%。现有一个人用甲胎蛋白试验法检查,查出是阳性,计算他确实是肝癌患者的概率。

解 设 $A = \{$检查结果为阳性$\}$,$B = \{$肝癌患者$\}$,$\overline{B} = \{$非肝癌患者$\}$,

则 $P(B) = 0.4\%$,$P(\overline{B}) = 99.6\%$,$P(A \mid B) = 95\%$,$P(A \mid \overline{B}) = 4\%$,由逆概率公式可得,

$$P(B \mid A) = \frac{P(B)P(A \mid B)}{P(B)P(A \mid B) + P(\overline{B})P(A \mid \overline{B})} = \frac{0.4\% \times 0.95\%}{0.4\% \times 95\% + 99.6\% \times 4\%} \approx 8.71\%$$

这个结果表明,即使查出是阳性,真正得肝癌的概率仍然是很小的。

例 3 在某一季节,一般人群中,疾病 D_1 的发病率为 2%,患者中 40% 表现出症状

S;疾病 D_2 的发病率为 5% ,其中 18% 表现出症状 S;疾病 D_3 的发病率为 0.5% ,症状 S 在患者中占 60% ;问任意一人有症状 S 的概率有多大?患者有症状 S 时患疾病 D_2 的概率有多大?

解　由已知: $P(D_1) = 0.02, P(S|D_1) = 0.4, P(D_2) = 0.05,$

$P(S|D_2) = 0.18, P(D_3) = 0.005, P(S|D_3) = 0.6$

由全概率公式得 $P(S) = \sum_{i=1}^{3} P(D_i)P(S|D_i)$

$= 0.02 \times 0.4 + 0.05 \times 0.18 + 0.005 \times 0.6 = 0.02$

由逆概率公式得

$$P(D_1 | S) = \frac{P(D_1)P(S|D_1)}{P(S)} = \frac{0.02 \times 0.04}{0.02} = 0.4 。$$

例 4　3 个射手向一敌机射击,射中的概率分别是 0.4、0.6 和 0.7。如果一人射中,敌机被击落的概率为 0.2;两人射中,被击落的概率为 0.6;三人射中则必被击落。求敌机被击落的概率;已知敌机被击落,求该机是三人击中的概率。

解　设 $A = \{$敌机被击落$\}$, $B_i = \{i$ 个射手击中$\}$ $(i = 1,2,3)$,则 B_1, B_2, B_3 互不相容。由题意知: $P(A|B_1) = 0.2, P(A|B_2) = 0.6, P(A|B_3) = 1$

由于 3 个射手射击是互相独立的,所以

$P(B_1) = 0.4 \times 0.4 \times 0.3 + 0.6 \times 0.6 \times 0.3 + 0.6 \times 0.4 \times 0.7 = 0.324;$

$P(B_2) = 0.4 \times 0.6 \times 0.3 + 0.4 \times 0.7 \times 0.4 + 0.6 \times 0.7 \times 0.6 = 0.436;$

$P(B_3) = 0.4 \times 0.6 \times 0.7 = 0.168 。$

因为事件 A 能且只能与互不相容事件 B_1, B_2, B_3 之一同时发生。于是

(1) 由全概率公式得

$$P(A) = \sum_{i=1}^{3} P(B_i)P(A|B_i) = 0.324 \times 0.2 + 0.436 \times 0.6 + 0.168 \times 1 = 0.4944;$$

(2) 由逆概率公式得

$$P(B_3 | A) = \frac{P(B_3)P(A|B_3)}{\sum_{i=1}^{3} P(B_i)P(A|B_i)} = \frac{0.168}{0.4944} = 0.34 。$$

注意:全概率公式 $P(B) = \sum_{i=1}^{n} P(A_i)P(B|A_i)$ 中,要求 $A_i(i = 1,2,\cdots,n)$ 是互不相容的完备群。逆概率公式 $P(A_i|B) = \dfrac{P(A_i)P(B|A_i)}{\sum_{i=1}^{n} P(A_i)P(B|A_i)}$ 是求后验概率而得到的,它与全概率公式中求先验概率问题恰是对立的,但彼此又有公式相联系。

逆概率公式中,已知事件的概率之所以称为“先验概率”,是由于它是试验前根据以往经验确定的一种假设概率。现在进行了一次试验,如果事件确实发生了,则对于事件的概率应予以重新估计,也就是在事件发生之后,再来判断事件发生的概率,称之为“后验概率”。

由于后验概率的计算仍以先验概率为基础,所以两者有一定的联系(一般比较接

近),但后验概率是在实验之后事件确已发生的情况下,来分析它各种原因的概率,因而一般来讲,有利于发生的那些原因的概率就会增大,而不利于发生的那些原因的概率就会减小。

习题2.4

1. 某药房的某种药品有3个不同的厂家生产,第1个厂家的药品占同一种药品 $\frac{1}{2}$,第1和第2厂家的药品分别占 $\frac{1}{4}$,已知第1个厂家和第2个厂家的次品率是2%,第3个厂家的次品率为4%。现从中任意抽取1件,已知是次品,问哪家药厂生产的概率更大?

2. 两台车床加工同样的医疗器械,第一台出现废品的概率为0.03,第二台出现废品的概率为0.02,加工出来的医疗器械放在一起。又知第一台加工的器械数是第二台加工的器械数的两倍,求任取一个器械是合格品的概率。

3. 假定患肺结核的人通过胸部透视,被诊断出的概率为0.95,而未患肺结核的人通过胸部透视,被诊断为有病的概率为0.002,又设某城市成年居民患肺结核的概率为0.001。若从该城市居民中随机地选出一个人来,通过透视被诊断有肺结核,求这个人确实患有肺结核的概率。

4. 设某医生面临某患者,该患者呈状态 N。医生试图据此判断该患者是否患疾病 C。医生有如下经验认识: $P(N \mid C) = 0.8$,人群中患疾病 C 的概率 $P(C) = 0.005$,医生所接触的患者中有状况 N 的概率 $P(N) = 0.1$,现要求 $P(C \mid N)$。

综合测试

一、填空题

E 袋中有三个球,编号为1、2、3,从中任意摸出一个球观察号码,设 $A = \{$摸到的球其号码小于3$\}$,$B = \{$摸到的球其号码是奇数$\}$,$C = \{$摸到的球其号码是3$\}$ 则

1. 样本空间 $\Omega =$ _____ ;

2. A 与 B,A 与 C,B 与 C 中互不相容的是 _____ ;

3. A,B,C 的对立事件是 _____ ;

4. $A \cup B =$ _____ ;

5. $A - B =$ _____ ;

6. $AB =$ _____ 。

二、选择题

1. 设 A、B 为两个事件,若 $A \supset B$,则下列结论中哪个恒成立

   A. A、B 互斥   B. A、$\overline{B}$ 互斥   C. $\overline{A}$、B 互斥   D. $\overline{A}$、$\overline{B}$ 互斥

2. 设事件 A、B 满足 $P(A\overline{B}) = 0.2$,$P(A) = 0.6$,则 $P(AB) =$

   A. 0.12   B. 0.4   C. 0.6   D. 0.8

3. 设随机事件 A 与 B 互不相容,$P(A) = 0.2$,$P(B) = 0.4$,则 $P(B \mid A) =$

   A. 0   B. 0.2   C. 0.4   D. 1

4. 设事件 A,B 相互独立,且 $P(A) > 0$,$P(B) > 0$,则下列等式成立的是

   A. $P(A \cup B) = P(A) + P(B)$ B. $P(A \cup B) = 1 - P(\overline{A})P(\overline{B})$

   C. $P(A \cup B) = P(A)P(B)$ D. $P(A \cup B) = 1$

5. 设 $P(A) = 0.8$,$P(B) = 0.7$,$P(A \mid B) = 0.8$,则下列结论正确的是

A. 事件 A 与 B 互相独立　　　　　　　　　　B. 事件 A 与 B 互斥

C. $A \subset B$　　　　　　　　　　　　　　　　D. $P(A \cup B) = P(A) + P(B)$

6. 若两个事件 A 与 B 同时出现的概率 $P(AB) = 0$,则

A. AB 是不可能事件　　　　　　　　　　　　B. 事件 A 与 B 互斥

C. A 与 B 为对立事件　　　　　　　　　　　D. AB 不一定是不可能事件

三、计算题

1. 从一批由 45 件正品、5 件次品组成的产品中,任取 3 件产品,求其中恰有一件次品的概率。

2. 对三人做舌诊,设 $A = \{三人正常\}$,$B = \{至少一人不正常\}$,$C = \{只有一人正常\}$,

$D = \{只有一人不正常\}$,指出这四个事件中的互斥事件、对立事件,$A + D$、BD 各表示什么意思。

3. 袋里有 3 个白球、4 个红球和 2 个黑球,从中任意取出 3 个球,求:

(1) 三个都是红球的概率;

(2) 一个白球,一个红球,一个黑球的概率。

4. 40 个药丸中 3 丸已失效,现任取 5 丸,求其中有 2 丸失效的概率。

5. 一批针剂共 100 支,其中有 10 支次品,求:

(1) 这批针剂的次品率;

(2) 从中任取 5 支,全部是次品的概率;

(3) 从中任取 5 支,恰有 2 支次品的概率。

6. 药房有包装相同的六味地黄丸 100 盒,其中 5 盒为去年产品,95 盒为今年产品,现随机发出 4 盒,求:

(1) 有 1 盒或 2 盒陈药的概率;

(2) 有陈药的概率。

7. 将甲、乙、丙 3 人等可能地分配到三间房中去,试求每个房间恰有 1 人的概率。

8. 已知一个家庭有 3 个小孩,且其中一个是女孩,求至少有一个男孩的概率(假设一个小孩为男或女是等可能的)。

9. 在 10 张光盘中有 3 张是盗版光盘,现在依次取 2 张(每次取后不放回),如果已经知道第一次取出的光盘是正版,求此条件下第二次取出的光盘是盗版的概率。

10. 从 52 张扑克牌中,任意抽取 13 张,求有 5 张黑桃、3 张红心、2 张梅花的概率。

11. 为防止意外事故,在矿井内同时安装两种报警系统 A 和 B,每种系统单独使用时,其有效率 A 为 0.92、B 为 0.93,在 A 失灵的条件下 B 有效概率为 0.85,求发生事故时,这两种警报系统至少有一个有效的概率。

12. 某药厂有甲、乙两个水泵站供水,甲泵站因事故停工的概率为 0.015,乙泵站因事故停工的概率为 0.02,甲、乙两个水泵站互不影响,求该药厂全都停水的概率。

13. 一个人的血型为 O、A、B、AB 型的概率分别为 0.46、0.40、0.11、0.03。任意挑选 5 人,求下列事件的概率:

(1) 两人为 O 型,其他三人分别为其他三种血型;

(2) 三人为 O 型,两人为 A 型;

(3) 没有一人为 AB 型。

14. 8 支步枪中有 5 支已校准过,3 支未校准。一名射手用校准过的枪射击时,中靶的概率为 0.8;用未校准过的枪射击时,中靶的概率为 0.3。现从 8 支枪中任取一支用于射击,求中靶的概率。

15. 已知男子中有 5% 是色盲患者,女子有 0.25% 是色盲患者。今从男女人数相等的人群中随机地挑选一人,恰好是色盲患者,问此人是男性的概率是多少?

（徐生刚　贺　莉）

第三章　随机变量的概率分布与数字特征

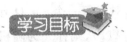

　　1. 掌握随机变量及其概率分布的概念和计算方法;正态分布的应用,学会查正态分布表;常用分布的数字特征。
　　2. 熟悉几种常见的离散型和连续型随机变量的分布。
　　3. 理解随机变量的数学期望和方差的概念。

　　为了全面地研究随机试验的结果,揭示其中存在的统计规律,我们将随机试验的结果与实数对应起来,将随机实验结果数量化,从而引入了随机变量。本章我们将学习这一概率论最基本的概念,并学习随机变量的分布和数字特征等概念,及一系列理论上、应用上都非常重要的常见分布。

第一节　随机变量与离散型随机变量

一、随机变量

　　在随机事件及其概率的研究中,我们发现某些例子的随机事件与实数之间存在着某种客观的联系。例如:

　　1. 进行 10 次射击,记击中 10 环的次数为 X;

　　2. 掷骰子出现的点数,记为 X;

　　3. 在一批针剂中任意抽取一只,检测主要成分的含量为 X;

　　也有一些随机试验的结果,表面上与数值无关,表现为某种属性,然而这种属性可以与实数建立起一种对应关系。例如:

　　4. 抛一枚硬币,出现正面、反面的情况。我们约定出现正面为1,出现反面为0,则有:

$$X = \begin{cases} 1, & \text{结果出现正面} \\ 0, & \text{结果出现反面} \end{cases};$$

　　5. 采用"四级等级制"评定学生操行成绩,如果为"优、良、及格、不及格"。则可以表示为:

$$Y = \begin{cases} 3, & 优 \\ 2, & 良 \\ 1, & 及格 \\ 0, & 不及格 \end{cases}$$

这样便使测量的结果与数值建立起了联系。从以上例子中可以看出,任何一个随机试验的结果都可以用一个变量 X 来表示,这种变量就称为随机变量。所谓随机变量,不过是实验结果和实数之间的一个对应关系,实际上是一种是函数,它具有如下特点:

1. 随机变量根据试验结果的不同,取各种不同的值,具有不确定性和随机性;

2. 这些取值落在某个范围的概率是一定的。

定义 1　若对于一个随机试验,试验的样本空间为 $\Omega = \{e\}$,对于每一个 $e \in \Omega$ 有一实数 $X(e)$ 与之对应,就得到了一个定义在 Ω 上的实值函数 $X = X(e)$,则称 X 为随机变量。随机变量常用 X、Y、Z 或 ξ、η、ζ 等表示。

例 1　从有黑白两色球各一个的布袋中,随机摸出一个来,其样本空间为 $\Omega = \{黑球、白球\}$。

记结果为随机变量 X,则 X 作为样本空间 Ω 的实值函数定义为:

$$X = \begin{cases} 1, & e = 黑球 \\ -1, & e = 白球 \end{cases}$$

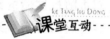

课堂互动

1. 一种试验药物,100个试用者中有10个出现不良反应,其余皆无不良反应,从中选出 5 名试用者。

令 X 为选出的5名试用者中出现不良反应的人数,则 X 是一随机变量,它的取值为0、1、2、3、4、5,$A = \{X \geqslant 2\}$ 表示至少选出 2 名不良反应者这一随机事件。

2. 某机场上午 6 时到 11 时之间发出的航班数。

令 X 表示在该时间段内发出的航班数,则 X 是一随机变量,X 的取值为 0、1、2…所有的非负整数,$A = \{10 \leqslant X \leqslant 50\}$ 表示发出的航班数介于 10 ~ 50 次之间这一随机事件。

二、离散型随机变量

随机变量可以按取值情况分为离散型随机变量和非离散型随机变量两种基本类型。非离散型随机变量又分为:连续型随机变量和混合型随机变量。

定义 2　如果随机变量 X 的取值只能取有限个或可列无限多个,则称 X 是一个离散型随机变量。

前例中(1)的随机变量可取值 0、1、2…,10;(2)的随机变量可取值 1、2、3、4、5、6;(4)的随机变量可取值 0,1;(5)中随机变量可取 0、1、2、3,它们都是离散型随机变量。

定义 3　设离散型随机变量 X 所有可能取的值为 $x_k = (k = 1, 2, \cdots)$,则 X 取各个可

能值的概率,即事件 $X = x_k$ 的概率为:

$$P(X = x_k) = p_k \qquad k = 1,2,\cdots \tag{3.1}$$

为离散型随机变量 X 的概率分布(或分布律,分布列),也称为概率函数。常用表 3 - 1 来表示概率分布。

表 3 - 1　X 的概率分布

X	x_1	x_2	$\cdots$	x_n	$\cdots$
$P(X = x_i)$	p_1	p_2	$\cdots$	p_n	$\cdots$

由概率的性质易知,概率函数 $p_i(i = 1,2,\cdots)$ 必定满足以下两个性质:

(1) $p_i \geqslant 0, \quad i = 1,2,\cdots$;

(2) $\sum_{i=1}^{\infty} p_i = 1$。

反之,凡具有以上两个性质的数列 $\{p_i\}$,都可以作为某一个离散型随机变量的分布列。

例如,抛硬币的试验(表 3 - 2)和掷骰子的试验(表 3 - 3)。

表 3 - 2　抛硬币的试验

X	1	0
P	$\frac{1}{2}$	$\frac{1}{2}$

表 3 - 3　掷骰子的试验

X	1	2	3	4	5	6
P	$\frac{1}{6}$	$\frac{1}{6}$	$\frac{1}{6}$	$\frac{1}{6}$	$\frac{1}{6}$	$\frac{1}{6}$

例 2　在 10 个学生中,有 3 个患上了感冒,现从中任意选出 2 个,试求(1)选出患上感冒学生数 X 的概率分布;(2)至少选出 1 个患上感冒学生的概率。

解　(1)可知 X 的取值为 0,1,2 时相应的概率为:

$$P(X = 0) = \frac{c_3^0 c_7^2}{c_{10}^2} = \frac{7}{15}$$

$$P(X = 1) = \frac{c_3^1 c_7^1}{c_{10}^2} = \frac{7}{15}$$

$$P(X = 2) = \frac{c_3^2 c_7^0}{c_{10}^2} = \frac{1}{15}$$

X	0	1	2
$P(X = x_i)$	$\frac{7}{15}$	$\frac{7}{15}$	$\frac{1}{15}$

（2）所求概率为

$$P(X \geqslant 1) = P(X = 1) + P(X = 2) = \frac{7}{15} + \frac{1}{15} = \frac{8}{15}。$$

三、随机变量的分布函数

在实际问题中，不仅要研究随机变量，往往还要研究随机变量的函数。为此，我们引入另一种能描述所有随机变量的概率分布律，就是随机变量的分布函数。

定义4 设 X 是一个随机变量，对任意实数 x，称函数

$$F(x) = P(X \leqslant x) \qquad x \in R \tag{3.2}$$

为随机变量 X 的分布函数，分布函数表示事件的概率。

由随机变量分布函数的定义，我们可知，随机变量的分布函数实质上是一个特殊事件的概率，即是事件 $\{X \leqslant x\}$ 的概率，得到分布函数具有下列性质：

（1）$F(x)$ 是非负的单调不减函数，即若 $x_1 < x_2$，则 $F(x_1) \leqslant F(x_2)$。

（2）对于任意实数 a、$b(a < b)$ 有 $P(a < X \leqslant b) = P(X \leqslant b) - P(X \leqslant a) = F(b) - F(a)$。

（3）$0 \leqslant F(x) \leqslant 1$；$F(-\infty) = \lim\limits_{x \to -\infty} F(x) = 0$，$F(+\infty) = \lim\limits_{x \to +\infty} F(x) = 1$。

由分布函数 $F(x)$ 就可得到 X 在任意取值范围内的概率。因此，对于离散型随机变量，只要将其概率累加起来，就能够求得分布函数。

$$F(x) = P(X \leqslant x) = \sum_{x_i \leqslant x} P(X = x_i) = \sum_{x_i \leqslant x} p_i \tag{3.3}$$

其中 x_i 是离散型随机变量 X 的取值。

例3 连续抛掷两次骰子，用随机变量描述抛掷出点数为5的结果，并写出这个随机变量的分布律和分布函数。

解 设以随机变量 X 表示抛掷出点数为5的次数，则 X 所有可能的取值为 $0,1,2$。由于每次抛掷出点数为5的概率都是 $\frac{1}{6}$，所以，随机变量 X 的分布律为：

X	0	1	2
P	$\frac{25}{36}$	$\frac{5}{18}$	$\frac{1}{36}$

故求得 X 的分布函数为

当 $x < 0$ 时，由 $P(X \leqslant x) = 0$，得 $F(x) = P(X \leqslant x) = 0$；

当 $0 \leqslant x < 1$ 时，$F(x) = P(X \leqslant x) = P(X = 0) = \frac{25}{36}$；

当 $1 \leqslant x < 2$ 时，$F(x) = P(X \leqslant x) = P(X = 0) + P(X = 1) = \frac{35}{36}$；

当 $x \geqslant 2$ 时，$F(x) = P(X \leqslant x) = P(X = 0) + P(X = 1) + P(X = 2) = 1$；

$$F(x) = \begin{cases} 0, x < 0 \\ \dfrac{25}{36}, 0 \leqslant x < 1 \\ \dfrac{35}{36}, 1 \leqslant x < 2 \\ 1, x \geqslant 2。 \end{cases}$$

例 4　设随机变量 X 的分布律为 $P(X = k) = \dfrac{k}{10}, k = (1, 2, 3, 4)$，求：

(1) $P(X = 3$ 或 $X = 4)$；

(2) $P(1 \leqslant X \leqslant 3)$。

解　(1) $P(X = 3$ 或 $X = 4) = P(X = 3)$ 或 $(X = 4) = \dfrac{3}{10} + \dfrac{4}{10} = \dfrac{7}{10}$；

(2) $P(1 \leqslant X \leqslant 3) = P(X = 1) + P(X = 2) + P(X = 3) = \dfrac{1}{10} + \dfrac{2}{10} + \dfrac{3}{10} = \dfrac{3}{5}$。

课堂互动

设 $F(x)$ 是随机变量 X 的分布函数，则对于任意的实数 $a < b$ 有

$P(X = a) = P(X \leqslant a) - P(X < a) = F(a) - F(a - 0)$；

$P(a < X \leqslant b) = P(X \leqslant b) - P(X \leqslant a) = F(b) - F(a)$；

$P(a < X < b) = P(X < b) - P(X \leqslant a) = F(b - 0) - F(a)$；

$P(a \leqslant X < b) = P(X < b) - P(X < a) = F(b - 0) - F(a - 0)$；

$P(a \leqslant X \leqslant b) = P(X \leqslant b) - P(X < a) = F(b) - F(a - 0)$；

$P(X > b) = 1 - P(X \leqslant b) = 1 - F(b)$；

$P(X \geqslant b) = 1 - P(X < b) = 1 - F(b - 0)$。

四、几种常用的离散型随机变量及其概率分布

(一) 二项分布 (贝努里分布)

在 n 重贝努里实验中，事件 A 发生的概率 $P(A) = p, 0 < p < 1$，若事件 A 发生的次数为 X，则 X 为离散型随机变量，其一切可能的取值是 $0, 1, 2, \cdots, n$，它的概率分布为

$$p_k = P(X = k) = C_n^k p^k (1 - p)^{n-k}, k = 0, 1, 2, \cdots, n$$

则称 X 服从参数为 n, p 的二项分布，记作 $X \sim B(n, p)$〔或 $B(n, p)$〕。

特别地，当 $n = 1$ 时，二项分布 $B(1, p)$ 变为以 X 为参数的两点分布 (或 $0 - 1$ 分布)。

例 5　设有 10 台制药设备，每台的可靠性 (无故障工作的概率) 为 0.92，问有两台设备同时出现故障的概率是多少？

解　由条件知每台设备出现故障的概率为 0.08，则两台同时出现故障服从参数为 (10, 0.08) 的二项分布。设 X 为同时出现故障的设备台数

则有　$P(X = 2) = C_{10}^2 \, 0.08^2 (1 - 0.08)^8 \approx 0.1478$。

例 6　某工厂每天用水量保持正常的概率为 0.75，求 (1) 最近 6 天内用水量正常的

天数的概率分布;(2)最近6天内至少5天用水量正常的概率。

解 (1)由题意知上述问题,是 $X \sim B(6, 0.75)$,所以,最近6天内用水量正常的天数的概率分布为:

$$P(X = k) = C_6^k (0.75)^k (0.25)^{6-k} \quad k = 0, 1, 2, \cdots, 6;$$

$$(2) P(X \geqslant 5) = P(X = 5) + P(X = 6) = C_6^5 (0.75)^5 (0.25)^1 + (0.75)^6 \approx 0.534.$$

(二)泊松分布

在很多实际问题中,n重贝努里试验中的n往往很大,p很小,试验结果A出现的次数为X,则X的概率分布可近似地表示为

$$P(X = k) = \frac{\lambda^k}{k!} e^{-\lambda} \quad k = 0, 1, 2, \cdots \tag{3.4}$$

其中 $\lambda > 0$ 为常数,称为X服从参数为 λ 的泊松分布,记作 $X \sim \pi(\lambda)$。若np不太大,可近似计算 $\lambda = np$。

泊松分布描述可发生概率较小的稀有事件在大量实验中出现次数的分布规律,其应用较为广泛。例如:在显微镜下观察图片每小格内的细菌数或白细胞数、三胞胎出生次数、癌症发病人数、放射的粒子个数、特大洪水发生的年数、抽检大量产品中出现次品的件数等都近似地服从泊松分布。

例7 一个学校中有0.05的学生是左撇子,求在任意100个学生中,至少有3个左撇子的概率。

解 设100个学生中左撇子的人数为X,则观察100个学生是否是左撇子可看成100重贝努里试验,因每个学生是左撇子的概率是0.05,则是 $X \sim B(100, 0.05)$,且 n 很大,p 很小,可看成泊松分布,$\lambda = np = 100 \times 0.05 = 5$ 不太大。

查表可得 $P(X \geqslant 3) = 0.875348$。

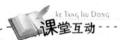
课堂互动 ke TANG HU DONG

> 想一想:离散型随机变量的统计特征可以用分布函数描述,即 $F(x) = \sum_{x_i \leqslant x} p_k$,非离散型的该如何描述?
>
> 如:手机的寿命 X 是一个随机变量,对消费者来说,你是否在意 $\{X > 4 \text{年}\}$ 还是 $\{X > 4 \text{年零}1\text{分钟}\}$。

习题 3.1

1. 设某战士射击一目标的命中概率为0.7,射击四次,求命中次数的概率函数。
2. 下面给出的是不是某个随机变量的分布律?

(1)

X	0	1	2	3
P	-0.3	0	0.3	1

(2)

X	1	2	3
P	0.7	0.1	0.1

3. 设随机变量 X 的分布列如下表,求它的分布函数。

X	1	2	3
P	$\frac{1}{3}$	$\frac{1}{6}$	$\frac{1}{2}$

4. 有 10% 的人对某药有肠道反应,为考察此药的质量,现随机选 5 人服用此药,试求:

(1) 其中 $k(k = 0,1,2,\cdots,5)$ 个人有反应的概率;

(2) 不多于 2 人有反应的概率;

(3) 有人有反应的概率。

5. 一部电话交换台每分钟接到的呼叫次数服从参数为 4 的泊松分布,求:

(1) 每分钟恰有 6 次呼叫的概率;

(2) 每分钟的呼叫次数大于 5 的概率。

第二节　连续型随机变量

除了离散型随机变量之外,还有非离散型随机变量,非离散型随机变量的取值不是有限个或可列个。在非离散型随机变量中,常见而重要的是连续型随机变量。粗略地说,连续型随机变量可以在某特定区间内任何一点取值。例如某种树木的高度;测量的误差;计算机的使用寿命等等都是连续型变量。对于连续型变量,不能一一列出它可能取值,因此不能像对离散型随机变量那样用它取各个可能值的概率来描述它的概率分布。

一、连续型随机变量

定义 1　一个随机变量的取值是整个实数轴或者是实数轴上的某些区间,则称这些随机变量为连续型随机变量。

定义 2　设 $F(x)$ 是随机变量 X 的分布函数,若存在非负函数 $f(x)$,使得对任意实数 x,有:

$$F(x) = \int_{-\infty}^{x} f(t)\,dt \tag{3.5}$$

则称 X 为连续型随机变量,称 $f(x)$ 为 X 的概率密度函数,简称概率密度或密度。

二、概率密度函数性质

由分布函数的性质得到连续型分布的密度函数 $f(x)$ 具有下述性质:

(1) 非负性,即 $f(x) \geqslant 0(-\infty < x < +\infty)$;

(2) 归一性,即 $\int_{-\infty}^{+\infty} f(x)\,dx = 1$;

(3) $P(a < X \leqslant b) = F(b) - F(a) = \int_{a}^{b} f(x)\,dx \quad (a < b)$;

性质(2)、(3) 如图 3 - 1 所示

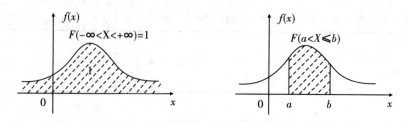

图 3 – 1 概率密度函数性质

（4）若 $f(x)$ 在点 x 处连续，则 $F'(x) = f(x)$；

（5）连续型随机变量的分布函数 $F(x)$ 是一个在 $(-\infty, +\infty)$ 上的连续函数；

（6）设 X 为连续型随机变量，则对任一指定实数 x_0，有 $P(X = x_0) = 0, x_0 \in R$。

性质（1）、（2）是判定某个函数 $f(x)$ 是否为某一随机变量 X 的概率密度的充要条件。

例 1 已知随机变量 X 的概率密度为 $f(x) = \begin{cases} \dfrac{3}{4}(2x - x^2), & 0 < x < 2 \\ 0, & \text{其他} \end{cases}$

（1）求 X 的分布函数 $F(x)$；（2）求 $P(X < 1)$。

解 （1）$F(x) = \displaystyle\int_{-\infty}^{x} f(t)\,\mathrm{d}t$

当 $x \leq 0$ 时，$F(x) = \displaystyle\int_{-\infty}^{x} 0\,\mathrm{d}t = 0$

当 $0 < x < 2$ 时，$F(x) = \displaystyle\int_{-\infty}^{0} 0\,\mathrm{d}t + \int_{0}^{x} \dfrac{3}{4}(2t - t^2)\,\mathrm{d}t = \dfrac{1}{4}(3 - x)x^2$

当 $x \geq 2$ 时，$F(x) = \displaystyle\int_{-\infty}^{0} 0\,\mathrm{d}t + \int_{0}^{2} \dfrac{3}{4}(2t - t^2)\,\mathrm{d}t + \int_{2}^{x} 0\,\mathrm{d}t = 1$；

（2）$P(X < 1) = F(1) = 0.5$

或 $P(X < 1) = \displaystyle\int_{-\infty}^{1} f(x)\,\mathrm{d}x = \int_{0}^{1} \dfrac{3}{4}(2x - x^2)\,\mathrm{d}x = 0.5$。

例 2 设随机变量 X 的概率密度为 $f(x) = \begin{cases} a(1 - x), & 0 \leq x \leq 1 \\ 0, & \text{其他} \end{cases}$，试求

（1）a；（2）$P(x \geq 0.3)$；（3）X 的分布函数 $F(x)$。

解 （1）由归一性得

$$\int_{-\infty}^{+\infty} f(x)\,\mathrm{d}x = \int_{-\infty}^{0} f(x)\,\mathrm{d}x + \int_{0}^{1} f(x)\,\mathrm{d}x + \int_{1}^{+\infty} f(x)\,\mathrm{d}x$$

$$= \int_{0}^{1} a(1 - x)\,\mathrm{d}x = -a \left.\frac{(1 - x)^2}{2}\right|_{0}^{1} = \frac{a}{2} = 1$$

得 $a = 2$；

（2）$P(x \geq 0.3) = 1 - P(x < 0.3) = 1 - \displaystyle\int_{-\infty}^{0.3} f(x)\,\mathrm{d}x$

$= 1 - \left[\displaystyle\int_{-\infty}^{0} 0\,\mathrm{d}x + \int_{0}^{0.3} 2(1 - x)\,\mathrm{d}x \right]$

$= 1 + (1 - x)^2 \big|_{0}^{0.3} = 0.49$；

(3) 当 $x < 0$ 时，$F(x) = 0$

当 $0 \leqslant x < 1$ 时，$F(x) = \int_{-\infty}^{0} 0 \mathrm{d}t + \int_{0}^{x} 2(1-t)\mathrm{d}t = (1-x)^2$

当 $x \geqslant 1$ 时，$F(x) = \int_{-\infty}^{0} 0 \mathrm{d}t + \int_{0}^{1} 2(1-t)\mathrm{d}t + \int_{1}^{x} 0 \mathrm{d}t = 1$。

三、几种常见的连续型随机变量分布函数

（一）均匀分布

定义 3 若随机变量 X 的概率密度为

$$f(x) = \begin{cases} \dfrac{1}{b-a}, & a \leqslant x \leqslant b \\ 0, & \text{其他} \end{cases} \tag{3.6}$$

则称 X 在区间 $[a,b]$ 上服从均匀分布，记作 $X \sim U[a,b]$。

若 X 在区间 $[a,b]$ 上服从均匀分布，则对于任意满足 $a < c < d < b$ 的 c,d 均有

$$P(c < x \leqslant d) = \int_{c}^{d} \frac{1}{b-a}\mathrm{d}x = \frac{d-c}{b-a}$$

这表明 X 落在 $[a,b]$ 的子区间内的概率只与子区间长度有关，而与子区间位置无关，因此 X 落在 $[a,b]$ 的长度相等的子区间内的可能性是相等的，所谓的均匀指的就是这种等可能性。

在实际问题中，当我们无法区分在区间 $[a,b]$ 内取值的随机变量 X 取不同值的可能性有何不同时，我们就可以假定 X 在 $[a,b]$ 上服从均匀分布。

根据连续型随机变量概率密度性质 (1)、(2) 可以算得，当 X 在区间 $[a,b]$ 上服从均匀分布时，其分布函数为

$$F(x) = \begin{cases} 0, & x < a \\ \dfrac{x-a}{b-a}, & a \leqslant x < b \\ 1, & x \geqslant b \end{cases}$$

此时，X 的密度函数曲线如图 3 - 2，分布函数曲线分别如图 3 - 3。

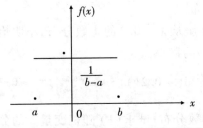

图 3 - 2 均匀分布的密度函数曲线

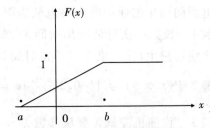

图 3 - 3 均匀分布的分布函数曲线

例 3 设电阻值 R 是一个均匀分布在 $[900,1100]\Omega$ 的随机变量，求 R 的概率密度及 R 落在 $950 \sim 1050\Omega$ 的概率。

解 根据题意,有 $X \sim U[900,1100]$,所以 R 的概率密度为

$$f(x) = \begin{cases} \dfrac{1}{1100 - 900}, & 900 < x < 1100 \\ 0, & 其他 \end{cases}$$

R 落在 950Ω 至 1050Ω 的概率为

$$P(9500 < X < 1050) = \int_{950}^{1050} \frac{1}{200} \mathrm{d}x = \frac{1}{2}。$$

(二)指数分布

定义 4 设连续型随机变量 X 的概率密度为

$$f(x) = \begin{cases} \lambda e^{-\lambda x}, & x > 0 \\ 0, & x \leq 0 \end{cases} \quad (\lambda > 0) \tag{3.7}$$

则称 X 服从参数为 λ 的指数分布,记作 $X \sim P(\lambda)$。

指数分布是一种应用广泛的连续型分布。它常用来描述处于稳定工作状态的元件寿命,如动植物的寿命,无限电元件的寿命,以及随机服务系统中的服务时间等。所以指数分布在排队论和可靠性理论等领域有着广泛的应用。

容易求出其分布函数为

$$F(x) = \begin{cases} 1 - e^{-\lambda x}, & x > 0 \\ 0, & x \leq 0 \end{cases} \tag{3.8}$$

$f(x)$ 的密度函数曲线如图 3 - 4、$F(x)$ 的分布函数如图 3 - 5。

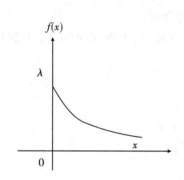

图 3 - 4　指数分布的密度函数曲线　　图 3 - 5　指数分布的分布函数曲线

电话问题中的通话时间可以认为服从指数分布。

例 4 设打一次电话所用时间 X(单位:分钟)服从 $\lambda = 0.2$ 的指数分布,小明恰好在小红之前走进电话亭,求小红等待时间超过 5 分钟的概率。

解 $P(x > 5) = \int_{5}^{+\infty} 0.2 e^{-0.2x} \mathrm{d}x = -\int_{5}^{+\infty} e^{-0.2x} \mathrm{d}(-0.2x) = -e^{-0.2x} \big|_{5}^{+\infty} \approx 0.368。$

例 5 设随机变量 X 服从参数 $\lambda = \dfrac{1}{1000}$ 的指数分布。试求(1)随机变量 X 的分布函数;(2)$P(X > 500)$。

解 (1)X 的分布函数为

$$F(x) = \begin{cases} 1 - e^{-\lambda x}, & x > 0 \\ 0, & x \leqslant 0; \end{cases}$$

$$(2) P(X > 500) = 1 - P(X \leqslant 500)$$

$$= 1 - F(500) = e^{-\frac{500}{1000}} = e^{-\frac{1}{2}} \approx 0.607。$$

习题 3.2

1. 设随机变量 X 的密度函数为 $p(x) = \dfrac{c}{1 + x^2}$，$-\infty < x < +\infty$，试求：① 常数 c；②X 的分布函数；③$P(0 \leqslant X \leqslant 1)$。

2. 若随机变量 k 在 $(0, 5)$ 上服从均匀分布，求方程 $4x^2 + 4kx + k + 2 = 0$ 有实根的概率。

3. 在数值计算中，由于四舍五入引起的误差 X 服从均匀分布。如果小数后面第五位按四舍五入处理，试求误差在 0.000 03 和 0.000 06 之间的概率。

4. 设顾客在银行窗口等待服务时间为 X（分钟），其分布密度为 $f(x) = \dfrac{1}{5} e^{-\frac{x}{5}} (x > 0)$，求顾客等待超过 10 分钟的概率。

5. 电子元件的寿命 X（年）服从参数为 3 的指数分布，求该电子元件寿命超过 2 年的概率。

第三节　正态分布

正态分布是实践中应用最为广泛、在理论上被研究最多的分布之一，其在概率统计中占有特别重要的地位，它是德国人高斯在研究误差理论中提出的一种分布。很多随机变量都服从或近似服从正态分布。

知识链接

高斯（Johann Carl Friedrich Gauss, 1777—1855），生于不伦瑞克，卒于哥廷根，德国著名数学家、物理学家、天文学家、大地测量学家。高斯被认为是最重要的数学家，并有"数学王子"的美誉。1792 年，15 岁的高斯进入 Braunschweig 学院。在那里，高斯开始对高等数学作研究。独立发现了二项式定理的一般形式、数论上的"二次互反律"（law of quadratic reciprocity）、质数分布定理（prime numer theorem）、及算术几何平均（arithmetic – grometric mean）。1795 年高斯进入哥廷根大学。1796 年，19 岁的高斯得到了一个数学史上极重要的结果，就是《正十七边形尺规作图之理论与方法》。

一、非标准正态分布

定义 1　若随机变量 X 的密度函数为：

$$f(x) = \frac{1}{\sqrt{2\pi}\,\sigma} e^{-\frac{(x-\mu)^2}{2\sigma^2}}, \quad -\infty < x < +\infty$$

其中 $\mu, \sigma > 0$ 均为常数，则称 X 服从参数为 μ, σ^2 的正态分布（亦称"高斯分布"），记

为 $X \sim N(\mu, \sigma^2)$。

显然正态分布满足：

(1) $f(x) \geqslant 0$；

(2) $\int_{-\infty}^{+\infty} f(x)\,\mathrm{d}x = 1$。

正态分布的分布函数为：

$$F(x) = \frac{1}{\sqrt{2\pi}\,\sigma} \int_{-\infty}^{x} e^{-\frac{(t-\mu)^2}{2\sigma^2}}\mathrm{d}t, \quad -\infty < x < +\infty \tag{3.9}$$

$f(x)$ 的密度函数曲线如图 3 - 6、$F(x)$ 的分布函数曲线如图 3 - 7。

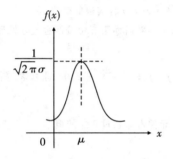

图 3 - 6　正态分布的密度函数曲线　　　图 3 - 7　正态分布的分布函数曲线

二、正态分布密度函数曲线 f(x) 的性质

1. 密度曲线关于直线 $x = \mu$ 对称。

2. 当 $x = \mu$ 时，曲线处于最高点 $f(\mu) = \max f(X) = \dfrac{1}{\sqrt{2\pi}\,\sigma}$。

3. 曲线在 $x = \mu \pm \sigma$ 处有拐点且以 x 轴为渐近线。

4. μ 确定曲线的中心位置，σ 确定了曲线中峰的陡峭程度。σ 越大，曲线越平坦；σ 越小，曲线越陡峻(图 3 - 8)。

5. 正态曲线下的总面积等于 1，即 $\int_{-\infty}^{+\infty} \dfrac{1}{\sqrt{2\pi}\,\sigma} e^{-\frac{(x-\mu)^2}{2\sigma^2}}\mathrm{d}x = 1$。

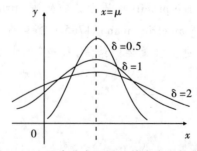

图 3 - 8　正态分布不同 σ 的密度函数曲线

经验表明许多实际问题中的变量，如测量误差、射击时弹着点与靶心间的距离、热力学中理想气体的分子速度、某地区成年男子的身高等都可以认为服从正态分布。

三、标准正态分布

对于正态分布 $N(\mu, \sigma^2)$，当 $\mu = 0, \sigma = 1$ 时的正态分布称为标准正态分布。记作 $X \sim N(0,1)$。其密度函数和分布函数常用 $\varphi(x)$ 和 $\Phi(x)$ 表示（图 $3-9, 3-10$）。

$$\varphi(x) = \frac{1}{\sqrt{2\pi}} e^{-\frac{x^2}{2}}, \quad -\infty < x < +\infty$$

$$\Phi(x) = \frac{1}{\sqrt{2\pi}} \int_{-\infty}^{x} e^{-\frac{t^2}{2}} dt, \quad -\infty < x < +\infty$$

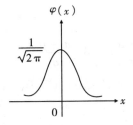

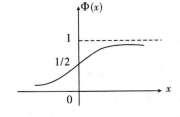

图 3 - 9　标准正态分布的密度曲线　　图 3 - 10　标准正态分布的分布函数曲线

标准正态分布应用很广，为了便于计算，人们已编制了标准正态分布 $X \sim N(0,1)$ 的分布函数 $\Phi(x)$ 值表。

对于非负的实数 x，可由标准正态分布函数表，直接查出 $\Phi(x)$ 的数值。对于负的实数 x，根据标准正态分布的对称性，可由下式 $\Phi(-x) = 1 - \Phi(x)$ 求解。

性质：若 $X \sim N(0,1)$，则 $\Phi(x) = P(X \leqslant x)$

（1）$P(X > x_1) = 1 - P(X \leqslant x_1) = 1 - \Phi(x_1)$；

（2）$P(x_1 < X < x_2) = P(x_1 \leqslant X < x_2) = \Phi(x_2) - \Phi(x_1)$；

（3）$\Phi(-x) = 1 - \Phi(x)$。

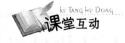

课堂互动

　　若随机变量 X 服从标准正态分布，即 $X \sim N(0,1)$，请利用标准正态分布函数 $\Phi(x)$ 值表，请直接查出 $\Phi(0.5)$，$\Phi(0)$，$\Phi(+\infty)$，$\Phi(-0.5)$ 的值。

例1　若 $X \sim N(0,1)$，求（1）$P(1 \leqslant X \leqslant 3)$；（2）$P(0.25 \leqslant X \leqslant 1.35)$；（3）$P(|X| \leqslant 1)$；（4）$P(-0.25 \leqslant X \leqslant 0.73)$；（5）$P(-1.21 \leqslant X \leqslant -0.33)$；（6）$P(1.25 \leqslant X)$。

解　经查标准正态分布函数表，得：

（1）$P(1 \leqslant X \leqslant 3) = \Phi(3) - \Phi(1) = 0.9987 - 0.8413 = 0.1574$；

（2）$P(0.25 \leqslant X \leqslant 1.35) = \Phi(1.35) - \Phi(0.25) = 0.9115 - 0.5987 = 0.3128$；

（3）$P(|X| \leqslant 1) = P(-1 \leqslant X \leqslant 1) = \Phi(1) - \Phi(-1) = 2\Phi(1) - 1 = 2 \times 0.8413 - 1 = 0.6826$；

（4）$P(-0.25 \leqslant X \leqslant 0.73) = \Phi(0.73) + \Phi(0.25) - 1 = 0.7673 + 0.5987 - 1 = 0.366$；

（5）$P(-1.21 \leqslant X \leqslant -0.33) = \Phi(1.21) - \Phi(0.33) = 0.8869 - 0.6293 = 0.2576$；

$(6) P(1.25 \leq X) = 1 - \Phi(1.25) = 1 - 0.8944 = 0.1056$。

四、一般正态分布与标准正态分布的关系

标准正态分布的重要性在于:任何一个一般的正态分布都可以通过线性变换转化为标准正态分布。

一般地,若 $X \sim N(\mu, \sigma^2)$,则 $Y = \dfrac{X - \mu}{\sigma} \sim N(0,1)$ 有以下结论:

定理1　若 $X \sim N(\mu, \sigma^2)$,$F(x)$ 为其分布函数,则有

$$F(x) = \Phi\left(\frac{x - \mu}{\sigma}\right) \tag{3.10}$$

得　　$$P(a < x \leq b) = F(b) - F(a) = \Phi\left(\frac{b - \mu}{\sigma}\right) - \Phi\left(\frac{a - \mu}{\sigma}\right) \tag{3.11}$$

例2　设 $X \sim N(2,4)$,求 $(1) P(X > 2)$;$(2) P(-2 < X < 0)$;$(3) P(|X| \geq 1.2)$。

解　$\mu = 2, \sigma = 2$

$(1) P(X > 2) = 1 - P(X \leq 2) = 1 - F(2) = 1 - \Phi\left(\frac{2 - 2}{2}\right)$

$= 1 - \Phi(0) = 1 - 0.5 = 0.5$;

$(2) P(-2 < X < 0) = F(0) - F(-2) = \Phi\left(\frac{0 - 2}{2}\right) - \Phi\left(\frac{-2 - 2}{2}\right)$

$= \Phi(-1) - \Phi(-2) = \Phi(2) - \Phi(1) = 0.9772 - 0.8413 = 0.1359$;

$(3) P(|X| \geq 1.2) = 1 - P(|X| < 1.2) = 1 - P(-1.2 < X < 1.2)$

$= 1 - F(1.2) + F(-1.2) = 1 - \Phi\left(\frac{1.2 - 2}{2}\right) + \Phi\left(\frac{-1.2 - 2}{2}\right) = 1 - \Phi(-0.4) +$

$\Phi(-1.6) = 1 - \Phi(1.6) + \Phi(0.4) = 1 - 0.9452 + 0.6554 = 0.7102$。

例3　对使用过甘草的许多中药处方进行分析,若已知每次的甘草用量 X(单位:g)服从正态分布,$\mu = 8, \sigma = 2$。现任抽一张含甘草的处方,求甘草的用量在 5 ~ 10g 范围内的概率。

解　依题意有:

$P(5 \leq X \leq 10) = \Phi\left(\frac{10 - 8}{2}\right) - \Phi\left(\frac{5 - 8}{2}\right)$

$= \Phi(1) - \Phi(-1.5) = \Phi(1) - [1 - \Phi(1.5)] = 0.7745$。

此题可近似理解为 100 张处方中,大约有 77 张处方的甘草用量在 5 ~ 10g 范围内。

例4　成年男子的红细胞数服从 $X \sim N(4.72, 0.57^2)$,求计数在 4.0 ~ 5.0 的人群所占比例。

解　因为服从 $X \sim N(4.72, 0.57^2)$,所以 $\mu = 4.72, \sigma = 0.57$,则有所求比例是

$P(4 \leq X \leq 5) = \Phi\left(\frac{5 - 4.72}{0.57}\right) - \Phi\left(\frac{4 - 4.72}{0.57}\right) \approx \Phi(0.49) - \Phi(-1.26)$

$= 0.6879 - 1 + 0.8962 = 0.5841$

即 100 人中,大约 58 人在这个范围内。

在包括医学在内的许多实践中,不少随机变量是服从或近似服从正态分布的。例如各种实验的测量误差,许多医药指标等都近似服从正态分布,故正态分布在医学领域占有重要地位。

课堂互动

设 $X \sim N(\mu,\sigma^2)$,则:

1. $P(\mu - \sigma < X < \mu + \sigma) = \Phi(\frac{\mu + \sigma - \mu}{\sigma}) - \Phi(\frac{\mu - \sigma - \mu}{\sigma}) = \Phi(1) - \Phi(-1) = 2\Phi(1) - 1 = 0.6826 = 68.26\%$

2. $P(\mu - 2\sigma < X < \mu + 2\sigma) = \Phi(\frac{\mu + 2\sigma - \mu}{\sigma}) - \Phi(\frac{\mu - 2\sigma - \mu}{\sigma}) = \Phi(2) - \Phi(-2) = 2\Phi(2) - 1 = 0.9545 = 95.45\%$

3. $P(\mu - 3\sigma < X < \mu + 3\sigma) = \Phi(\frac{\mu + 3\sigma - \mu}{\sigma}) - \Phi(\frac{\mu - 3\sigma - \mu}{\sigma}) = \Phi(3) - \Phi(-3) = 2\Phi(3) - 1 = 0.9973 = 99.73\%$

这说明 X 以很大的概率密集在 $x = \mu$ 的附近,随机变量 X 几乎不在区间 $(\mu - 3\sigma, \mu + 3\sigma)$ 之外取值,成为三倍标准差原则。在一些药品生产的质量控制中,常用标准指标值 $\pm 3\sigma$ 做两条线,当生产过程的指标观察值落在两线之外时发出警报,表明生产出现异常。

习题 3.3

1. 设随机变量 $X \sim N(0,1)$,则 $P(|X| \leq 1)$ _____。
2. 设 $X \sim N(\mu,\sigma^2)$,求 $P(x_1 < X < x_2)$,$P(|X - \mu| < 1.96\sigma)$。
3. 设随机变量 $X \sim N(2,\sigma^2)$,且 $P(2 < X < 4) = 0.3$,求 $P(X < 0)$。
4. 公共汽车的车门是按男子与车门碰头的机会在 0.01 以下来设计的。设男子身高 X 服从参数为 $\mu = 172cm,\sigma = 6$ 的正态分布,即 $X \sim N(172,36)$。问车门的高度该如何设计。

第四节　数学期望

随机变量的概率分布反映了随机变量的统计规律性,但是在实际问题中,要确定一个随机变量的分布不是一件容易的事情。在许多情况下,并不需要求出随机变量的分布,只需知道从不同角度反映随机变量取值特征的若干个数字就够了,这些数字就称为随机变量的数字特征。

一、数学期望的定义与性质

(一) 离散型随机变量的数学期望

定义 1　设离散型随机变量 X 的概率分布为 $P(X = x_i) = p_i$ 　　$(i = 1,2,\cdots)$,若

级数 $\sum\limits_{i=1}^{\infty} x_i p_i$ 绝对收敛,则称 $\sum\limits_{i=1}^{\infty} x_i p_i$ 为随机变量 X 的数学期望(简称期望或均值),记作 $E(X)$。

即
$$E(X) = \sum_{i=1}^{\infty} x_i p_i \tag{3.12}$$

例1 设有甲乙两射手,在相同条件下进行射击,命中环数及分布列如下,试评估甲乙两人射击成绩的优劣。

甲

X_1	8	9	10
P	0.3	0.1	0.6

乙

X_2	8	9	10
P	0.2	0.5	0.3

解 $E(X_1) = 8 \times 0.3 + 9 \times 0.1 + 10 \times 0.6 = 9.3$

$E(X_2) = 8 \times 0.2 + 9 \times 0.5 + 10 \times 0.3 = 9.1$

多次射击后,命中环数分别是 9.3 与 9.1,即甲的射击成绩优于乙。

例2 若 X 服从 $0 \sim 1$ 分布,求 $E(X)$。

解 X 的概率分布表为:

X	0	1
P	$1-p$	p

$E(X) = 0 \times (1 - p) + 1 \times p = p$。

(二)连续型随机变量的数学期望

定义2 设连续型随机变量 X 的密度函数为 $f(x)$,若 $\int_{-\infty}^{+\infty} xf(x)\,dx$ 存在,则称它为 X 的数学期望(简称期望或均值),并记作 $E(X)$。

即
$$E(X) = \int_{-\infty}^{+\infty} xf(x)\,dx \tag{3.13}$$

例3 设随机变量 X 具有概率密度:$f(x) = \begin{cases} \dfrac{3}{4}(2x - x^2), & 0 \leqslant x \leqslant 2 \\ 0, & \text{其他} \end{cases}$,求 X 的数学期望。

解 $E(X) = \int_{-\infty}^{+\infty} xf(x)\,dx = \int_{-\infty}^{0} x \cdot 0\,dx + \int_{0}^{2} \dfrac{3}{4}x \cdot (2x - x^2)\,dx + \int_{2}^{+\infty} x \cdot 0\,dx$

$= \dfrac{3}{4}\int_{0}^{2}(2x^2 - x^3)\,dx = \dfrac{3}{4} \cdot \left(\dfrac{2x^3}{3} - \dfrac{x^4}{4}\right)\Big|_{0}^{2} = 1$

(三)随机变量函数的数学期望

定义3 设 X 是一个随机变量,$Y = g(X)$ 也是随机变量,且 $E(Y)$ 存在,则:

(1)X 是离散型随机变量,分布律为 $p_k = P(X = x_k)$,$k = 1,2,\cdots$;若级数 $\sum\limits_{k=1}^{\infty} g(x_k)p_k$ 绝对收敛,

则
$$E(Y) = E[g(X)] = \sum_{k=1}^{\infty} g(x_k)p_k \qquad (3.14)$$

(2)X 是连续型随机变量,它的分布密度为 $f(x)$,若积分 $\int_{-\infty}^{+\infty} g(x)f(x)\mathrm{d}x$ 绝对收敛,

则有 $E(Y) = E[g(x)] = \int_{-\infty}^{+\infty} g(x)f(x)\mathrm{d}x$ \qquad (3.15)

例4 设 X 的分布律为:

X	-1	0	1	2
P	0.125	0.25	0.5	0.125

求 $E(X^2)$、$E(2X+1)$。

解 $E(X^2) = (-1)^2 \times 0.125 + 0^2 \times 0.25 + 1^2 \times 0.5 + 2^2 \times 0.125 = 1.125$;

$E(2X+1) = (-2+1) \times 0.125 + (0+1) \times 0.25 + (2+1) \times 0.5 + (4+1) \times 0.125$

$= -0.125 + 0.25 + 1.5 + 0.625 = 2.25$。

例5 设 X 的概率密度为 $f(x) = \begin{cases} \dfrac{1}{2}\cos x, & -\dfrac{\pi}{2} < x < \dfrac{\pi}{2} \\ 0, & \text{其他} \end{cases}$,已知:$Y = \sin X, Z = \cos X$,求 $E(Y)$、$E(Z)$。

解 $E(Y) = E(\sin X) = \int_{-\infty}^{+\infty} \sin x f(x)\mathrm{d}x = \dfrac{1}{2}\int_{-\frac{\pi}{2}}^{\frac{\pi}{2}} \sin x \cos x \mathrm{d}x = 0$;

$E(Z) = E(\cos X) = \int_{-\infty}^{+\infty} \cos x f(x)\mathrm{d}x$

$= \int_{-\frac{\pi}{2}}^{\frac{\pi}{2}} \cos x \dfrac{1}{2}\cos x \mathrm{d}x = \int_{0}^{\frac{\pi}{2}} \dfrac{1+\cos 2x}{2}\mathrm{d}x = \dfrac{\pi}{4}$。

(四)数学期望的性质

1. $E(c) = c$ (c 为常数)。

2. $E(cX) = cE(X)$ (c 为常数)。

3. $E(X+Y) = E(X) + E(Y)$。

4. $E(kX+b) = kE(X) + b$。

5. 设 X,Y 相互独立,则 $E(XY) = E(X)E(Y)$。

注:① 性质 3. 和 5. 可以推广到有限个随机变量 $X_1, X_2, \cdots X_n$ 的情况;② 对于"和",不要求 $X_1, X_2, \cdots X_n$ 相互独立;对于"积"要求 $X_1, X_2, \cdots X_n$ 相互独立。

二、常见分布数学期望的计算

例6 求二项分布 $X \sim N(n,p)$ 的数学期望。

解 由 X 的分布律:

$P(X=k) = C_n^k p^k (1-p)^{n-k} \quad k = 0,1,2,\cdots,n \qquad (0 < p < 1)$

于是 $E(X) = \sum_{k=0}^{n} k \cdot p_k = \sum_{k=0}^{n} k \cdot C_n^k p^k (1-p)^{n-k}$

$$= \sum_{k=1}^{n} \frac{k \cdot n!}{k!(n-k)!} p^{k} (1-p)^{n-k}$$

$$= np \sum_{k=1}^{n} C_{n-1}^{k-1} p^{k-1} (1-p)^{(n-1)-(k-1)} = np (p+1-p)^{n-1} np$$

例7 设 X 服从均匀分布,其概率密度函数为 $f(x) = \begin{cases} \dfrac{1}{b-a}, & a \leqslant x \leqslant b, \\ 0, & \text{其他} \end{cases}$

求 $E(X)$。

解 $E(X) = \displaystyle\int_{-\infty}^{+\infty} xf(x)\mathrm{d}x = \int_{a}^{b} \frac{x}{b-a}\mathrm{d}x = \frac{b+a}{2}$。

可见在区间上均匀分布的数学期望正好是区间的中点,这与数学期望的概率意义相符。

例8 设随机变量 X 服从参数为 λ 的指数分布,求 $E(X)$。

解 X 的概率密度为:

$$f(x) = \begin{cases} \lambda e^{-\lambda x}, & x \geqslant 0 \\ 0, & \text{其他} \end{cases}, \quad \text{则}$$

$$E(X) = \int_{-\infty}^{+\infty} xf(x)\mathrm{d}x = \int_{0}^{+\infty} x\lambda e^{-\lambda x}\mathrm{d}x = \frac{1}{\lambda}。$$

例9 设随机变量 $X \sim N(\mu, \sigma^2)$ 求 $E(X)$。

解 $f(x) = \dfrac{1}{\sqrt{2\pi}\sigma} e^{-\frac{(x-\mu)^2}{2\sigma^2}}, \quad -\infty < x < +\infty$

$$E(X) = \int_{-\infty}^{+\infty} xf(x)\mathrm{d}x = \int_{-\infty}^{+\infty} \frac{x}{\sqrt{2\pi}\sigma} e^{-\frac{(x-\mu)^2}{2\sigma^2}}\mathrm{d}x, \diamond \frac{x-\mu}{\sigma} = t$$

有 $\displaystyle\int_{-\infty}^{+\infty} \frac{x}{\sqrt{2\pi}\sigma} e^{-\frac{(x-\mu)^2}{2\sigma^2}}\mathrm{d}x = \frac{1}{\sqrt{2\pi}} \int_{-\infty}^{+\infty} (\sigma t + \mu) e^{-\frac{t^2}{2}}\mathrm{d}t$

$$= \frac{\sigma}{\sqrt{2\pi}} \int_{-\infty}^{+\infty} t e^{-\frac{t^2}{2}}\mathrm{d}t + \mu \int_{-\infty}^{+\infty} \frac{1}{\sqrt{2\pi}} e^{-\frac{t^2}{2}}\mathrm{d}t = \mu。$$

这样,我们得知正态分布中的参数 μ 的意义,就是随机变量 X 的数学期望。

数学期望是一个实数,而非变量,它是一种加权平均,与一般的平均值不同,它从本质上体现了随机变量 X 取可能值的真正的平均值。

习题 1.4

1. 已随机变量 X 的概率分布为 $p(x = k) = \dfrac{1}{10}, k = 2,4,6,\cdots,18,20$,求 $E(X)$。

2. 设随机变量 X 密度函数 $f(x) = \begin{cases} \sin x, & 0 < x < \dfrac{\pi}{2} \\ 0, & \text{其他} \end{cases}$,求 $E(X)$。

3. 已知 10 件产品中有 2 件次品,求任意取 3 件中次品数的数学期望。

4. 某机器连续正常运行的总时间(单位:小时),符合如下分布密度:

$$f(x) = \begin{cases} \dfrac{1}{3000} e^{-\frac{x}{3000}}, & x > 0 \\ 0, & x \leqslant 0 \end{cases},$$ 试求这种机器正常运行的平均时间?

5. 设 X 服从 $X \sim N(0,1)$ 分布, 求 $E(X^2)$, $E(X^3)$。

第五节　方　差

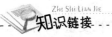

知识链接

上一节介绍了随机变量的数学期望, 它体现了随机变量取值的平均值, 是随机变量的一个重要数字特征。但在某些场合中, 仅仅知道平均值是不够的, 有时要度量随机变量和其数学期望(即均值)之间的偏离程度, 为此我们引进另外一个数字特征 —— 方差。

引例　某医药企业有甲、乙两个分厂生产同一种片剂, 片剂的重量(mg)的概率分布如下表:

甲:

X	96	98	100	102	104
P	0.03	0.06	0.8	0.1	0.01

乙:

Y	96	98	100	102	104
P	0.03	0.1	0.75	0.08	0.04

如果药片的标准重量为 100mg, 问哪个分厂生产的片剂更好?

解　易算出 $E(X) = E(Y) = 100$, 可见两个分厂都是按标准生产的。但是从分布可见, 甲分厂比乙分厂的生产质量更稳定, 也就是甲生产的片剂与标准片剂的偏差小。因此, 甲分厂的生产性能比乙分厂更好。

最终, 我们选用来 $E[X - E(X)]^2$ 来刻画随机变量 X 的取值对均数 $E(X)$ 的平均偏离程度(波动程度)。

一、方差的定义与性质

定义 1　设 X 是一个随机变量, 如果 $E[X - E(X)]^2$ 存在, 则称它为 X 的方差, 记作 $D(X)$, 即 $D(X) = E[X - E(X)]^2$

$$\tag{3.16}$$

方差的算术平方根 $\sqrt{D(X)}$ 称为随机变量 X 的标准差, 记作 $\sigma(X)$, 即

$$\sigma(X) = \sqrt{D(X)}$$

由于 $\sigma(X)$ 与 X 具有相同的度量单位, 故在实际问题中经常使用。

方差刻画了随机变量的取值对于其数学期望的离散程度, 若 X 的取值相对于其数学期望比较集中, 则其方差较小; 若 X 的取值相对于其数学期望比较分散, 则方差较大。若方差 $D(X) = 0$, 则随机变量 X 以概率 1 取常数值。

方差具有以下性质:

(1) 设 C 是常数,则 $D(C) = 0$;

(2) 若 C 是常数,则 $D(CX) = C^2 D(X)$;

(3) 若 X 与 Y 独立,则 $D(X + Y) = D(X) + D(Y)$。

二、方差的计算

由数学期望的性质,可得计算方差的一个重要公式:对于任意随机变量 X,有

$$D(X) = E(X^2) - [E(X)]^2 \tag{3.17}$$

证　$D(X) = E[(X - E(X))^2]$

$\qquad\quad = E\{X^2 - 2XE(X) + [E(X)]^2\}$

$\qquad\quad = E(X^2) - [E(X)]^2$

（一）离散型随机变量的方差

若 X 为离散型随机变量,概率分布为 $P(X = x_k) = p_k, k = 1, 2, \cdots$

则

$$D(X) = \sum_{k=1}^{+\infty} [x_k - E(X)]^2 p_k \tag{3.18}$$

（二）连续型随机变量的方差

若 X 为连续型随机变量,概率密度为 $f(x)$,

则

$$D(X) = \int_{-\infty}^{+\infty} [x - E(X)]^2 f(x) \mathrm{d}x \tag{3.19}$$

例1　在同样条件下,用两种方法测量一种配方药物中牛黄含量(单位 mg),由大量测量结果得到它们的分布列如下:

测量含量	48	49	50	51	52
方法 1 的概率	0.03	0.15	0.65	0.13	0.04
方法 2 的概率	0.08	0.16	0.5	0.2	0.06

问哪一种方法的精确度更好?

解　以 X_1, X_2 分别记为方法 1 和方法 2 所测得的结果,则 X_1, X_2 都是随机变量,它们的数学期望为

$E(X_1) = \sum_i x_i p_i = 48 \times 0.03 + 49 \times 0.15 + 50 \times 0.65 + 51 \times 0.13 + 52 \times 0.04 = 50$;

同理算得

$E(X_2) = \sum_i x_i p_i = 48 \times 0.08 + 49 \times 0.16 + 50 \times 0.5 + 51 \times 0.2 + 52 \times 0.06 = 50$

为了比较两种方法,我们要看哪一种方法测得的结果较集中在数学期望的附近,越集中,精确度就越高,为此我们计算它们的方差。

对于方法 1 　$D(X_1) = (48 - 50)^2 \times 0.03 + (49 - 50)^2 \times 0.15 + (50 - 50)^2 \times 0.65 + (51 - 50)^2 \times 0.13 + (52 - 50)^2 \times 0.04 = 0.56$;

对于方法 2 　$D(X_2) = (48 - 50)^2 \times 0.08 + (49 - 50)^2 \times 0.16 + (50 - 50)^2 \times 0.5 + (51 - 50)^2 \times 0.2 + (52 - 50)^2 \times 0.06 = 0.92$;

由此可见,方法 1 优于方法 2,因为方法 1 所测的数与数学期望(均值)的偏离较小。

例 2 设随机变量 X 具有概率密度

$$f(x) = \begin{cases} x, & 0 \leqslant x < 1 \\ 2 - x, & 1 \leqslant x < 2, \\ 0, & \text{其他} \end{cases} \quad \text{求 } D(X)。$$

解 $E(X) = \int_{-\infty}^{+\infty} x f(x) \mathrm{d}x = \int_0^1 x \cdot x \mathrm{d}x + \int_1^2 x \cdot (2 - x) \mathrm{d}x = 1$

$E(X^2) = \int_{-\infty}^{+\infty} x^2 f(x) \mathrm{d}x = \int_0^1 x^2 \cdot x \mathrm{d}x + \int_1^2 x^2 \cdot (2 - x) \mathrm{d}x = \frac{7}{6}$

$D(X) = E(X^2) - [E(X)]^2 = \frac{7}{6} - 1 = \frac{1}{6}。$

例 3 设随机变量 X 服从参数为 n, p 二项分布,求 $D(X)$。

解 由 $P(X = k) = C_n^k p^k (1 - p)^{n-k}, (k = 0, 1, 2, \cdots, n)$ 可得:

$E(X) = \sum_{k=0}^{n} k \cdot P(X = k) = np$

$\begin{aligned} E(X^2) &= E[X(X - 1) + X] = E[X(X - 1)] + E(X) \\ &= \sum_{k=0}^{n} k(k - 1) C_n^k p^k (1 - p)^{n-k} + np \\ &= \sum_{k=0}^{n} \frac{k(k - 1) n!}{k!(n - k)!} p^k (1 - p)^{n-k} + np \\ &= n(n - 1) p^2 [p + (1 - p)]^{n-2} + np \\ &= (n^2 - n) p^2 + np \end{aligned}$

$D(X) = E(X^2) - [E(X)]^2 = (n^2 - n) p^2 + np - (np)^2 = np(1 - p)。$

例 4 设连续型随机变量 X 在 $[a, b]$ 上服从均匀分布,求 $D(X)$。

解 其密度函数为: $f(x) = \begin{cases} \dfrac{1}{b - a}, & a \leqslant x \leqslant b \\ 0, & \text{其他} \end{cases}$,数学期望为: $E(X) = \dfrac{a + b}{2}$

$E(X^2) = \int_{-\infty}^{+\infty} x^2 f(x) \mathrm{d}x = \int_a^b \frac{x^2}{b - a} \mathrm{d}x = \frac{a^2 + ab + b^2}{2}$

则 $D(X) = E(X^2) - [E(X)]^2 = \dfrac{(b - a)^2}{12}。$

例 5 设随机变量 X 服从参数为 λ 的指数分布,求 $D(X)$。

解 $f(x) = \begin{cases} \lambda e^{-\lambda x}, & x > 0 \\ 0, & x \leqslant 0 \end{cases}$, $E(X) = \dfrac{1}{\lambda}$

$E(X^2) = \int_{-\infty}^{+\infty} x^2 f(x) \mathrm{d}x = \int_0^{+\infty} x^2 \lambda e^{-\lambda x} \mathrm{d}x = \frac{2}{\lambda^2}$

$D(X) = E(X^2) - [E(X)]^2 = \frac{1}{\lambda^2}$

指数分布的期望和方差分别为 $\dfrac{1}{\lambda}$ 和 $\dfrac{1}{\lambda^2}$。

例 6 设随机变量 $X \sim N(\mu, \sigma^2)$,求 $D(X)$。

解　$f(x) = \dfrac{1}{\sqrt{2\pi}\,\sigma}e^{-\frac{(x-\mu)^2}{2\sigma^2}}$，$-\infty < x < +\infty$，$E(X) = \mu$

$$D(X) = \int_{-\infty}^{+\infty}(x-\mu)^2 f(x)\,\mathrm{d}x$$

$$= \int_{-\infty}^{+\infty}(x-\mu)^2\frac{1}{\sqrt{2\pi}\,\sigma}e^{-\frac{(x-\mu)^2}{2\sigma^2}}\mathrm{d}x \quad 令\frac{x-\mu}{\sigma}=t,则有$$

$$D(X) = \frac{\sigma^2}{\sqrt{2\pi}}\int_{-\infty}^{+\infty}t^2 e^{-\frac{t^2}{2}}\mathrm{d}t = \frac{\sigma^2}{\sqrt{2\pi}}\left(-te^{-\frac{t^2}{2}}\Big|_{-\infty}^{+\infty} + \int_{-\infty}^{+\infty}e^{-\frac{t^2}{2}}\mathrm{d}t\right)$$

$$= 0 + \frac{\sigma^2}{\sqrt{2\pi}}\sqrt{2\pi} = \sigma^2$$

正态分布的期望和方差分别为两个参数 μ 和 σ^2。

习题 3.5

1. 设 X 是一离散型随机变量,其分布列如下,试求 $E(X)$、$D(X)$。

X	3	4	5
P	0.4	0.4	0.2

2. 设随机变量 X 具有概率密度为

$$p(x) = \begin{cases} 1+x, & -1 \leqslant x < 0 \\ 1-x, & 0 \leqslant x < 1 \\ 0, & 其他 \end{cases} ,求 \ E(X)、D(X)。$$

3. 随机变量 X 的概率密度为 $f(x) = \begin{cases} a+bx, & 0 < x < 2 \\ 0, & 其他 \end{cases}$，已知 $E(X) = \dfrac{2}{3}$。试求:① a,b 的值;② 方差 $D(X)$ 和 $D(3X+2)$。

综合测试

一、选择题

1. 如果 X 是一个离散型随机变量,则假命题是

   A. X 取每一个可能值的概率都是非负数

   B. X 取所有可能值的概率之和为 1

   C. X 取某几个值的概率等于分别取其中每个值的概率之和

   D. X 在某一范围内取值的概率大于它取这个范围之内各个值的概率之和

2. 已知随机变量 X 的分布律为 $P(X=k) = C \cdot \left(\dfrac{2}{3}\right)^k$ $(k=0,1,2,3,\cdots)$,则 C 等于

   A. 1　　　　　　　B. 0　　　　　　　C. $\dfrac{1}{2}$　　　　　　　D. 2

3. 已知离散型随机变量 的概率分布如下:

X	1	3	5
P	0.5	m	0.2

则其数学期望 $E(X)$ 等于

A. 1   B. 0.6   C. 2   D. 2.4

4. 正态曲线到达最大值时所对应的横坐标为

A. o B. μ C. π D. σ

5. 正态分布 $X \sim N(\mu,\sigma^2)$,当 μ 恒定时,σ 越大

A. 曲线沿横轴向右移动   B. 曲线沿横轴向左移动

C. 曲线变得越宽   D. 曲线变得越窄

6. 一牧场有 10 头牛,因误食含有病毒的饲料而被感染,已知该病的发病率为 0.02,设发病的牛的头数为 X,则 $D(X)$ 等于

A. 0.2   B. 0.8   C. 0.196   D. 0.804

二、解答题

1. 设随机变量的分布为下表,求 X 的分布函数 $F(X)$。

X	1	0
P	$\frac{1}{2}$	$\frac{1}{2}$

2. 设有随机变量 X 的分布律 $P(X=k)=6p^k (k=1,2,\cdots)$,试确定常数 p。

3. 设连续型随机变量的分布函数为 $F(x)=\begin{cases} 0, & x \le a \\ \dfrac{x-a}{b-a}, & a < x \le b \\ 1, & x > b \end{cases}$,求它的密度函数 $f(x)$。

4. 设随机变量 $X \sim N(2,9)$ 试求:$(1)P(1 \le X < 5)$;$(2)P(|X-2|>6)$;$(3)P(X>0)$。

5. 设 $X \sim B(20,0.2)$ 求:$P(X=4)$ 和 $P(2<X<6)$。

6. 设随机变量 X 的概率密度函数为 $f(x)=\begin{cases} x & 0 \le x < 1 \\ 2-x & 1 \le x \le 2 \\ 0 & \text{其他} \end{cases}$,试求:$(1)$ 分布函数 $F(x)$;(2) 数学期望 $E(X)$。

7. 设 X 是 $[0,2]$ 区间上的均匀分布,求 $E(3X+1)$。

8. 设随机变量 ξ 的分布函数为

$$F(x)=\begin{cases} 0 & x<-1 \\ a+b\arcsin x & -1 \le x < 1 \\ 1 & x \ge 1 \end{cases}$$

常数 (a,b),并求 $E(\xi)$ 与 $D(\xi)$。

9. 试确定发行福利彩票,为简化,假定只有一种奖,即百万大奖。中奖率为百万分之一,若售出 4 百万张彩票,每张彩票 2 元,问可以筹集到多少福利资金?

(范雪峰 马艳慧)

第四章　抽样分布

1. 掌握总体与样本和统计量的概念,抽样分布的临界值查表方法。
2. 熟悉抽样分布的结果。

数理统计的核心问题是由样本推断总体,即统计推断问题。具体方法是利用从总体中所抽取的样本信息来对总体作出科学的推断。这就需要由样本信息形成推断总体的统计量,而统计量是随机变量,通过前面学习概率论的基本知识,我们知道随机现象可以通过随机变量的概率分布和数字特征来描述,但是在很多实际问题中,我们所研究的随机变量的概率分布和数字特征是未知的。例如,某中药厂要了解生产药品的质量,需要掌握药丸的崩解时间、药片的溶解速度,如果把这批药品全部进行检验,就可以得到其分布函数以及有关的数字特征,但这一检验是破坏性的,故无实际意义。有的指标的获得虽然不是破坏性的,如蜜丸的丸重、质量等,但获取这些指标的工作量大,要耗费人力物力,所以也难以实现。可行的办法是通过抽样检查,对部分产品进行试验分析,进而推断出整批产品的情况,即应用数理统计的原理,从局部推断总体的规律性。

第一节　基本概念

一、总体与样本

定义 1　在数理统计中,把研究对象的全体称为总体,总体中的每个元素称为个体。

总体和样本是数理统计中两个最基本的概念。例如,我们要考察某药品企业生产的某批针剂的质量,则该批针剂的全体就是一个总体,其中的每一支针剂都是这个总体的一个个体。

在实际问题中,我们不能笼统地研究所关心的对象,只考察它的某一项数值指标,而是要对总体的一个或者若干个数值指标进行研究,例如,考察针剂质量,我们要了解它的有效期、药物含量等。

总体可分为有限总体和无限总体两类。如果总体所包含的观察单位是有限的,则称该总体为有限总体;如果总体所包含的观察单位是无限的,且没有明确的时间与空间范围,则称为无限总体。例如,用某种中药治疗高血压患者,那么高血压患者究竟有多少,显然没有确切的数字,这样的观察单位就是没有明确时间与空间范围的无限总体。

为了研究总体,需要从总体中抽出若干个个体,这就有了样本的概念。

定义2 在一个总体 X 中抽取 n 个个体 $X_1,X_2,\cdots,X_n$,这 n 个个体称为总体 X 的一个容量为 n 的样本;样本中所含个体的数目 n 称为样本含量。

根据样本容量 n 的大小,我们可以将统计问题划分为大样本问题和小样本问题,但大样本、小样本没有严格的界定标准,视统计量和统计问题的要求而定。通常当 $n > 30$ 时,称为大样本,否则称为小样本。

由于 $X_1,X_2,\cdots,X_n$ 是从总体 X 中随机抽取出来的,可以看成是 n 个随机变量,但在一次抽取之后,它们都是具体的数值,称为一组样本值,记为 $x_1,x_2,\cdots,x_n$。若两次抽样中,每次各抽取 n 个样本,得到的两个样本值是不同的,因此为了方便起见,在不致混淆的情况下,我们赋予 $x_1,x_2,\cdots,x_n$ 双重意义:视不同场合,有时指一组样本值;有时泛指任意一次抽样结果,即理解为几个随机变量。

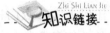

知识链接

1917 年,一直保持"中立"的美国改变立场,决定参加第一次世界大战。当时急需准备大量的军需品,其中一项就是准备士兵们的制服。由于时间仓促,无法对每一名士兵的尺寸进行测量,但考虑到身高、三围等尺寸指标多服从正态分布,于是利用这一特点,统计学家估计出尺寸范围。而根据这一估计数据赶制出来的制服,多数士兵们穿起来竟也合身,由此解决了美军的一大难题。

二、随机抽样

研究样本要比研究总体容易得多,从总体中抽取样本的过程就称作抽样。抽样的目的是对总体的规律性进行统计推断,因而要求抽取的样本能够很好地反映总体的数字特征,因此样本应满足以下条件:

1. 代表性 样本 $X_1,X_2,\cdots,X_n$ 与总体 X 同分布。
2. 独立性 样本 $X_1,X_2,\cdots,X_n$ 相互独立。

具备上述两个条件的样本称为简单随机样本。

本书讨论的抽样均指简单随机抽样,是按照随机性的原则,保证总体中每个个体被抽中的机会是均等的,而且是每抽取一个个体后总体分布不变的一种抽样方法。由此方法得到的样本都是简单随机样本。

在实际工作中,抽样时要尽量遵循两个原则:一随机性原则,为了保证样本具有一定的代表性,总体中的每一个单位都有同等被抽中的机会。例如,在药厂检查药品质量时,如果有意识地选优,那就违反了随机性原则,所得指标就不能正确反映总体的质量情况。二独立性原则,即抽取一个个体后,总体成分不变,例如,某药厂从一小批药丸中抽样检查合格品,要求有放回地抽样,可满足独立性原则;而对于有限总体,无放回地抽样则不满足独立性原则;但对于无限总体,由于抽取的样品放回与否不改变总体成分,可看作不影响抽样的独立性。一般在实际应用中,即使总体个数 N 有限,只要被抽取的个体数 n 较小,比如不超过总体的 5%,便可以看作近似满足独立性原则,而采取无放回抽样。

三、统计量

数理统计的主要任务是以样本的特性去推断总体的特性。但在抽取样本后，一般不直接利用样本对总体进行估计推断，而是先要对样本进行处理，即针对不同问题，构造样本的不同函数来进行统计处理。

定义 3　设 $X_1, X_2, \cdots, X_n$ 为总体 X 的一个样本，$g(X_1, X_2, \cdots, X_n)$ 为一个样本函数，如果 g 中不含任何未知参数，则称 g 为一个统计量。

例如，若 $X_1, X_2, \cdots, X_n$ 是来自总体 $X \sim N(\mu, \sigma^2)$，且 σ^2 已知，μ 未知，则 $\sum_{i=1}^{n} (X_i - \mu)^2$ 不是统计量，而 $\sum_{i=1}^{n} (X_i - \mu)^2 / \sigma^2$ 是统计量。

统计量是对总体 X 的分布函数或数字特征进行估计与推断的最重要的一个基本概念，统计量是一个随机变量，它随样本的不同而不同，是一个不包含任何未知参数的样本函数，统计量一方面表示样本本身的分布状况和特征；另一方面也是总体参数的估计量。求统计量 $g(X_1, X_2, \cdots, X_n)$ 的分布函数是数理统计的基本问题之一。

习题 4.1

1. 关于随机抽样，下列哪一项说法是正确的
   A. 抽样时应使得总体的每一个个体都有同等的机会被抽取
   B. 研究者在抽样时应精心挑选个体，以使样本更能代表总体
   C. 随机抽样即随意抽取个体
   D. 为确保样本具有更好的代表性，样本量应比较大

2. 抽样的目的是
   A. 研究样本统计量　　　　　　　　　B. 由样本信息推断总体的统计规律
   C. 研究典型案例研究误差　　　　　　D. 研究总体统计量

3. 参数是指
   A. 参与个体数　　　　　　　　　　　B. 总体的统计指标
   C. 样本的统计指标　　　　　　　　　D. 样本的总和

4. 总体 $\xi \sim N(\mu, \sigma^2)$，其中 μ 未知，$\sigma^2 = \sigma_0^2$ 为已知参数，$X_1, X_2, \cdots X_n$ 是从总体抽取的一组样本，则下列各式中属于统计量的是

   (1) $\sum_{i=1}^{n} (X_i - \sigma_o)^2$ 　　　　 (2) $\sum_{i=1}^{n} (X_i - \mu)$ 　　　　 (3) $\sum_{i=1}^{n} (X_i - \bar{X})^2$

   (4) $\frac{1}{n}(X_1^2 + X_2^2 + \cdots\cdots + X_n^2)$ 　　 (5) $\mu^2 + \frac{1}{3}(X_1 + X_2 + X_3)$ 　　 (6) $\frac{1}{\sigma_0^2} \sum_{i=1}^{n} X_i^2$

第二节　样本数字特征

前面我们通过随机变量的概率分布图，可以大致了解数据分布的形状和特征，但对于分布特征和规律的全面、定量的刻画，则需要通过数据分布不同侧面的统计量来描述。本节我们将介绍描述数据分布集中趋势和离散程度的常用统计量。

一、样本集中趋势的统计描述

所谓集中趋势是指一组变量值的集中位置或平均水平。针对不同类型的数据分布,描述概其集中趋势的统计量不同,主要有均值、众数和中位数等,它们又被称为数据分布的位置度量,其中应用最多的是均值。

定义1 均值也称为均数或算术平均值,是全部数据的算术平均,记为 $\bar{x}$。

均值是数据分布集中趋势的最主要统计量,在统计学中具有重要的地位。它适用于数值数据,不能用于定类和定序数据。均值的计算公式根据数据形式的不同而不同。

对给出的原始数据,设数据为 $x_1, x_2, \cdots x_n$,均值的计算公式:

$$\bar{x} = \frac{x_1 + x_2 + \cdots + x_n}{n} = \frac{1}{n} \sum_{i=1}^{n} x_i$$

例1 某药师用随机抽样方法检查了某药 100 片,测量其含药量(mg),数据如下。

57.4	42.4	46.2	45.3	52.3	57.5	44.7	48.6	51.4	44.3	50.0	49.9
50.8	43.3	43.4	49.7	45.9	47.3	55.4	45.9	42.9	49.2	46.6	50.4
46.4	37.6	47.7	43.9	56.7	51.8	54.0	48.5	49.0	56.6	52.4	45.3
48.0	43.7	51.9	49.8	50.1	47.7	50.9	55.5	47.1	45.8	54.6	42.8
44.0	52.7	53.4	62.2	50.8	55.1	50.8	50.2	51.1	37.3	47.3	52.2
47.5	56.7	53.3	41.1	49.5	59.9	51.2	45.0	43.1	56.7	50.9	54.4
53.1	60.9	53.8	42.7	50.7	49.1	42.9	57.6	47.5	49.4	48.0	51.7
39.4	50.2	47.8	54.5	46.5	47.6	49.6	50.9	54.1	50.3	53.9	45.4
49.2	48.8	55.4	49.8								

例如,对例1中的含药量数据,计算其均值为

$$\bar{x} = \frac{57.4 + 42.4 + 46.2 + \cdots + 49.8}{100} = \frac{4954.0}{100} = 49.54(\text{mg})。$$

对分组整理的数据,设原始数据被分为 k 组,各组的组中值为 $m_1, m_2, \cdots, m_k$,各组观察值出现的频数分别为 $f_1, f_2, \cdots, f_k$,其中 $\sum_{i=1}^{k} f_i = n$,均值的计算公式为:

$$\bar{x} \approx \frac{m_1 f_1 + m_2 f_2 + \cdots + m_k f_k}{f_1 + f_2 + \cdots + f_k} = \frac{1}{n} \sum_{i=1}^{k} m_i f_i$$

例2 (续一)根据上面方法,试计算 100 片含药量的均值。

解 计算过程如下所示

含药量分组	组中值 m_i	频 数 f_i	$m_i f_i$
37 ~	38.5	3	111.5
40 ~	41.5	6	249.0
43 ~	44.5	15	667.5
46 ~	47.5	18	855.0
49 ~	50.5	30	1515.0
52 ~	53.5	14	749.0

续表

含药量分组	组中值 m_i	频 数 f_i	$m_i f_i$
55 ~	56.5	11	621.5
58 ~	59.5	2	119.0
61 ~ 64	62.5	1	62.5
合计	—	100	4954.0

则　　$\bar{x} \approx \dfrac{1}{n} \sum_{i=1}^{k} x_i f_i = \dfrac{37.5 \times 3 + 40.5 \times 6 + \cdots + 62.5 \times 1}{100} = \dfrac{4954.0}{100} = 49.54(\text{mg})$。

显然，该结果是前面根据原始数据计算所得均值精确值49.56的近似。当各组数据在组中均匀分布时，以组中值代表各组的实际观察值进行计算所得的近似结果是较为准确的（如本例），而计算量却可减少很多。

均值是我们进行统计分析和统计推断的基础，因为均值是一组数据的中心所在，是数据误差相互抵消的结果，同时，它还具有以下良好的数学性质：

（1）各数据与均值的离差之和为零，即

$$\sum_{i=1}^{n} (x_i - \bar{x}) = 0;$$

（2）各数据与其均值离差的平方和为最小值。即对任意实数 a，有

$$\sum_{i=1}^{n} (x_i - \bar{x})^2 \leq \sum_{i=1}^{n} (x_i - a)^2。$$

上述性质表明，均值是误差最小的全体数据的代表值，因此当数据分布为对称或近似对称时，均值是集中趋势的最好代表值。但是当数据分布的偏斜程度较大时，均值易受数据极端值的影响，不能很好地反映数据的集中趋势，此时宜考虑使用下面介绍的中位数等。

定义2　中位数是将一组数据排序后处于中间位置的值，记为 M_e。显然，中位数将全部数据等分成两部分，上下各有一半的数据值。中位数可用于定序数据和数值数据，但不能用于定性数据。

对 n 个数据，中位数的位置 $= (n+1)/2$，即当 n 为奇数时，数据的中间值取作中位数；当 n 为偶数时，两个中间值的平均值取作中位数。

例如，对例1的含药量，$n = 100$ 为偶数，则中位数为第50、51个数据观察值的均值，故 $M_e = \dfrac{49.7 + 49.8}{2} = 49.75$。

对于已分组的频数分布，一般只求中位数所在组，即累积频数超过 $n/2$（或累积频率超过0.5）的那个最低组。例如，由例1含药量数据的频数分布表4-1可知，累积频数超过 $100/2 = 50$ 的最低组为"49 ~"，即中位数所在组。

中位数是典型的位置平均数，其数值不受极端值的影响，具有稳定性的特点，其不足是灵敏度和计算功能较差。同时中位数还具有与各数据观察值的距离之和最短的性质，即：

$$\sum_{i=1}^{n} |x_i - Me| = 最小$$

该性质在实际中有较好的应用。

定义 3 众数是数据中出现次数最多的观察值,用 M_o 表示。主要用于描述定性数据集中趋势;对于定量数据,有时可能有多个众数或没有众数,意义不大。

例如,对例 1 的含药量,观察值 50.8、50.9、56.7 出现的次数均为 3 次(最大频数),故均为众数。

对于分组且等距的频数分布,一般只求众数所在组,即频数最大的组。例如,例 1 含药量的频数分布表 4 - 1 中,频数最大的组为"49 ~",故众数所在组为"49 ~"组。

众数的特点是易理解,不受数据极端值的影响。但其灵敏度、计算功能和稳定性差,具有不唯一性,故当数据集中趋势不明显或有两个以上分布中心时不宜使用。

二、样本离散趋势的统计描述

作为数据分布的另一重要特征,数据的离散程度反映了各数据观察值偏离其中心值的程度。描述数据离散程度的常用统计量有极差、方差、标准差、变异系数等,其中最重要的是方差、标准差。

定义 4 极差又称全距,是一组数据的最大值与最小值之差,用 R 来表示,即极差

$$R = 最大值 - 最小值$$

例如,对例 1 的含药量数据,最大值 $= 62.2\text{mg}$,最小值 $= 37.3\text{mg}$,故极差

$$R = 62.2 - 37.3 = 24.9(\text{mg})。$$

极差的特点是简单易算,但只利用了数据的两个极端值信息,不能反映中间数据的离散性,故难以准确描述数据的分散状况。

定义 5 方差是各数据观测值与均值间离差的平方和的平均,是关于定量数据离散程度的最重要的统计量,方差的平方根就是标准差。

在统计学中,如果观察数据是研究对象的全体数据,称为总体数据;如果观察数据是研究对象的部分个体的数据,称为样本数据。由于通常医药应用领域中进行研究的观察数据一般为样本数据,故我们主要给出有关样本数据的方差和标准差的定义公式。

设给定的样本数据为 $x_1, x_2, \cdots x_n$,则其方差即样本方差的计算公式为:

$$S^2 = \frac{1}{n-1} \sum_{i=1}^{n} (x_i - \bar{x})^2 = \frac{1}{n-1} \Big[\sum_{i=1}^{n} x_i^2 - \frac{\big(\sum_{i=1}^{n} x_i \big)^2}{n} \Big]$$

标准差即样本标准差是相应方差的平方根,其计算公式为:

$$S = \sqrt{S^2} = \sqrt{\frac{1}{n-1} \sum_{i=1}^{n} (x_i - \bar{x})^2} = \sqrt{\frac{1}{n-1} \Big[\sum_{i=1}^{n} x_i^2 - \frac{\big(\sum_{i=1}^{n} x_i \big)^2}{n} \Big]}$$

这里的方差、标准差都反映了每个数据偏离其均值的平均程度,其中标准差具有与实际观察值相同的量纲,其意义较方差更明确,故比方差更常用。

例如,对例 1 的含药量数据,已知 $n = 100$,均值 $\bar{x} = 49.56\text{mg}$,故样本方差和样本标准差分别为

$$S^2 = \frac{1}{n-1} \sum_{i=1}^{n} (x_i - \bar{x})^2 = \frac{1}{99} \big[(57.4 - 49.56)^2 + \cdots + (49.8 - 49.56)^2 \big] = 23.86$$

$$S = \sqrt{S^2} = \sqrt{23.86} = 4.88$$

该结果表明,每片药片含药量与平均含药量 49.56mg 相比,平均相差 4.88mg。

对于已分组的频数分布表数据,设组数为 k,而 $m_1, m_2, \cdots, m_k$ 为各组的组中值,$f_1,$ $f_2, \cdots, f_k$ 为各组频数,且 $\sum_{i=1}^{k} f_i = n$,则其方差 S^2 和标准差 S 的计算公式分别为:

$$S^2 = \frac{\sum_{i=1}^{k} (m_i - \bar{x})^2 f_i}{\sum_{i=1}^{k} f_i - 1} = \frac{1}{n-1} \sum_{i=1}^{k} (m_i - \bar{x})^2 f_i$$

和

$$S = \sqrt{S^2} = \sqrt{\frac{1}{n-1} \sum_{i=1}^{k} (m_i - \bar{x})^2 f_i}$$

例 3(续二) 利用上式计算 100 片药片含药量的方差 S^2 和标准差 S。

解 由例 1(续一)知,含药量均值 $\bar{x} = 49.54$mg,则:

表 4 - 2　含药量频数分布表

含药量分组	组中值 m_i	频数 f_i	$(m_i - \bar{x})^2 f_i$
37 ~	38.5	3	365.6448
40 ~	41.5	6	387.8496
43 ~	44.5	15	381.0240
46 ~	47.5	18	74.9088
49 ~	50.5	30	27.6480
52 ~	53.5	14	219.5424
55 ~	56.5	11	532.8576
58 ~	59.5	2	198.4032
61 ~ 64	62.5	1	167.9616
合计	—	100	2355.8400

$$S^2 = \frac{1}{n-1} \sum_{i=1}^{k} (m_i - \bar{x})^2 f_i = \frac{1}{99} [(38.5 - 49.54)^2 \times 3 + \cdots + (62.5 - 49.54)^2 \times 1]$$

$$= \frac{2255.84}{99} = 23.80$$

$$S = \sqrt{S^2} = \sqrt{23.80} = 4.88$$

上述结果与前面根据原始数据计算所得的精确值 $S^2 = 23.80$、$S = 4.88$ 相比相差不大,而计算量却大为减少。

为化简方差等的计算,通常还可采用下列等价的简化公式:

$$S^2 = \frac{1}{n-1} \left(\sum_{i=1}^{n} x_i^2 - n\bar{x}^2 \right);$$

对于已分组的频数分布数据,其简化公式为:

$$S^2 = \frac{1}{n-1}\left(\sum_{i=1}^{k} m_i{}^2 f_i - n\bar{x}^2 \right)$$

其中 m_i 为各组的组中值，$n = \sum_{i=1}^{k} f_i$。

实际计算时，通常可用计算器上的统计功能来帮助计算。对于较大数据，往往利用电子计算机由统计软件（如 SPSS、Excel 软件等）来进行处理。

定义 6　标准误也是描述离散程度的统计量，其计算公式为：

$$S_{\bar{x}} = \frac{S}{\sqrt{n}}$$

其中 S 是数据的标准差。当我们用样本均值来推断估计总体均值时，标准误反映了样本均值偏离总体均值的平均程度，故又称为均值的标准差。

例如，对例 1 的含药量数据，其标准误为

$$S_{\bar{x}} = \frac{S}{\sqrt{n}} = \frac{4.88}{\sqrt{100}} = 0.488。$$

前面介绍的方差、标准差和极差等都反映了数据分布离散程度的绝对水平，其大小与原数据的均值水平和计量单位有关。而变异系数则是描述数据离散程度的相对指标，是标准差与均值之比，常用百分比表示，其计算公式为：

$$CV = \frac{S}{|\bar{x}|} \times 100\%$$

例如，对例 1 的含药量，其变异系数为

$$CV = \frac{S}{|\bar{x}|} \times 100\% = \frac{4.88}{49.56} \times 100\% = 9.85\%。$$

变异系数是无量纲的相对变异性的统计量，其大小反映了数据偏离其均值的相对偏差。在比较不同总体，特别是不同量纲的两组数据的离散程度时，通常不能用方差、标准差和极差等变异性统计量，而应该用变异系数。

例 4　现有某高校的男大学生 60 人，测得其身高的均值为 171.5cm，标准差为 6.68cm；体重的均值为 65.34kg，标准差为 4.87kg。

问题：如何比较其身高与体重的变异程度？

解　由于身高和体重的量纲不同，故不能直接由其标准差比较，而应比较其变异系数。

$$CV(身高) = \frac{S}{|\bar{x}|} \times 100\% = \frac{6.68}{171.5} \times 100\% = 3.89\%$$

$$CV(体重) = \frac{S}{|\bar{x}|} \times 100\% = \frac{4.87}{65.34} \times 100\% = 7.45\%$$

故该高校男生体重的变异程度较大，或说身高比体重更稳。

习题 4.2

1. 在描述数据分布特征时，我们常将以下哪项与离散趋势指标结合使用

A. 变异程度　　　　B. 集中趋势　　　　C. 总体水平　　　　D. 统计量

2. 若有一组数据偏斜程度较大,则下列指标中不宜用于描述其集中趋势的是

    A. 均值   B. 中位数   C. 众数   D. 几何均数

3. 若有两组单位不同的数据欲比较其离散程度,宜选用下列哪个指标

    A. 极差   B. 标准差   C. 方差   D. 变异系数

4. 下列描述分布特征的指标中,哪个可用于定性数据

    A. 均值   B. 标准差   C. 中位数   D. 众数

第三节   抽样分布

    抽样分布,是指统计量作为随机变量所服从的概率分布,是统计推断的理论基础。在大多数情形下,统计量服从正态分布或近似正态分布,此外,常用的抽样分布有 χ^2 分布、t 分布和 F 分布,它们在数理统计中占有非常重要的地位。

一、样本均值的分布

    假设从总体 X 中随机抽取一个样本 $X_1, X_2, \cdots, X_n$,则 $X_1, X_2, \cdots, X_n$ 是 n 个与总体同分布且相互独立的分布。由于正态分布是最常用的分布,故先假设总体 X 服从正态分布时样本均值的 $\overline{X}$ 抽样分布。

    定理 1   设总体 X 服从正态分布 $N(\mu, \sigma^2)$,则样本均值 $\overline{X}$ 服从正态分布 $N(\mu, \dfrac{\sigma^2}{n})$,即

$$\overline{X} \sim N(\mu, \frac{\sigma^2}{n})$$

    例 1   某药物退热时长(单位:h) $X \sim N(12, 1^2)$,现从中随机抽取 16 名受试对象的服药结果,求平均退热时长落在 11 到 13 小时之间的概率。

    解 $P(11 < \overline{X} < 13) = P(\overline{X} < 13) - P(\overline{X} < 11)$

$$= \Phi(\frac{13 - 12}{1}) - \Phi(\frac{11 - 12}{1})$$

$$= \Phi(1) - [1 - \Phi(1)] = 0.6827。$$

二、χ^2 分布

    χ^2(卡方)分布是一个连续型分布,许多分布可以用 χ^2 分布来近似。

    定义 1   设随机变量 $X_1, X_2, \cdots, X_n$ 相互独立,且均服从标准正态分布 $N(0, 1)$,则随机变量

$$\chi^2 = \sum_{i=1}^{n} X_i^2 \tag{4.1}$$

    所服从的分布称为 χ^2 分布,记作 $\chi^2 \sim \chi^2(n)$,其中 n 称为自由度。$\chi^2(n)$ 分布密度函数较为复杂,此处从略。

    图 4-1 描绘了密度函数的图形。从图中可以看出,$\chi^2(n)$ 分布是不对称的偏态分布,且只在第一象限取值,其形状依赖于自由度 n 的大小,随着 n 的逐渐增大,曲线逐渐趋于

对称,当自由度 $n \to +\infty$ 时,$\chi^2(n)$ 分布趋向正态分布。

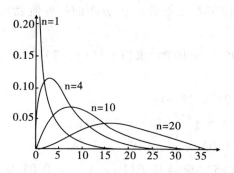

图 4 - 1   不同自由度的 χ^2 分布曲线

📖 **知识链接**

　　χ^2 分布是由赫尔默特(Helmert)和皮尔逊(Karl Pearson)分别于 1875 年及 1900 年相互独立地在自己的研究工作中找到的概率分布,这一分布在统计学中应用非常广泛。

　　χ^2 分布的一个基本性质就是它的可加性,如果两个独立的随机变量 X_1 和 X_2 分别服从自由度 n_1 和 n_2 的 χ^2 分布,那么它们的和 $(X_1 + X_2)$ 服从自由度为 $(n_1 + n_2)$ 的 χ^2 分布。即若随机变量 χ_1^2 和 χ_2^2 相互独立,且

$$\chi_1^2 \sim \chi^2(n_1), \chi_2^2 \sim \chi^2(n_2)$$

则

$$\chi_1^2 + \chi_2^2 \sim \chi^2(n_1 + n_2)$$

这个性质可以推广到多个独立的 χ^2 变量的和或差的情形。

　　χ^2 分布的分位数:对于不同自由度 n 及不同的数 $\alpha(0 < \alpha < 1)$,如果其满足

$$P\{\chi^2 > \chi_\alpha^2(n)\} = \int_{\chi_\alpha^2(n)}^{+\infty} f(x)\,dx = \alpha$$

我们称 $\chi_\alpha^2(n)$ 是自由度为 n 的 χ^2 分布上侧 α 分位数或临界值,如图 4 - 2 所示。

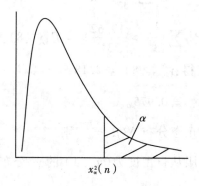

图 4 - 2 χ^2 分布的上侧 α 分位数

当自由度 n 确定后,χ^2 分布曲线下右侧尾部面积为 α 时,横轴上相应的 χ^2 值记为 $\chi^2_\alpha(n)$,χ^2 值与 P 值的对应关系见附表3(χ^2 分布的临界值表)。χ^2 值愈大,P 值愈小;反之,χ^2 值愈小,P 值愈大。

例1 已知 $\alpha = 0.05, n = 10$ 时,求(1)$\chi^2_\alpha(n)$;(2)$\chi^2_{\frac{\alpha}{2}}(n)$;(3)$\chi^2_{1-\frac{\alpha}{2}}(n)$。

解 查附表5得

(1)$\chi^2_\alpha(n) = \chi^2_{0.05}(10) = 18.31$;

(2)$\chi^2_{\frac{\alpha}{2}}(n) = \chi^2_{\frac{0.05}{2}}(10) = \chi^2_{0.025}(10) = 20.24$;

(3)$\chi^2_{1-\frac{\alpha}{2}}(n) = \chi^2_{1-\frac{0.05}{2}}(10) = \chi^2_{0.975}(10) = 3.247$。

例2 已知 $U \sim \chi^2_\alpha(15)$,求满足 $P\{U > \lambda_1\} = 0.05$ 及 $P\{U \leqslant \lambda_2\} = 0.025$ 的 λ_1 和 λ_2。

解 $\lambda_1 = \chi^2_{0.05}(15)$,查附表5得:$\lambda_1 = 24.996$;

因为 $P\{U \leqslant \lambda_2\} = 1 - P\{U > \lambda_2\} = 0.025$

所以 $P\{U > \lambda_2\} = 0.975$,查附表5得:$\lambda_2 = \chi^2_{0.975}(15) = 6.262$。

重要应用:t 分布和 F 分布是在 χ^2 分布的基础上推导出来的。

定理2 设总体 X 服从正态分布 $N(\mu, \sigma^2)$,则统计量 $\chi^2 = \dfrac{1}{\sigma^2}\sum\limits_{i=1}^{n}(X_i - \mu)^2$ 服从自由度为 n 的 χ^2 分布,即:

$$\chi^2 = \frac{1}{\sigma^2}\sum_{i=1}^{n}(X_i - \mu)^2 \sim \chi^2(n)$$

证 注意到 $X_i \sim N(\mu, \sigma^2)$,则

$$\frac{X_i - \mu}{\sigma} \sim N(0,1) , \quad i = 1, 2, \cdots, n$$

又由于上述统计量相互独立,并按照 χ^2 分布的定义可得结果。

例3 设 $X_1, X_2, \cdots, X_6$ 为来自正态总体 $N(0, 3^2)$ 一个样本,求 $P\{\sum\limits_{i=1}^{8} X_i^2 > 19.62\}$。

解 由本节定理中2可知:$\dfrac{1}{\sigma^2}\sum\limits_{i=1}^{n}(X_i - \mu)^2 \sim \chi^2(n)$

$\dfrac{1}{3^2}\sum\limits_{i=1}^{8}(X_i - 0)^2 \sim \chi^2(8)$ 即 $\sum\limits_{i=1}^{8}\dfrac{X_i^2}{3^2} \sim \chi^2(8)$

$P\{\sum\limits_{i=1}^{8} X_i^2 > 19.62\} = P\{\sum\limits_{i=1}^{8}\dfrac{X_i^2}{3^2} > \dfrac{19.62}{3^2}\} = P\{\chi^2(8) > 2.18\}$

反查 χ^2 分布的临界值表得:$\chi^2_{0.975}(8) = 2.18$

所以,$P\{\sum\limits_{i=1}^{8} X_i^2 > 19.62\} = 0.975$。

定理3 设总体 X 服从正态分布 $N(\mu, \sigma^2)$,则

统计量 $\chi^2 = \dfrac{(n-1)S^2}{\sigma^2}$ 服从自由度为 $(n-1)$ 的 χ^2 分布,即:

$$\chi^2 = \frac{(n-1)S^2}{\sigma^2} \sim \chi^2(n-1)$$

这个结论表明：$(n-1)S^2/\sigma^2$ 是一个服从 χ^2 分布的随机变量，自由度为 $n-1$。

例4 设从总体 $N(\mu,\sigma^2)$ 中抽取一容量为11的样本，其中 μ,σ^2 均未知，求 $P\left\{\dfrac{S^2}{\sigma^2}>2.32\right\}$。

解 由本节定理3可知：$\dfrac{(n-1)S^2}{\sigma^2}\sim\chi^2(n-1)$

$$\frac{(11-1)S^2}{\sigma^2}\sim\chi^2(11-1) \quad 即 \frac{10S^2}{\sigma^2}\sim\chi^2(10)$$

$$P\left\{\frac{S^2}{\sigma^2}>2.32\right\}=P\left\{\frac{10S^2}{\sigma^2}>2.32\times10\right\}=P\{\chi^2(10)>23.2\}$$

反查 χ^2 分布的临界值表得：$\chi^2_{0.01}(10)=23.209$

所以，$P\left\{\dfrac{S^2}{\sigma^2}>2.32\right\}=0.01$。

三、t 分布

设 X 是一个连续型随机变量，当 $X\sim N(\mu,\sigma^2)$ 时，$\dfrac{\overline{X}-\mu}{\sigma/\sqrt{n}}\sim N(0,1)$，但是当 σ 未知时，$\dfrac{\overline{X}-\mu}{S/\sqrt{n}}$ 就不服从标准正态分布了，事实上，在小样本研究中，σ 未知的情形是常见的，这无疑给小样本资料的统计分析带来了极大的困难，为此我们引进了 t 分布。

> **知识链接**
>
> 英国化学家戈塞特（William Gosset）基于在酿酒公司多年的实验观察，发现大样本统计方法并不适用于所有场合，有时人们只能根据少量观察就必须得出结论。因为有些实验不能多次重复进行，必须依据极少量的实验结果作出判断，像有些化学实验、生物学实验和药学实验等便属于这样的情况，但是它们也应该成为统计学的研究对象。戈塞特在他的老师——数理统计的创始人皮尔逊的研究成果上，经过多年的潜心研究，终于在1908年的《生物统计学》上，以笔名"Student"发表了重要的 t 分布，又称 Student t 分布，这一发现开创了小样本统计推断的新纪元。
>
> 戈塞特后期又研究与建立了相关系数的抽样分布、泊松分布应用中的样本误差问题等，被人誉为"统计学中的法拉第"。

定义2 设随机变量 X 与 Y 相互独立，X 服从 $N(0,1)$，Y 服从自由度为 n 的 χ^2 分布，则随机变量

$$t=\frac{X}{\sqrt{Y/n}} \tag{4.2}$$

所服从的分布称为 t 分布，记作 $t\sim t(n)$，n 称为自由度。t 分布密度函数较为复杂，此处从略。

分布函数曲线如图4-3所示,是关于 Y 轴对称的"钟形"曲线,均值为0,形状类似于标准正态分布,t 分布的图形随着自由度 n 的变化而变化,当 n 较小时,其图形差异明显,当自由度 $n \to +\infty$ 时,t 分布的极限分布为标准正态分布。因此对大样本的情形,t 分布可用标准正态分布近似表示。t 分布曲线不是一条曲线,而是一簇曲线。t 分布是小样本总体均数的区间估计及假设检验的理论基础。

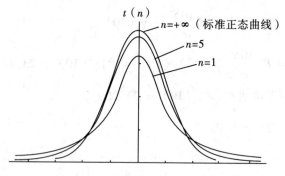

图4-3　不同自由度的 t 分布曲线

t 分布上侧 α 分位数:对于不同的自由度 n 及不同的数 $\alpha(0 < \alpha < 1)$,我们称满足

$$P\{t > t_\alpha(n)\} = \int_{t_{\alpha(n)}}^{+\infty} f(x)\,dx = \alpha$$

的点 $t_\alpha(n)$ 是自由度为 n 的 t 分布上侧 α 分位数,如图4-4所示。

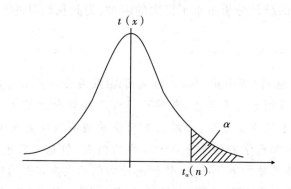

图4-4　t 分布的分位数

为了方便计算,附表4中编制了 t 分布的临界值表,对于自由度 $n \le 45$ 和较小的 α 值,表中列出了相应的 $t_\alpha(n)$ 值,对于较大的 α 值,可由 t 分布关于 Y 轴的对称性得:
$t_{1-\alpha}(n) = -t_\alpha(n)$

当 $n > 45$ 时,$t_\alpha(n)$ 可用标准正态分布 $N(0,1)$ 的分位数 U_α 来近似:$t_\alpha(n) \approx U_\alpha$,例如,$t_{0.05}(50) \approx U_{0.05} = 1.64$。

t 分布双侧 α 分位数:对于不同的自由度 n 及不同的数 $\alpha(0 < \alpha < 1)$,我们称满足

$$P\{|t| > t_{\frac{\alpha}{2}}(n)\} = \alpha$$

的点 $t_{\frac{\alpha}{2}}(n)$ 是自由度为 n 的 t 分布双侧 α 分位数。

例5　(1) 当 $\alpha = 0.05$,自由度 $n = 8$ 时,求 $t_\alpha(n)$ 和 $t_{\frac{\alpha}{2}}(n)$;

（2）当 $\alpha = 0.95$，自由度 $n = 8$ 时，求 $t_\alpha(n)$。

解 （1）由附表 4 第 1 行 $\alpha = 0.05$ 与第 1 列 $n = 8$ 交叉点得 $t_{0.05}(8) = 1.860$；

当 $\alpha = 0.05$，自由度 $n = 8$ 时，$t_{\frac{0.05}{2}}(8) = 2.306$。

（2）$t_{0.95}(8) = t_{1-0.05}(8) = -1.860$。

t 分布的应用：

（1）估计容许区间，包括估计正常值范围，以及直线回归分析中个体值的容许区间；

（2）估计置信区间，包括估计总体均数 μ 的置信区间，以及估计直线相关与回归分析中某些参数的置信区间。

（3）假设检验，包括关于定量资料均值的假设检验，以及直线相关与回归分析中某些参数的假设检验中，都需要用到 t 分布的知识。

定理 4 设总体 X 服从正态分布 $N(\mu, \sigma^2)$，则统计量 $T = \dfrac{\overline{X} - \mu}{S/\sqrt{n}}$ 服从自由度为 $n-1$ 的 t 分布，即：

$$T = \frac{\overline{X} - \mu}{S/\sqrt{n}} \sim t(n-1)$$

证 由本节定理 2 及正态分布的线性转换可知，统计量

$$U = \frac{\overline{X} - \mu}{\sigma/\sqrt{n}} \sim N(0,1)$$

又由本节定理 3 知，统计量

$$\chi^2 = \frac{(n-1)S^2}{\sigma^2} \sim \chi^2(n-1)$$

因为 $\overline{X}$ 与 S^2 相互独立，所以 U 与 χ^2 也相互独立，于是根据 t 分布的定义得结论

$$\frac{\dfrac{\overline{X} - \mu}{\sigma/\sqrt{n}}}{\sqrt{\dfrac{(n-1)S^2}{\sigma^2} \cdot \dfrac{1}{n-1}}} = \frac{(\overline{X} - \mu)\sqrt{n}}{S} \sim t(n-1)$$

注意：当用样本标准差 S 来代替统计量 $U = \dfrac{\overline{X} - \mu}{\sigma/\sqrt{n}}$ 中的总体标准差 σ 时，所得的统计量 $T = \dfrac{\overline{X} - \mu}{S/\sqrt{n}}$ 将不服从 $N(0,1)$，而是服从 $t(n-1)$。

例 6 设 $X_1, X_2, \cdots, X_{16}$ 为来自正态总体 $N(3, \sigma^2)$ 的一个样本，S 为样本标准差。（1）试问 $\dfrac{\overline{X} - 3}{S/4}$ 服从什么分布？（2）求满足 $P\left\{\dfrac{\overline{X} - 3}{S} > \lambda\right\} = 0.05$ 的 λ 值。

解 （1）由本节定理 4 可知：$\dfrac{\overline{X} - \mu}{S/\sqrt{n}} \sim t(n-1)$，所以，$\dfrac{\overline{X} - 3}{S/4} \sim t(15)$；

（2）$P\left\{\dfrac{\overline{X} - 3}{S} > \lambda\right\} = 0.05$ 即 $P\left\{\dfrac{\overline{X} - 3}{S/4} > 4\lambda\right\} = P\{t(15) > 4\lambda\} = 0.05$

反查 t 分布的临界值表得: $t_{0.05}(15) = 1.7531$

所以, $\lambda = 0.438$。

四、F 分布

F 分布是一种连续型分布,它不仅是方差分析的基础,而且与正态分布、χ^2 分布、t 分布都有着密切的联系。

> **知识链接**
>
> 在方差分析中,最初人们是通过研究组间方差与组内方差之比入手的, R. A. Fisher (1890—1962) 于 1924 年发现方差之比有一个分布,并以 $Z = \log_e \sqrt{F}$ 的形式来编表, 1934 年 George W. Snedecor 以 Fisher 的姓的第 1 个字母 F 来称这个比值,故后来有一些统计工作者称 F 分布为 "Snedecor's F distribution"。

定义 3 设随机变量 X 与 Y 相互独立,分别服从自由度为 n_1 与 n_2 的 χ^2 分布,则随机变量

$$F = \frac{X/n_1}{Y/n_2} \tag{4.3}$$

所服从的分布称为 F 分布,记作 $F \sim F(n_1, n_2)$,其中 n_1 称为第一自由度,n_2 称为第二自由度。

F 分布密度函数较为复杂,此处从略。

F 分布的图形如图 4-5 所示,呈不对称的山状曲线,峰向左偏斜,随着 n_1 与 n_2 的同时增大,其均数趋近于 1,且 $f(x)$ 的曲线趋向于对称。

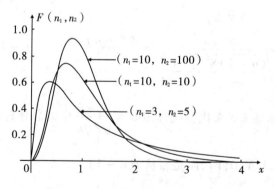

图 4-5　不同自由度的 F 分布曲线

注意:

(1)F 分布总是不对称的正偏态分布,而且不以正态分布为其极限分布。

(2)F 分布中的两个自由度 n_1 与 n_2 不可倒置。

F 分布的上侧 α 分位数:对于不同的自由度 (n_1, n_2) 及不同的 $\alpha(0 < \alpha < 1)$,我们称满足

$$P\left[F \geqslant F_\alpha(n_1, n_2)\right] = \int_{F_{\alpha(n_1,n_2)}}^{+\infty} f(x)\,dx = \alpha$$

的点 $F_\alpha(n_1, n_2)$ 是自由度为 (n_1, n_2) 的 F 分布的上侧 α 分位数,如图 4 - 6 所示。

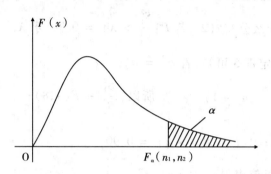

图 4 - 6 F 分布的上侧 α 分位数

利用附表 6 中的 F 分布临界值表,我们可以得到对于常用的 $\alpha(\alpha = 0.10, 0.05, \cdots)$ 和不同自由度 (n_1, n_2) 相应的 $F_\alpha(n_1, n_2)$ 值。例如,$n_1 = 10$,$n_2 = 15$ 时 $F_{0.10}(10, 15) = 2.06$,$F_{0.05}(10, 15) = 2.54$。

可以证明,$F_{1-\alpha}(n_1, n_2) \cdot F_\alpha(n_2, n_1) = 1$。由于用附表 5 查得的上侧临界值为 $P\{F \geqslant F_\alpha(n_1, n_2)\} = \alpha$ 时的 $F_\alpha(n_1, n_2)$,欲得其相应的右侧临界值 $F_{1-\alpha}(n_1, n_2)$,即 $P\{F \leqslant F_{1-\alpha}(n_1, n_2)\} = \alpha$,需用如下公式换算

$$F_{1-\alpha}(n_1, n_2) = \frac{1}{F_\alpha(n_2, n_1)}$$

例如,$F_{0.95}(15, 10) = \dfrac{1}{F_{0.05}(10, 15)} = \dfrac{1}{3.80} = 0.2632$。

F 分布的应用:

(1) F 分布用于两总体方差齐性检验。

(2) 在各种方差分析以及多元统计量分析中,可应用 F 分布作出统计推断。

定理 5 设总体 X 服从正态分布 $N(\mu_1, \sigma_1^2)$,总体 Y 服从正态分布 $N(\mu_2, \sigma_2^2)$,则统计量 $F = \dfrac{S_1^2/\sigma_1^2}{S_2^2/\sigma_2^2}$ 服从自由度为 $(n_1 - 1, n_2 - 1)$ 的 F 分布,即

$$F = \frac{S_1^2/\sigma_1^2}{S_2^2/\sigma_2^2} \sim F(n_1 - 1, n_2 - 1)$$

证 由本节定理 3 知:

$$\chi_1^2 = \frac{(n_1 - 1)S_1^2}{\sigma_1^2} \sim \chi^2(n_1 - 1)$$

$$\chi_2^2 = \frac{(n_2 - 1)S_2^2}{\sigma_2^2} \sim \chi^2(n_2 - 1)$$

因为 S_1^2 与 S_2^2 相互独立,所以 χ_1^2 与 χ_2^2 独立,结合 F 分布的定义得结论。

若 $\sigma_1^2 = \sigma_2^2$,则有 $\dfrac{S_1^2}{S_2^2} \sim F(n_1 - 1, n_2 - 1)$。

以上结果将在后面的假设检验、方差分析和回归分析中多次用到。

例7 设 $X_1, X_2, \cdots, X_5$ 和 $Y_1, Y_2, \cdots, Y_9$ 是分别来自正态总体 $X \sim N(\mu_1, \sigma^2)$ 及 $Y \sim N(\mu_2, \sigma^2)$ 的两个相互独立的样本,而 S_1^2 和 S_2^2 分别为两个样本的方差。

(1) 问:$\dfrac{S_1^2}{S_2^2}$ 服从什么分布?(2) 若 $P\left\{ \dfrac{S_1^2}{S_2^2} > \lambda \right\} = 0.90$,求 λ。

解 (1) 由本节定理 5 可知,若 $\sigma_1^2 = \sigma_2^2$,

则有 $\dfrac{S_1^2}{S_2^2} \sim F(n_1 - 1, n_2 - 1)$　　　　所以,$\dfrac{S_1^2}{S_2^2} \sim F(4, 8)$;

(2) $P\left\{ \dfrac{S_1^2}{S_2^2} > \lambda \right\} = P\{ F(4, 8) > \lambda \} = 0.90$

反查 t 分布的临界值表得:

$$\lambda = F_{0.90}(4, 8) = \frac{1}{F_{0.10}(8, 4)} = \frac{1}{3.95} = 0.2532。$$

习题 4.3

1. 设总体 $X \sim N(\mu, \sigma^2)$,其中 μ, σ^2 为已知数,$X_1, X_2, \cdots X_n$ 来自 X 的一个样本,$\overline{X}, S^2$ 分别是样本均值和方差,且相互独立,则样本均值 $\overline{X} \sim$ _____ 分布,而统计量 $\dfrac{\overline{X} - \mu}{\sigma / \sqrt{n}} \sim$ _____ 分布,统计量 $\dfrac{\overline{X} - \mu}{S^2 / \sqrt{n}} \sim$ _____ 分布,统计量 $\dfrac{(n-1)S^2}{\sigma^2} \sim$ _____ 分布。

2. 设 $X_1, X_2, \cdots X_{20}$ 是来自 $N(10, 1)$ 的简单样本,$\overline{X}$ 是容量为 20 的样本均值,则 $\overline{X}$ 服从 _____ 分布,$E(\overline{X}) =$ _____,$D(\overline{X}) =$ _____;$P(\overline{X} > 10) =$ _____。

综合测试

一、解释下列名词

均值、中位数、众数、方差、标准差、极差、标准误、变异系数、总体、样本、参数、统计量、统计推断、抽样。

二、单项选择题

1. 关于 t 分布下列说法错误的是

A. 当自由度 $n \to \infty$ 时,$t \to u$　　　　　　　B. t 分布是一簇曲线

C. 自由度相同时,$|t|$ 越大,P 越大　　　　　D. t 分布是以 0 为中心、左右对称的单峰曲线

2. χ^2 分布的形状

A. 与自由度有关　　　B. 同 t 分布　　　C. 为对称分布　　　D. 同正态分布

3. 设 $X_1, X_2, \cdots, X_6$ 为来自总体 $X \sim N(\mu, \sigma^2)$ 的一个样本,其中 μ 已知,σ^2 未知,那么下列随机变量中哪一个不是统计量

A. $T = X_1 X_2 X_3 X_4 X_5 X_6$　　　　　　　　B. $T = \dfrac{1}{6}(X_1 + X_2 + \cdots + X_6)$

C. $T = X_1 + X_2 - 2\mu$　　　　　　　　　　　D. $T = \dfrac{1}{\sigma^2}(X_1^2 + X_2^2 + \cdots + X_6^2)$

4. 设 $X_1, X_2, \cdots, X_{16}$ 为来自总体 $X \sim N(\mu, \sigma^2)$ 的一个样本,则下列各式成立的是

A. $\dfrac{\overline{X} - \mu}{s}\sqrt{16} \sim t(15)$ 　　　　　　　　B. $\dfrac{\overline{X} - \mu}{s}\sqrt{16} \sim t(16)$

C. $\dfrac{\overline{X} - \mu}{\sigma}\sqrt{16} \sim t(15)$ 　　　　　　　　D. $\dfrac{\overline{X} - \mu}{\sigma}\sqrt{16} \sim t(16)$

5. 设 $X_1, X_2, \cdots, X_{16}$ 为来自总体 $X \sim N(1, 8^2)$ 的样本，则

A. $\dfrac{\overline{X} - 1}{8} \sim N(0, 1)$ 　　　　　　　　B. $\dfrac{\overline{X} - 1}{4} \sim N(0, 1)$

C. $\dfrac{\overline{X} - 1}{2} \sim N(0, 1)$ 　　　　　　　　D. $\dfrac{\overline{X} - 1}{\sqrt{2}} \sim N(0, 1)$

6. 设 $X_1, X_2, \cdots, X_{100}$ 为来自总体 $X \sim N(1, 4)$ 的一个样本，$\overline{X}$ 为样本均值，已知 $Y = a\overline{X} + b \sim N(0, 1)$，则

A. $a = -5, b = 5$ 　　　B. $a = 5, b = 5$ 　　　C. $a = \dfrac{1}{5}, b = -\dfrac{1}{5}$ 　　　D. $a = -\dfrac{1}{5}, b = \dfrac{1}{5}$

三、解答题

1. 查表计算下列各值：

(1) $\chi^2_{0.99}(10)$, $\chi^2_{0.90}(10)$, $\chi^2_{0.05}(10)$, $\chi^2_{0.01}(10)$；

(2) $t_{0.05}(10)$, $t_{0.1}(10)$, $t_{0.01}(10)$, $t_{0.025}(10)$；

(3) $F_{0.05}(10, 5)$, $F_{0.01}(6, 5)$, $F_{0.95}(6, 3)$, $F_{0.90}(8, 2)$。

2. 查表求下列各式中 λ 的值：

(1) $P\{\chi^2(20) > \lambda\} = 0.1$；

(2) $P\{\chi^2(20) < \lambda\} = 0.9$；

(3) $P\{t(5) > \lambda\} = 0.05$；

(4) $P\{|t(5)| < \lambda\} = 0.99$；

(5) $P\{F(10, 8) > \lambda\} = 0.05$。

3. 设总体 $X \sim N(0, 2^2)$，$X_1, X_2, \cdots, X_{10}$ 是从总体 X 随机抽取的一个样本，求 $P\left\{\sum\limits_{i=1}^{10} X_i^2 \leqslant 15.76\right\}$。

4. 从总体 $X \sim N(52, 6.3^2)$ 中随机抽取一容量为 36 的样本，求样本均值落在 50.8 到 53.8 之间的概率。

5. 证明，$F_{1-\alpha}(n_1, n_2) \cdot F_{\alpha}(n_2, n_1) = 1$。

6. 证明，若 $X \sim t(n)$，则 $X^2 \sim F(1, n)$。

7. 设 $X_1, X_2, \cdots, X_6$ 是来自总体 $N(0, \sigma^2)$ 的样本，试证：$\dfrac{1}{6\sigma^2}\left(\sum\limits_{i=1}^{6} X_i\right)^2 \sim \chi^2(1)$。

（徐　伟　魏东红）

第五章　参数估计

1. 掌握点估计的样本数字特征法和在正态总体中对总体均值和总体方差的区间估计法。

2. 熟悉同一参数的多个点估计的优劣衡量标准,在区间估计中抽样分布的选取及区间求法,能熟练查相对应的临界值表。

3. 了解点估计和区间估计的区别与实质。

数理统计研究的内容是统计推断,医学数理统计也是如此。目的是通过样本的研究去推断总体,称为数理统计;包括:参数估计和假设检验。所谓的参数估计就是通过在总体中抽取一定容量的样本 $X_1, X_2, \cdots, X_n$,得到观察值 $x_1, x_2, \cdots, x_n$ 来估计总体 X 中的未知参数或数字特征。数理统计之所以与一般的统计不同。就在于不仅能估计未知参数值,而且能由给定的可靠程度(置信度)确定估计的精度:点估计和区间估计。

第一节　总体参数的点估计与优良性

一、参数的点估计

定义 1　设 θ 为总体 X 分布中待估计的未知参数,$X_1, X_2, X_3, \cdots, X_n$ 为总体 X 的样本,构造一个统计量 $\hat{\theta} = \hat{\theta}(X_1, X_2, \cdots, X_n)$ 来估计参数 θ,则称 $\hat{\theta}$ 为参数 θ 的估计量。对于样本的一次观察值 $(x_1, x_2, \cdots, x_n)$,估计量 $\hat{\theta}$ 的值 $\hat{\theta}(x_1, x_2, \cdots, x_n)$ 称为 θ 的估计值。

估计量是统计量,是一个随机变量,而估计值是一个数值(不同的样本值,估计值一般是不同的),在数轴上是一个点,由此称之为 θ 的点估计。在不致引起混淆的情况下,估计量与估计值统称为估计,都记为 θ。至于以什么样的形式出现,需视具体情况而定。

二、样本数字特征法(矩估计法)

由于样本来自总体,样本的特征在一定程度上反映了总体的特征。样本数字特征法是以样本的数字特征作为相应总体数字特征的估计量或估计值。

样本均值 $\overline{X}$ 作为总体均值 μ 的点估计量,即 $\hat{\mu} = \overline{X} = \dfrac{1}{n}\sum_{i=1}^{n} X_i$,而以 $\hat{\mu} = \bar{x} = \dfrac{1}{n}\sum_{i=1}^{n} x_i$ 作为 μ 的点估计值。

样本方差 s^2 作为总体方差 σ^2 的点估计量，即 $\hat{\sigma}^2 = s^2 = \dfrac{1}{n-1} \sum\limits_{i=1}^{n} (X_i - \overline{X})^2$，而以 $\hat{\sigma}^2 = s^2 = \dfrac{1}{n-1} \sum\limits_{i=1}^{n} (x_i - \overline{x})^2$ 作为 σ^2 的点估计值。

例1　对糖尿病患者随机选取 10 名，经检验空腹血糖水平的测定值（mol/L）为 5.47，6.42，6.62，7.12，8.14，6.17，6.56，6.81，7.20，8.53。试求这批患者空腹血糖均值 μ 和方差 σ^2 的点估计值。

解　$\hat{\mu} = \overline{x} = 6 + \dfrac{-0.53 + 0.42 + 0.62 + \cdots + 2.53}{10} = 6.904$；

$\hat{\sigma}^2 = s^2 = 0.8159$。

例2　在某药厂生产时进行几次质量检查，其总体 X 的密度函数为：$f(x) = \begin{cases} (\alpha + 1)x^{\alpha}, & 0 < x < 1 \\ 0, & \text{其他} \end{cases}$，$x_1, x_2, \cdots, x_n$ 是来自总体 X 的样本观察值，且 $\alpha > -1$，试求参数 α 的点估计。

解　由于 $\int_{-\infty}^{+\infty} f(x) dx = \int_{0}^{1} (\alpha + 1)x^{\alpha} dx = x^{\alpha+1} \big|_{0}^{1} = 1$，不能得 α 值

而 $E(X) = \int_{0}^{1} x(\alpha + 1)x^{\alpha} dx = \dfrac{\alpha + 1}{\alpha + 2} x^{\alpha+2} \big|_{0}^{1} = \dfrac{\alpha + 1}{\alpha + 2} = \overline{X}$，故 $\hat{\alpha} = \dfrac{1 - 2\overline{X}}{\overline{x} - 1}$。

三、估计量的评选标准

对同一参数的点估计方法有多种，所得到的估计值也不一定相等，选用哪一个估计量？这就涉及估计量优良性的标准问题。标准的选定总是围绕着求未知参数 θ 与它的估计量 $\hat{\theta}$ 在某种统计意义下"最接近"的原则进行。下面只介绍两种估计量评选标准。

（一）无偏性

由于估计量 $\hat{\theta}$ 是一个随机变量，且不同的样本值对应不同的估计值，因此我们希望估计量 $\hat{\theta}$ 的均值等于真值 θ。

定义2　设 $\hat{\theta}$ 是参数 θ 的估计量，若 $E(\hat{\theta}) = \theta$ 成立，则称 $\hat{\theta}$ 为 θ 的无偏估计。

例3　设总体 X 的均值 μ 与方差 σ^2，试验证样本均值 $\overline{X} = \dfrac{1}{n} \sum\limits_{i=1}^{n} X_i$ 与样本方差 $S^2 = \dfrac{1}{n-1} \sum\limits_{i=1}^{n} (X_i - \overline{X})^2$ 分别是 μ 与 σ^2 的无偏估计量。

证 $E(\overline{X}) = E\left(\dfrac{1}{n} \sum\limits_{i=1}^{n} X_i\right) = \dfrac{1}{n} E\left(\sum\limits_{i=1}^{n} X_i\right) = \dfrac{1}{n} \sum\limits_{i=1}^{n} E(X_i) = \dfrac{1}{n}(n\mu) = \mu$

又 $E(S^2) = E\left[\dfrac{1}{n-1} \sum\limits_{i=1}^{n} (X_i - \overline{X})^2\right] = \dfrac{1}{n-1} E\left(\sum\limits_{i=1}^{n} X_i^2 - n\overline{X}^2\right)$

$= \dfrac{1}{n-1}\left[\sum\limits_{i=1}^{n} E(X_i^2) - nE(\overline{X}^2)\right] = \dfrac{1}{n-1}\left[\sum\limits_{i=1}^{n} (DX_i + \mu^2) - n(D\overline{X} + \mu^2)\right]$

$= \dfrac{1}{n-1}\left[\sum\limits_{i=1}^{n} (\sigma^2 + \mu^2) - n\left(\dfrac{\sigma^2}{n} + \mu^2\right)\right] = \sigma^2$

（二）有效性

在同一总体 X 中，对同一参数 θ 的估计量有多个且只有一个是无偏时，选无偏估计量为最佳选择。若无偏的统计量出现多个，选哪一个更好呢？在无偏中选偏离程度最小的，其收拢程度更高。

定义 3　设 $\hat{\theta}_1 = \hat{\theta}_1(X_1, X_2, \cdots, X_n)$ 与 $\hat{\theta}_2 = \hat{\theta}_2(X_1, X_2, \cdots, X_n)$ 都是参数 θ 的无偏估计，如果 $D(\hat{\theta}_1) < D(\hat{\theta}_2)$，则称 $\hat{\theta}_1$ 比 $\hat{\theta}_2$ 更有效。

例 4　设总体 X 的均值 μ 与方差 σ^2，X_1, X_2, X_3 是总体 X 的一个样本。$\hat{\mu}_1 = \dfrac{X_1}{2} + \dfrac{X_2}{4} + \dfrac{X_3}{4}$ 与 $\hat{\mu}_2 = \dfrac{X_1}{3} + \dfrac{X_2}{3} + \dfrac{X_3}{3}$ 都是总体均值 μ 的无偏估计量，则哪一个估计量更好？

解　设 $D(X) = \sigma^2$

$$D(\hat{\mu}_1) = D\left(\frac{X_1}{2} + \frac{X_2}{4} + \frac{X_3}{4}\right) = \frac{3}{8}\sigma^2$$

$$D(\hat{\mu}_2) = D\left(\frac{X_1}{3} + \frac{X_2}{3} + \frac{X_3}{3}\right) = \frac{1}{3}\sigma^2$$

显然，$D(\hat{\mu}_1) > D(\hat{\mu}_2)$，则估计量 $\hat{\mu}_2$ 较 $\hat{\mu}_1$ 更有效。

习题 5.1

1. 对参数的估计可分为哪两类？对同一参数的点估计有多个统计量，如何选取最好的统计量作为该参数估计量？
2. 总体的重要参数是均值 μ 和方差 σ^2，用的估计量是什么？
3. 对 n 重贝努利试验而言，是用什么来估算 p 的？
4. 在估计和检验中用到均值 μ 和方差 σ^2，其图像意义是什么？

第二节　区间估计

参数的点估计给出了未知参数 θ 的近似值，在实际应用中人们还希望估计出未知参数 θ 的取值范围以及此范围包含未知参数 θ 真值的可信程度，其范围通常用区间形式表示，这种形式的估计称为区间估计；这样的区间称为置信区间。

定义 1　设 θ 是总体分布的一个未知参数，对给定的 $\alpha(0 < \alpha < 1)$，若由样本 $X_1, X_2, X_3, \cdots, X_n$ 确定两个统计量 $\hat{\theta}_1(X_1, X_2, X_3, \cdots, X_n)$ 和 $\hat{\theta}_2(X_1, X_2, X_3, \cdots, X_n)$，使 $P(\hat{\theta}_1 < \theta < \hat{\theta}_2) = 1 - \alpha$ 成立，则称随机区间 $(\hat{\theta}_1, \hat{\theta}_2)$ 为参数 θ 的置信度（或置信水平）为 $1 - \alpha$ 的置信区间。事先给定的 α 称为显著性水平，$\hat{\theta}_1$ 和 $\hat{\theta}_2$ 分别称为置信下限和置信上限，统称为置信下限。

实数区间 $(\hat{\theta}_1, \hat{\theta}_2)$ 也叫置信区间，该区间是双侧置信区间。值得注意的是：对于不同的置信水平，所得的置信区间是不同的，置信区间的长度越小（α 稍大），估计越精确；置信水平 $1 - \alpha$ 越大，估计越可靠。我们当然希望估计的范围要小，且可靠性要大，但这对于固定的样本量 n 来说是很难办到的，要想精度高，可靠性就差；反之，可靠性好，精度就差。若不降低可靠性而要缩小估计范围,唯一的方法就是扩大样本量,但花费太大。因此在实际问题中要具体分析,适当兼顾,不走极端。

课堂互动

1. 涉及抽样分布的都是以正态分布为前提,个体与总体同分布。

2. $U = \dfrac{\overline{X} - \mu}{\sigma / \sqrt{n}} \sim N(0,1)$ $T = \dfrac{\overline{X} - \mu}{S / \sqrt{n}} \sim t(n - 1)$ 是对称分布,关于 $x = 0$(y 轴对称)。

3. 只有标准正态分布有双侧临界值表。

4. 区间估计时,根据题意,构建统计量是关键。

一、单个正态总体的区间估计

给定置信水平 $1 - \alpha$,且 $X_1, X_2, X_3, \cdots, X_n$ 为总体 $X \sim N(\mu, \sigma^2)$ 的样本,$\overline{X}$ 和 S^2 分别为样本均值和样本方差。

(一) 单个正态总体的均值 μ 区间估计

1. σ^2 已知时,对均值 μ 的区间估计   由于 $\overline{X} = \dfrac{1}{n} \sum\limits_{i=1}^{n} X_i$ 是 μ 的无偏估计量,且有 U

$= \dfrac{\overline{X} - \mu}{\sigma / \sqrt{n}} \sim N(0,1)$(对称分布)

于是对给定的置信度 $1 - \alpha$(高概率),有 $P\left(-U_{\frac{\alpha}{2}} < \dfrac{\overline{X} - \mu}{\sigma / \sqrt{n}} < U_{\frac{\alpha}{2}} \right) = 1 - \alpha$

即有 $P\left(\overline{X} - U_{\frac{\alpha}{2}} \dfrac{\sigma}{\sqrt{n}} < \mu < \overline{X} + U_{\frac{\alpha}{2}} \dfrac{\sigma}{\sqrt{n}} \right) = 1 - \alpha$

则 μ 的可信度 $1 - \alpha$ 的随机变量置信区间为 $\left(\overline{X} - U_{\frac{\alpha}{2}} \dfrac{\sigma}{\sqrt{n}}, \overline{X} + U_{\frac{\alpha}{2}} \dfrac{\sigma}{\sqrt{n}} \right)$,其对应的实数

置信区间为:$\left(\bar{x} - U_{\frac{\alpha}{2}} \dfrac{\sigma}{\sqrt{n}}, \bar{x} + U_{\frac{\alpha}{2}} \dfrac{\sigma}{\sqrt{n}} \right)$。

例1   在伤寒论中使用桂枝的39张处方中,桂枝的用量服从正态分布,$\sigma = 3g$,现取得样本均值 $\bar{x} = 8.14g$,试以置信度 $1 - \alpha = 0.95$(显著性水平 $\alpha = 0.05$)估计桂枝用量均值 μ 的置信区间。

解   已知 $\bar{x} = 8.14g, \sigma = 3g, n = 39$,由 $P\left(-U_{\frac{0.05}{2}} < \dfrac{\overline{X} - \mu}{\sigma / \sqrt{n}} < U_{\frac{0.05}{2}} \right) = 0.95$

查标准正态分布的临界值表得:

$-U_{\frac{0.05}{2}} = -1.96 < \dfrac{\bar{x} - \mu}{\sigma / \sqrt{39}} < U_{\frac{0.05}{2}} = 1.96,$

即 $7.20 < \mu < 9.08,$

则桂枝用量均值 μ 的置信区间为：$(7.20, 9.08)$。

例2 假定某三级城市市民年药费消费额（元）服从正态分布 $N(\mu, 860^2)$，现对该市市民平均年药费消费额加以估计，为了能有 95% 的置信度，年药费消费额估计误差小于 100 元，试问至小抽查多少名该市市民？

解 $\alpha = 0.05$，$\sigma = 860$ 查标准正态分布的临界值表知 $U_{\frac{0.05}{2}} = 1.96$，设至少抽查 n 名市民，

有 $P\left(-U_{\frac{0.05}{2}} < \dfrac{\overline{X} - \mu}{\sigma/\sqrt{n}} < U_{\frac{0.05}{2}}\right) = 0.95$

即有 $-U_{\frac{0.05}{2}} = -1.96 < \dfrac{\bar{x} - \mu}{860/\sqrt{n}} < U_{\frac{0.05}{2}} = 1.96$

解得 $\bar{x} - 1.96 \times \dfrac{860}{\sqrt{n}} < \mu < \bar{x} + 1.96 \times \dfrac{860}{\sqrt{n}}$

由题知 $\bar{x} + 1.96 \times \dfrac{860}{\sqrt{n}} - \left(\bar{x} - 1.96 \times \dfrac{860}{\sqrt{n}}\right) \geqslant 100$，解得 $n > 1136.498$，即 $n = 1137$。

2. σ^2 未知时，对均值 μ 的区间估计 因 σ^2 未知，在 $U = \dfrac{\overline{X} - \mu}{\sigma/\sqrt{n}} \sim N(0,1)$ 中出现两个参数，只能用 $T = \dfrac{\overline{X} - \mu}{S/\sqrt{n}} \sim t(n-1)$（对称分布），从 t 分布的上侧 α 分位数可知有 $t_{1-\alpha}(n-1) = -t_\alpha(n-1)$

有 $P\left[-t_{\frac{\alpha}{2}}(n-1) < \dfrac{\overline{X} - \mu}{S/\sqrt{n}} < t_{\frac{\alpha}{2}}(n-1)\right] = 1 - \alpha$

即有 $P\left[\overline{X} - t_{\frac{\alpha}{2}}(n-1)\dfrac{S}{\sqrt{n}} < \mu < \overline{X} + t_{\frac{\alpha}{2}}(n-1)\dfrac{S}{\sqrt{n}}\right] = 1 - \alpha$

故 μ 的置信度为 $1-\alpha$ 的置信区间为：$\left(\overline{X} - t_{\frac{\alpha}{2}}(n-1)\dfrac{S}{\sqrt{n}}, \overline{X} + t_{\frac{\alpha}{2}}(n-1)\dfrac{S}{\sqrt{n}}\right)$

对应的实数置信区间为 $\left(\bar{x} - t_{\frac{\alpha}{2}}(n-1)\dfrac{s}{\sqrt{n}}, \bar{x} + t_{\frac{\alpha}{2}}(n-1)\dfrac{s}{\sqrt{n}}\right)$。

例3 在同一批号的逍遥丸中，随机抽出 5 丸，测其崩解时间如下（单位为分）：21，18，20，16，15。求该批药丸崩解时间均数置信度为 0.99 的置信区间（药丸的崩解时间服从正态分布）。

解 所求为 μ 的置信区间，σ 未知，$1-\alpha = 0.99$，$\alpha = 0.01$，$n = 5$

$\bar{x} = 18$，$s = 2.55$，即有 $P\left[-t_{0.005}(4) < \dfrac{\overline{X} - \mu}{S/\sqrt{n}} < t_{0.005}(4)\right] = 0.99$〔查表 $t_{0.005}(4) = 4.604$〕

由 $-4.604 < \dfrac{\bar{x} - \mu}{s/\sqrt{n}} < 4.604$ 有 $12.75 < \mu < 23.25$。

即 $(12.75, 23.25)$ 为该批药丸崩解时间均数置信度为 0.99 的置信区间。

例4 某医师为了认证某新研制安眠药的疗效,从已确认的神经衰弱的患者中随机抽取25例服用该种新药,得25个测量值,计算得到平均睡眠时间为6.42小时,标准差为2.17小时。若该药治疗的平均睡眠时间近似服从正态分布,试求该药治疗的平均睡眠时间的95% 置信区间。

解 由题得 $\bar{x} = 6.42, s = 2.17, n = 25$ 且 $1 - \alpha = 0.95, \alpha = 0.05,$

即有 $P\left[-t_{0.025}(24) < \dfrac{\overline{X} - \mu}{S/\sqrt{n}} < t_{0.025}(24) \right] = 0.95$

由 $-t_{0.025}(24) = -2.064 < \dfrac{\overline{X} - \mu}{s/\sqrt{n}} < t_{0.025}(24) = 2.064$ 得 $5.52 < \mu < 7.32$。

即求该药治疗的平均睡眠时间的95% 置信区间为:$(5.52, 7.32)$。

(二)单个正态总体方差 σ^2 的区间估计

前面研究了样本均值 μ 的区间估计,在实际应用中为了研究样本的稳定性与精度,还需对方差 σ^2 做区间估计,即想到含有 σ 的 $U = \dfrac{\overline{X} - \mu}{\sigma/\sqrt{n}} \sim N(0,1)$ 和 $\dfrac{(n-1)S^2}{\sigma^2} \sim \chi^2(n-1)$,因前者算出的估计区间并非 $\hat{\sigma}_1 < \sigma < \hat{\sigma}_2$,与实际不符,在此不作讨论。

对给定的置信水平 $1 - \alpha$,有 $P\left[\chi_{1-\frac{\alpha}{2}}^2(n-1) < \dfrac{(n-1)S^2}{\sigma^2} < \chi_{\frac{\alpha}{2}}^2(n-1) \right] = 1 - \alpha$

由 $\chi_{1-\frac{\alpha}{2}}^2(n-1) < \dfrac{(n-1)S^2}{\sigma^2} < \chi_{\frac{\alpha}{2}}^2(n-1)$ 得 σ^2 的置信度为 $1 - \alpha$ 的置信区间为

$$\left(\frac{(n-1)S^2}{\chi_{\frac{\alpha}{2}}(n-1)}, \frac{(n-1)S^2}{\chi_{1-\frac{\alpha}{2}}(n-1)} \right)$$

实数置信区间为 $\left(\dfrac{(n-1)s^2}{\chi_{\frac{\alpha}{2}}(n-1)}, \dfrac{(n-1)s^2}{\chi_{1-\frac{\alpha}{2}}(n-1)} \right)$。

例5 某药厂对某批总体服从正态分布,已打包药品进行随机抽检测得9包药的重量(kg)如下:49.2, 48.9, 50.2, 51.4, 47.9, 51.5, 49.2, 50.4, 48.5,试求这批打包药品总体方差90% 的置信区间。

解 由样本数据计算得 $s^2 = 1.585$,且 $n = 9, 1 - \alpha = 0.9, \alpha = 0.10,$

即有 $P\left[\chi_{0.95}^2(8) < \dfrac{8S^2}{\sigma^2} < \chi_{0.05}^2(8) \right] = 0.90$

由 $2.733 < \dfrac{8s^2}{\sigma^2} < 15.507$ 得 $0.818 < \sigma^2 < 4.640$,

即这批打包药品总体方差90% 的置信区间为:$(0.818, 4.640)$。

二、两个正态总体的区间估计

此小节是对抽样分布加以巩固,也是为两个正态总体假设检验作铺垫。

(一)对两个正态总体 $X \sim N(\mu_1, \sigma_1^2)$,$Y \sim N(\mu_2, \sigma_2^2)$ 均值差 $\mu_1 - \mu_2$ 的区间估计

1. 已知 σ_1^2, σ_2^2 时,对 $\mu_1 - \mu_2$ 的区间估计 在 $X \sim N(\mu_1, \sigma_1^2)$ 中抽取样本 $X_1, X_2,$

$\cdots, X_{n_1}, Y \sim N(\mu_2, \sigma_2{}^2)$ 中抽取样本 $Y_1, Y_2, \cdots, Y_{n_2}$ 分别得 $\bar{x} \sim N(\mu_1, \dfrac{\sigma_1{}^2}{n_1})$, $\bar{Y} \sim N(\mu_2, \dfrac{\sigma_2{}^2}{n_2})$

即有 $\bar{X} - \bar{Y} \sim N(\mu_1 - \mu_2, \dfrac{\sigma_1{}^2}{n_1} + \dfrac{\sigma_2{}^2}{n_2})$ 可得 $\dfrac{\bar{X} - \bar{Y} - (\mu_1 - \mu_2)}{\sqrt{\sigma_1{}^2/n_1 + \sigma_2{}^2/n_2}} \sim N(0, 1)$

置信度 $1 - \alpha$ 时　　　有 $P\left[-U_{\frac{\alpha}{2}} < \dfrac{\bar{X} - \bar{Y} - (\mu_1 - \mu_2)}{\sqrt{\sigma_1{}^2/n_1 + \sigma_2{}^2/n_2}} < U_{\frac{\alpha}{2}} \right] = 1 - \alpha$

则 $\mu_1 - \mu_2$ 的置信度为 $1 - \alpha$ 置信区间为：

$$\left(\bar{x} - \bar{y} - U_{\frac{\alpha}{2}} \sqrt{\dfrac{\sigma_1{}^2}{n_1} + \dfrac{\sigma_2{}^2}{n_2}}, \bar{x} - \bar{y} + U_{\frac{\alpha}{2}} \sqrt{\dfrac{\sigma_1{}^2}{n_1} + \dfrac{\sigma_2{}^2}{n_2}} \right)。$$

2. 未知 $\sigma_1{}^2, \sigma_2{}^2$ 时，对 $\mu_1 - \mu_2$ 的区间估计　　此时可用 t 分布，由于

$$\dfrac{\bar{X} - \bar{Y} - (\mu_1 - \mu_2)}{\sqrt{\sigma_1{}^2/n_1 + \sigma_2{}^2/n_2}} \sim N(0, 1)$$

$$\dfrac{(n_1 - 1)S_1{}^2}{\sigma_1{}^2} + \dfrac{(n_2 - 1)S_2{}^2}{\sigma_2{}^2} \sim \chi^2(n_1 + n_2 - 2)$$

又由 $t = \dfrac{X}{\sqrt{\chi^2(n)/n}} \sim t(n)$〔其中 $X \sim N(0, 1)$〕可知

$$\dfrac{\dfrac{\bar{X} - \bar{Y} - (\mu_1 - \mu_2)}{\sqrt{\sigma_1{}^2/n_1 + \sigma_2{}^2/n_2}}}{\sqrt{\left[\dfrac{(n_1 - 1)S_1{}^2}{\sigma_1{}^2} + \dfrac{(n_2 - 1)S_2{}^2}{\sigma_2{}^2} \right]/(n_1 + n_2 - 2)}} \sim t(n_1 + n_2 - 2)，要不含 \sigma_1, \sigma_2，必$$

有 $\sigma_1 = \sigma_2$ 或 $\sigma_1 = k\sigma_2$（k 为实数），在此只讨论 $\sigma_1 = \sigma_2$ 时的情况下，置信度为 $1 - \alpha$ 的 $\mu_1 - \mu_2$ 置信区间为：

$$\left(\bar{x} - \bar{y} - t_{\frac{\alpha}{2}}(n_1 + n_2 - 2) \sqrt{\dfrac{(n - 1)S_1{}^2 + (n - 1)S_2{}^2}{n + n - 2} \left(\dfrac{1}{n_1} + \dfrac{1}{n_2} \right)}, \right.$$

$$\left. \bar{x} - \bar{y} + t_{\frac{\alpha}{2}}(n_1 + n_2 - 2) \sqrt{\dfrac{(n_1 - 1)S_1{}^2 + (n_2 - 1)S_2{}^2}{(n_1 + n_2 - 2)} \left(\dfrac{1}{n_1} + \dfrac{1}{n_2} \right)} \right)$$

（二）对两个正态总体 $X \sim N(\mu_1, \sigma_1{}^2)$，$Y \sim N(\mu_2, \sigma_2{}^2)$ 方差的区间讨论

在 X, Y 中抽取分别 $X_1, X_2, \cdots, X_{n_1}$；$Y_1, Y_2, \cdots, Y_{n_2}$ 的样本，样本方差分别为 $S_1{}^2, S_2{}^2$

有 $\dfrac{(n_1 - 1)S_1{}^2}{\sigma_1{}^2} \sim \chi^2(n_1 - 1)$，$\dfrac{(n_2 - 1)S_2{}^2}{\sigma_2{}^2} \sim \chi^2(n_2 - 1)$

$\dfrac{(n_1 - 1)S_1{}^2}{\sigma_1{}^2} + \dfrac{(n_2 - 1)S_2{}^2}{\sigma_2{}^2} \sim \chi^2(n_1 + n_2 - 2)$，只有 $\sigma_1 = \sigma_2 = \sigma$ 时才可兼顾两个

总体对 σ^2 求出置信度为 $1 - \alpha$ 的置信区间为：

$$\left(\dfrac{(n_1 - 1)S_1{}^2 + (n_2 - 1)S_2{}^2}{\chi_{\frac{\alpha}{2}}{}^2(n_1 + n_2 - 2)}, \dfrac{(n_1 - 1)S_1{}^2 + (n_2 - 1)S_2{}^2}{\chi_{1 - \frac{\alpha}{2}}{}^2(n_1 + n_2 - 2)} \right)。$$

习题 5.2

1. 什么叫置信度和置信区间?作参数区间估计时,给定的 α 越大,置信度 $1-\alpha$ 越小,置信区间是越窄,还是越宽?加强可信度还是精度?

2. 在要求不高的行业,显著性水平 α 的选取是偏大还是稍小?

3. 已知某种白炽灯使用寿命服从正态分布。在某日某批次产品中随机抽取 10 只,测得寿命为:1067,919,1196,785,1126,936,918,1156,920,948。估算这种灯泡的使用寿命大于 1300 小时的概率。

综合测试

一、单项选择题

1. 在总体 X 中抽取样本 $X_1,X_2,X_3,\cdots,X_n$,进行参数点估计时,则对总体 X 与样本 $X_i(i=1,2,\cdots,n)$,下列描述正确的是
   A. X 必为正态分布
   B. $X_i(i=1,2,\cdots,n)$ 必为正态分布
   C. X 与 $X_i(i=1,2,\cdots,n)$ 不一定同分布
   D. X 与 $X_i(i=1,2,\cdots,n)$ 必为同分布

2. 在总体 X 中抽取样本 $X_1,X_2,X_3,\cdots,X_n$,进行参数点估计时,则对总体 X 的均值 μ 和方差 σ^2 估计最精准的分别是
   A. 众数与全距
   B. 中位数与极差
   C. 出现次数最多的数与 $S^2=\dfrac{1}{n}\sum_{i=1}^{n}(X_i-\mu)^2$
   D. $\overline{X}=\dfrac{1}{n}\sum_{i=1}^{n}X_i$ 和 $S^2=\dfrac{1}{n-1}\sum_{i=1}^{n}(X_i-\overline{X})^2$

3. 在总体 X 中抽取样本 $X_1,X_2,X_3,\cdots,X_n$,进行参数的区间估计时,则对总体 X 与样本 $X_i(i=1,2,\cdots,n)$,下列哪项的描述正确
   A. 只有 X 服从正态分布
   B. $X_i(i=1,2,\cdots,n)$ 不服从正态分布
   C. X 与 $X_i(i=1,2,\cdots,n)$ 不一定同分布
   D. X 与 $X_i(i=1,2,\cdots,n)$ 必服从同一正态分布

4. 正态总体 $X(\mu,\sigma^2)$ 中抽取一定容量为 n 的样本,其中 μ 未知,σ^2 已知,对 μ 的置信区间长度 L 与置信度 $1-\alpha$ 的关系是
   A. $1-\alpha$ 越小,L 越短
   B. $1-\alpha$ 越小,L 越长
   C. $1-\alpha$ 越小,L 无变化
   D. $1-\alpha$ 与 L 无关系

5. 正态总体 $X(\mu,\sigma^2)$ 抽取样本 $X_1,X_2,X_3,\cdots,X_n$,其中 σ^2 未知,对 σ^2 进行区间估计(显著性水平 α),则所需抽样分布为
   A. $\dfrac{\overline{X}-\mu}{\sigma/\sqrt{n}}\sim N(0,1)$
   B. $\dfrac{\overline{X}-\mu}{S/\sqrt{n}}\sim t(n-1)$
   C. $\dfrac{(n-1)S^2}{\sigma^2}\sim\chi^2(n-1)$
   D. $\dfrac{\sigma_1{}^2/S_1{}^2}{\sigma_2{}^2/S_2{}^2}\sim F(n_1-1,n_2-1)$

二、填空题

1. 在同一总体中,就参数 θ 的估计量有多个,在有偏和无偏中首选_____,若无偏估计量有多个,则由估计量优良标准的_____性选取无偏中_____最小的估计量为最佳选择。

2. 正态总体 $X(\mu,\sigma^2)$ 中抽取一定容量为 n 的样本,要得到 μ 的区间估计,在置信度 $1-\alpha$ 下,当 σ^2 已知时,所选抽样分布_____;当 σ^2 未知,所选抽样分布为_____。

3. 对 σ^2 的点估计,$\hat{\sigma}^2=\dfrac{1}{n}\sum_{i=1}^{n}(X_i-\mu)^2$ 和 $\hat{\sigma}^2=\dfrac{1}{n-1}\sum_{i=1}^{n}(X_i-\overline{X})^2$ 均可,当 μ 已知时,最好用_____,μ(通常)未知时,用_____。

4. 对 U 分布和 t 分布而言,其图像特点是_____分布,当大样本时($n>30$)时,t 分布可近似

用_____。

5. χ^2 分布和 F 分布是非_____分布,对 F 分布而言,为了查临界值表 $F_{1-\alpha}(n_1, n_2)$,必将其转化,关系式为_____。

三、解答题

1. 根据下列数据求总体均数 μ 和方差 σ^2 的无偏估计:

   (1) -3,0,6,5,2,8; (2)10,14,16,15,15。

2. 已知某药品中某成分的含量正常情况下服从正态分布,$\sigma = 0.108$,现测定 9 个样品,其含量均值 $\bar{x} = 4.484$,当 $\alpha = 5\%$ 时,试估计该药品中某成分含量的总体均数 μ 的置信区间。

3. 在一批中药片中,随机抽查 35 片,测重得平均片重为 $1.5g$,标准差 $0.08g$,药片重量服从正态公布,试估计药片平均片重在置信度为 95% 的置信区间。

4. 某地正常成年人血清胆固醇的总体 $X \sim N(\mu, 1.12^2)$,若要使血清胆固醇在置信度 0.95 下的置信度区间长度小于 0.34,问应抽查多少名正常成年人来进行测试?

5. 已知某药厂生产的盐酸二甲双胍片直径服从正态分布,从该厂某日生产的药品中随机抽取 16 片,测得直径(单位:mm)为:

   10.2,10.1,10.8,10.2,10.3,10.4,9.6,10.4,9.7,10.6,10.7,9.9,10.1,9.8,10.5,10.2。试求该批药片直径总体方差的 90% 置信区间。

6. 测得取自正态总体 X 的样本数据:50.7,54.9,54.3,44.8,42.2,69.8,53.4,66.1,48.1,血清胆固醇 35.7,求总体均值 μ 和标准差 σ 的置信度为 0.90 的置信区间。

（王孝福）

实验一　参数估计的 Excel 应用

一、教学要求

1. 了解区间估计的实践意义。

2. 掌握区间估计方法。

二、教学内容

参数估计的 Excel 应用。

（一）用 Excel 求正态总体均值的置信区间

1. 用 Excel 求方差已知时总体均值的置信区间　　总体方差 σ^2 已知时,求总体均值 μ 的 $100 \times (1 - \alpha)\%$ 的置信区间公式为:

$$\bar{x} \pm z_{\frac{\alpha}{2}} \frac{\sigma}{\sqrt{n}} \ 即 \ \left(\bar{x} - z_{\frac{\alpha}{2}} \frac{\sigma}{\sqrt{n}}, \bar{x} + z_{\frac{\alpha}{2}} \frac{\sigma}{\sqrt{n}} \right)。$$

在 Excel 中,利用样本均值函数 AVERAGE 和置信区域函数 CONFIDENCE 就可以分别得到 $\bar{x}$ 和 $Z_{\frac{\alpha}{2}} \frac{\sigma}{\sqrt{n}}$ 的值,由此即可得到置信区间的上、下限。

统计函数 AVERAGE 用于计算样本均值(算术平均值)$\bar{x}$,其格式为:

AVERAGE(number1,number2,…)

其中：number1，number2，…　是要计算均值的 1 ~ 30 个参数。参数可以是具体数字，或者是涉及数字的名称、数据范围或引用。

统计函数 CONFIDENCE 用于计算样本均值任意一侧的区域大小 $z_{\frac{\alpha}{2}}\frac{\sigma}{\sqrt{n}}$，其格式为：

CONFIDENCE(Alpha，St_dev，Size)

其中：Alpha　　显著水平 α，对应的置信度等于 $100\times(1-\alpha)\%$；

St_dev　　数据区域的总体标准差 σ，假设为已知；

Size　　样本容量 n。

现以下例的求解来说明已知方差 σ^2 时，用 Excel 构造总体均值的置信区间的具体步骤。

例 1　设某厂生产的某种药片直径 X 服从方差为 0.8^2 的正态分布。现从某日生产的药片中随机抽取 9 片，测得其直径分别为（单位：mm）

14.1，14.7，14.7，14.4，14.6，14.5，14.5，14.8，14.2

试用 Excel 求解该药片直径 X 的均值 μ 的 95% 置信区间。

Excel 求解：为构造例 1 所求的置信区间，可在工作表中输入下列内容：

A 列输入样本数据；C 列输入指标名称；D 列输入计算公式

即可得到所需估计的 95% 置信区间上、下限。

所求药片直径均值 μ 的 95% 置信区间为（13.98，15.02）（图 5 - 1）。

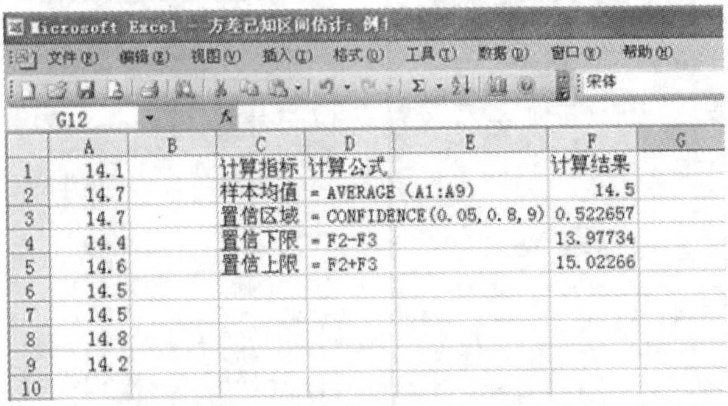

	A	B	C	D	E	F	G
1	14.1		计算指标	计算公式		计算结果	
2	14.7		样本均值	= AVERAGE (A1:A9)		14.5	
3	14.7		置信区域	= CONFIDENCE(0.05,0.8,9)		0.522657	
4	14.4		置信下限	= F2-F3		13.97734	
5	14.6		置信上限	= F2+F3		15.02266	
6	14.5						
7	14.5						
8	14.8						
9	14.2						
10							

图 5 - 1　例 1 的 Excel 结果图示

说明：(1) F 列为 D 列的计算显示结果，当输入完公式后，回车即显示出 F 列结果，这里只是为了看清公式，才给出了 D 列的公式形成。

(2) 对于不同的样本数据，只要输入新的样本数据，再对 D 列公式中的样本数据区域相应修改，置信区间就会自动给出。如果需要不同的置信水平，只需改变置信区域函数 CONFIDENCE 的相应数值即可。

2. *用 Excel 求方差未知时总体均值的置信区间*　总体方差 σ^2 未知时，求总体均值 μ 的 $100x(1-\alpha)\%$ 的置信区间公式为：

$$\bar{x}\pm t_{\frac{\alpha}{2}}(n-1)\frac{S}{\sqrt{n}} \text{ 即}\left(\bar{x}-t_{\frac{\alpha}{2}}(n-1)\frac{S}{\sqrt{n}},\bar{x}+t_{\frac{\alpha}{2}}(n-1)\frac{S}{\sqrt{n}}\right)。$$

在 Excel 中，利用“工具 → 数据分析 → 描述统计”的计算结果中“平均”和“置信度",就可分别得到 $\bar{x}$ 和 $t_{\frac{\alpha}{2}}(n-1)\dfrac{S}{\sqrt{n}}$ 的值,由此即可得到所求置信区间。

例2 设某地区儿童每100ml血所含钙量服从正态分布,现随机抽取12名儿童,得其每100ml血所含钙量的实测数据为(单位:μg):

54.8,72.3,53.6,64.7,43.6,58.3,63.0,49.6,66.2,52.5,61.2,69.9,

试用 Excel 求解该地区儿童的每100ml血平均含钙量的90% 置信区间。

Excel 求解:现以该案例的求解来说明求置信区间的具体操作步骤:

(1)输入数据:将例2样本数据输入到工作表中的 A2:A13;

(2)在菜单中选取"工具 → 数据分析 → 描述统计",点击"确定";

(3)当出现"描述统计"对话框后,指定参数(图5-2);

　　在"输入区域"方框内键入 A1:A13;

　　在"分组方式"选定"逐列";

　　在"输出选项"中选择"输出区域"为 C1;

　　选定"标志位于第一行";

　　选定"汇总统计";

　　选定"平均数置信度",并将置信度改为"90"%;

(4)点击"确定"(图5-3)。

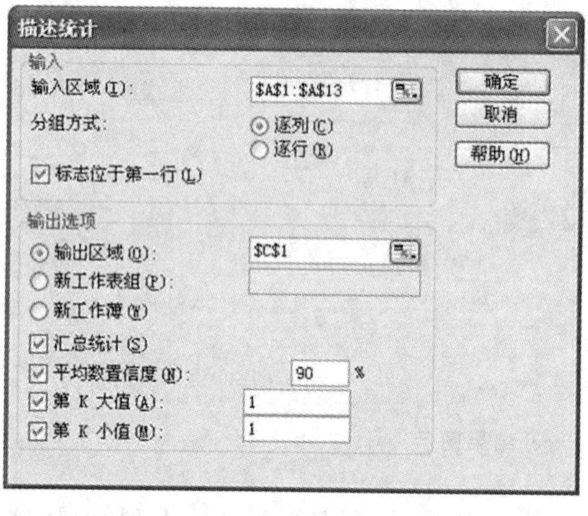

图5-2　"描述统计"对话框

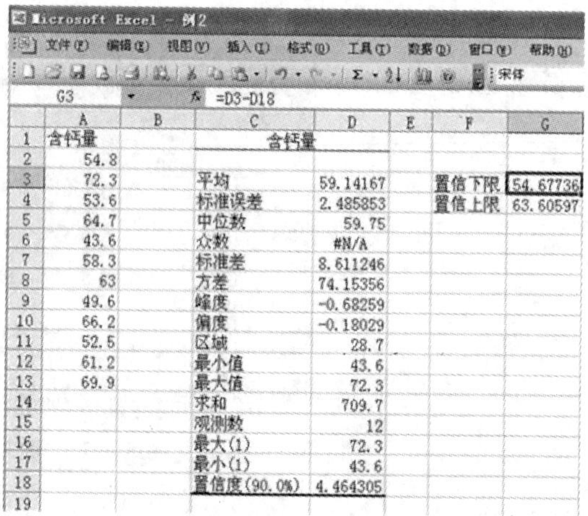

图5-3　例2的 Excel 结果图示

由此即可得到样本数据的描述性统计量结果。

根据描述统计量计算结果中的样本均值(平均) = 59.142 和置信区间半径(置信度) = 4.464,就可得到所求平均含钙量的90% 置信区间为(59.142 - 4.464,59.142 + 4.464)即(54.677,63.606)。

(二)用 Excel 求正态总体方差的置信区间

根据样本数据,求正态总体方差 σ^2 的 $100x(1-\alpha)\%$ 置信区间公式为

$$\left(\frac{(n-1)S^2}{\chi^2_{\frac{\alpha}{2}}}, \frac{(n-1)S^2}{\chi^2_{1-\frac{\alpha}{2}}}\right)$$

其中，S^2 是样本方差，$\chi^2_{\frac{\alpha}{2}}$、$\chi^2_{1-\frac{\alpha}{2}}$ 是 $\chi^2(n-1)$ 分布的双侧临界值。

例 3　从同一批号的阿司匹林片中随即抽取 10 片，测定其溶解 50% 所需的时间 T_{50}。结果如下（单位：分钟）：

5.3，3.6，5.1，6.6，4.9，6.5，5.2，3.7，5.4，5.0

问题：如何用 Excel 求解总体方差的 90% 置信区间？

Excel 求解：下面我们通过对该例的求解来说明用 Excel 构造方差 σ^2 置信区间的过程。

在 Excel 中，为构造所求方差 σ^2 置信区间工作表，可在表中输入下列内容（图 5－4）：

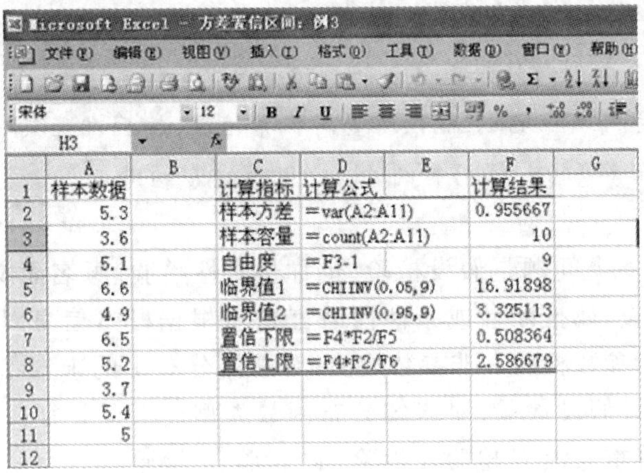

	A	B	C	D	E	F	G
1	样本数据		计算指标	计算公式		计算结果	
2	5.3		样本方差	=var(A2:A11)		0.955667	
3	3.6		样本容量	=count(A2:A11)		10	
4	5.1		自由度	=F3-1		9	
5	6.6		临界值1	=CHIINV(0.05,9)		16.91898	
6	4.9		临界值2	=CHIINV(0.95,9)		3.325113	
7	6.5		置信下限	=F4*F2/F5		0.508364	
8	5.2		置信上限	=F4*F2/F6		2.586679	
9	3.7						
10	5.4						
11	5						
12							

图 5－4　例 3 的 Excel 结果图示

因 $1-\alpha=0.90$，则 $\alpha=0.10$，两个临界值为

$$\chi^2_{\frac{0.1}{2}}(9)=\chi^2_{0.05}(9),\ \chi^2_{1-\frac{0.1}{2}}(9)=\chi^2_{0.95}(9)$$

可分别由 *CHIINV*(0.05,9) 和 *CHIINV*(0.95,9) 计算得到。

因此，所求总体方差 σ^2 的 90% 置信区间是(0.508 364,2.586 679)。

注意：*F* 列为 *D* 列所显示公式的计算结果，当在 *D* 列输入完公式后，回车在 *D* 列即显示出 *F* 列的计算结果，这里只是为了看清公式，才在 *D* 列给出具体的公式形式。

（徐　伟）

第六章　假设检验

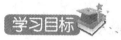

　　1. 掌握假设检验的概念,正确、透彻理解其基本思想及出现的两类错误。

　　2. 熟悉将应用题抽取出必要的数据信息,提出假设,选用恰当的抽样分布及得到接受域或拒绝域,能熟练查对临界值表,然后准确接受或拒绝 H_0。

　　3. 了解大样本($n \geqslant 30$)时的 t 检验用近似 U 检验。

　　统计推断的另一类问题是假设检验,也称显著性检验。顾名思义,先假设(提问:提出原假设和备择假设,属推断性或条件性语言),后根据样本信息对总体所作检验是否成立作选择。可分为参数检验和非参数检验:对总体分布中的未知参数的假设检验叫参数假设检验或叫统计假设检验,对未知分布函数类型或某些特征提出的假设检验称为非参数检验。本章着重介绍 U 检验、t 检验、χ^2 检验、F 检验。

第一节　假设检验的基本概念

一、实例引入

　　在实际生活中,许多判断性事例都可归结为假设检验问题。为了便于理解,以下通过几个具体实例来说明假设检验。

　　例 1　某药厂用一台包装机包装硼酸粉,每袋的标准重量为净重 0.5kg,设每袋硼酸粉净重服从正态分布,且长期的经验知其标准差 $\sigma = 0.013$kg。某天开工后,为了检验包装机的工作是否正常,随机抽取所包装的硼酸粉 15 袋,称得净重为:0.510、0.506、0.508、0.503、0.496、0.498、0.516、0.513、0.497、0.495、0.503、0.511、0.499、0.521、0.499。

　　试问这天包装机的工作是否正常?

　　上式算得 $\bar{x} = 0.505$,从直观上看,这批包装机所包装的硼酸粉不符合标准,但能否仅凭这 15 袋硼酸粉平均重量比标准多了 0.05kg 而立即得出这批硼酸粉不符合标准这一结论呢?从统计学角度看,由此得出这一结论太过草率。

　　引起差异可能是由这批硼酸粉品质造成的,也可能是抽样的随机性造成的。如何推断两类差异在合理的范围内,怎样用样本来推断总体,这正是假设检验所要解决的问题。假设检验中先要根据问题的需要提出"一对"假设,这"一对"属对立事件:一种是原假设或称零假设或叫待检假设,用 H_0 表示,通常是将要进行的假设,是以大概率 $1-\alpha$ 的形式作保证,其范围叫接受域;另一类是备择假设或对立假设,是 H_0 的反面,用 H_1 表示(小概率 α),其范围是拒绝 H_0 的区域,叫拒绝域。例1中"是否正常"可提出假设: $H_0:\mu = 0.5, H_1:\mu \neq 0.5$(参数假设),只要验算 H_0 是否成立即可。成立时接受 H_0,否则拒绝 H_0,从而接受 H_1。

例2　某药厂的甲、乙两条流水线生产同一种药物,各随机抽取药物样本 6 个和 7 个,测定有效成分含量为 甲:0.53、0.48、0.49、0.52、0.51、0.49;乙:0.57、0.56、0.49、0.54、0.55、0.48、0.47。假定这两条流水线生产的药物有效成分含量服从正态分布,这两条流水线生产的药物有效成分含量是否有显著差异?

由题知,可提出假设 $H_0:\mu_1 = \mu_2$　　$H_1:\mu_1 \neq \mu_2$(参数假设)

例3　某药厂自动草药数控机生产某种药瓶,从成品中抽取 11 只,测得其直径(单位:mm) 数 据 如 下:10.49、10.67、10.82、10.77、10.41、10.32、10.38、10.59、10.64、10.18、10.52,问这批药瓶的直径 X 服从正态分布吗?

由题知,提出假设 $H_0:X \sim N(\mu, \sigma^2)$　　$H_1:X \sim N(\mu, \sigma^2)$(非参数假设)

二、假设检验的基本思想

假设检验的基本思想是假设检验的统领,运用了小概率原理。若随机事件的概率很小(α 常取 0.001,0.01,0.05,0.10),则称为小概率事件。认为小概率事件在一次试验中是几乎不可能发生的,如果在一次试验中发生了,则被认为是不合理的,从而拒绝 H_0,而接受 H_1。换言之:认为小概率事件一定不发生,反之则认为大概率事件一定发生。若有违背,则是由于错误的假设引起的,即:原假设 H_0 不成立,选备择假设 H_1。

现以例1为例提出假设 $H_0:\mu = 0.5, H_1:\mu \neq 0.5$。由 $X \sim N(\mu, 0.013^2)$ 得 $\bar{X} \sim N(\mu, \frac{0.013^2}{15})$,则有 $\frac{\bar{X} - \mu}{0.013/\sqrt{15}} \sim N(0,1)$。在待检假设 $H_0(\mu = 0.5)$ 下,则有

$$P\left(\left|\frac{\bar{X} - \mu}{0.013/\sqrt{15}}\right| \leq \lambda\right) = 1 - \alpha \text{ 或 } P\left(\left|\frac{\bar{X} - \mu}{0.013/\sqrt{15}}\right| > \lambda\right) = \alpha,\text{看} \left|\frac{\bar{x} - \mu}{0.013/\sqrt{15}}\right| \leq \lambda \text{ 和}$$

$\left|\frac{\bar{x} - \mu}{0.013/\sqrt{15}}\right| > \lambda$ 中哪一个正确,若 $\left|\frac{\bar{x} - \mu}{0.013/\sqrt{15}}\right| \leq \lambda$ 正确,因大概率 $1 - \alpha$,从而接受 H_0;若 $\left|\frac{\bar{x} - \mu}{0.013/\sqrt{15}}\right| > \lambda$ 正确,因是小概率 α,则拒绝 H_0,接受 H_1。临界概率 $\alpha(0 < \alpha < 1)$ 称之为检验水平或显著性水平,称 λ 为检验水平 α 的临界值,是 H_0 和 H_1 取舍时在横轴上的分界值。大概率决定的区域叫接受域,小概率所定区域叫拒绝域。

三、假设检验中的两类错误

在假设检验中,是以样本推断总体即以局部去推断总体,因此可知假设检验的结论并非百分之百正确,可能犯错误。这种错误有以下两类错误:

第一类错误是"弃真"错误: H_0 本来是正确的,但由于样本的随机性,使样本的观察值落入拒绝域,从而否定 H_0,犯第一类错误的概率不超过检验性水平 α。

第二类错误是"取伪"错误:H_0本来不正确,但由于样本的随机性,使样本观察值落入接受域,从而作出接受 H_0 的判断。

在假设检验实际应用中,希望犯这两种错误的概率越小越好,但对于一定量的样本而言,不可能同时降低犯这两种错误的概率,降低第一种错误,会增加第二种错误;因为二者不可兼顾。我们往往采用先限制"犯第一类错误"的概率,不超过显著性水平 α,再考虑如何减少"犯第二类错误"的概率。要想从根本上解决,只有增大样本量,但会增大成本,浪费大量的人力、物力及财力,也是不合算的,所以应选择合适的样本量。

第二节 正态总体的 U 检验和 t 检验

一、单个正态总体均值的假设检验

单个正态总体 $X \sim N(\mu, \sigma^2)$ 中抽取样本 $X_1, X_2, X_3, \cdots, X_n$。对均值 μ 的检验分为 σ^2 已知和未知两种情况:当 σ^2 已知时,构建抽样分布 $\dfrac{\overline{X} - \mu}{\sigma/\sqrt{n}} \sim N(0,1)$,用 U 检验;当 σ^2 未知时,用 $\dfrac{\overline{X} - \mu}{S/\sqrt{n}} \sim t(n-1)$,称为 t 检验。$\dfrac{\overline{X} - \mu}{\sigma/\sqrt{n}} \sim N(0,1)$ 和 $\dfrac{\overline{X} - \mu}{S/\sqrt{n}} \sim t(n-1)$ 是对称分布。

(一) U 检验

1. 方差 σ^2 已知,检验 $H_0: \mu = \mu_0$;$H_1: \mu \neq \mu_0$(双侧检验)

在 H_0 成立之下,选择统计量 $U = \dfrac{\overline{X} - \mu_0}{\sigma/\sqrt{n}}$,则有 $P\left(\left| \dfrac{\overline{X} - \mu_0}{\sigma/\sqrt{n}} \right| \leq U_{\frac{\alpha}{2}} \right) = 1 - \alpha$ 或

$$P\left(\left| \dfrac{\overline{X} - \mu_0}{\sigma/\sqrt{n}} \right| > U_{\frac{\alpha}{2}} \right) = \alpha$$

当 $\left| \dfrac{\overline{x} - \mu_0}{\sigma/\sqrt{n}} \right| \leq U_{\frac{\alpha}{2}}$ 成立时因大概率 $1 - \alpha$,从而接受 H_0;当 $\left| \dfrac{\overline{x} - \mu_0}{\sigma/\sqrt{n}} \right| \leq U_{\frac{\alpha}{2}}$ 不成立,即 $\left| \dfrac{\overline{x} - \mu_0}{\sigma/\sqrt{n}} \right| > U_{\frac{\alpha}{2}}$ 成立,因小概率 α,因而否定(或拒绝)H_0,从而接受 H_1。临界值在图形两侧,是双侧检验。

例4 药物溶解度是指在一定温度和气压下,在一定量溶剂中达到饱和时溶解溶质的最大药量,是反映药物溶解性的重要指标。已知某制药企业生产某种药品,其溶解度 $X \sim N(2.50, 0.64)$,现从该企业生产的某批次这种药品中随机抽取6份,溶解于100g的溶剂中,测得溶解度如下(单位:g):1.66　2.01　1.03　2.56　1.64　1.87。试问该批次药品溶解度是否仍为2.50g?($\alpha = 0.05$)

解 由题知 $\mu_0 = 2.50$,$\sigma = 0.8$,$n = 6$,可算出 $\overline{x} = 1.795$

题中"是否仍为2.50g",可提出假设 $H_0: \mu = 2.50$;$H_1: \mu \neq 2.50$

验算 $\left|\dfrac{\bar{x}-2.50}{0.8/\sqrt{6}}\right| \approx 2.518 > U_{\frac{\alpha}{2}} = 1.96$ 不成立,因此拒绝 H_0,接受 H_1,即溶解度均值发生显著变化。

2. 方差 σ^2 已知,检验 $H_0:\mu \leqslant \mu_0;H_1:\mu > \mu_0$(右侧检验)

在 H_0 成立时,有 $\dfrac{\bar{X}-\mu}{\sigma/\sqrt{n}} \geqslant \dfrac{\bar{X}-\mu_0}{\sigma/\sqrt{n}}$,记 $\widetilde{U} = \dfrac{\bar{X}-\mu}{\sigma/\sqrt{n}}$,$U = \dfrac{\bar{X}-\mu_0}{\sigma/\sqrt{n}}$,可得 $\widetilde{U} \geqslant U$

结合标准正态的图形,则有 $P[\widetilde{U}(\geqslant U) > U_\alpha] \leqslant P(U < U_\alpha) = \alpha$

当代值后,有 $U > U_\alpha$ 时,因 α 是小概率,从而否定 H_0,而接受 H_1;反之接受 H_0。临界值在图形右侧,是单侧检验中的右侧检验。

例 5　某药厂原来生产的一种安眠药,经临床使用测得平均睡眠时间 18.6 小时,标准差 1.5 小时,该厂技术人员为了其增加睡眠时间,改进旧工艺后测得生产的安眠药的睡眠时间:25.6　21.2　26　26.2　24　23.4　24.3　21　25.5　24.3 。是否认为改进工艺后生产的安眠药提高了疗效(假定睡眠时间服从正态分布,$\alpha = 0.05$)?

解　由题知或算出 $n = 10,\bar{x} = 24.15,\sigma = 1.5$

假设 $H_0:\mu \leqslant 18.6;H_1:\mu > 18.6$(右侧检验)

计算统计值 $\dfrac{\bar{x}-\mu_0}{\sigma/\sqrt{n}} = \dfrac{24.15-18.6}{1.5/\sqrt{10}} = 11.70 > U_{0.05} = U_{\frac{0.1}{2}} = 1.64$ 成立,则接受 H_1,即提高了疗效。

3. 方差 σ^2 已知,检验 $H_0:\mu \geqslant \mu_0;H_1:\mu < \mu_0$(左侧检验)

例 6　某制药企业生产某种中药丸,要求有效期不得低于 1000 天,现从某天生产的药丸中随机抽取 25 个,测得有效期平均为 950 天。这种药丸的有效期服从正态分布,这天生产的药丸在取 $\alpha = 0.05$ 时有效期的均值是否小于 1000 天?

解　假设 $H_0:\mu \geqslant 1000;H_1:\mu < 1000$(左侧检验)

由题已知 $\sigma = 100,\bar{x} = 950$,查表知 $U_{0.05} = U_{\frac{0.1}{2}} = 1.64$

计算统计值 $\dfrac{\bar{x}-\mu_0}{\sigma/\sqrt{n}} = \dfrac{950-1000}{100/\sqrt{25}} = -2.5 < -U_{0.05} = -U_{\frac{0.1}{2}} = -1.64$ 成立,

因此接受 H_1,这天生产的药丸有效期均值小于 1000 天。

(二) t 检验

1. 方差 σ^2 未知,检验 $H_0:\mu = \mu_0;H_1:\mu \neq \mu_0$(双侧检验)

在 H_0 成立之下,选择,则有 $P\left(\left|\dfrac{\bar{X}-\mu_0}{S/\sqrt{n}}\right| \leqslant t_{\frac{\alpha}{2}}(n-1)\right) = 1-\alpha$

或 $P\left(\left|\dfrac{\bar{X}-\mu_0}{S/\sqrt{n}}\right| > t_{\frac{\alpha}{2}}(n-1)\right) = \alpha$

当 $\left|\dfrac{\bar{x}-\mu_0}{s/\sqrt{n}}\right| \leqslant t_{\frac{\alpha}{2}}(n-1)$ 成立时,接受 H_0;反之则否定(或拒绝)H_0,从而接受 H_1。

例 7　某中药厂用旧设备生产六味地黄丸,丸重的均数为 9.8g,更新设备后,从所生产的丸中随机抽取9丸,重量为:10　9.8　10.3　9.1　9.2　9.6　8.6　9.9　8.9。问设备更新前后药丸的平均重量是否有变化?(丸重服从正态分布,$\alpha = 0.05$)

解 由题中所求问题得假设 $H_0: \mu = 9.8$;$H_1: \mu \neq 9.8$(双侧检验)

由样本值算得 $\bar{x} = 9.49, s = 0.57, n = 9$ 自由度 $df = n - 1 = 8$

计算统计值 $t = \left| \dfrac{\bar{x} - \mu_0}{s / \sqrt{n}} \right| = \left| \dfrac{9.49 - 8.9}{0.57 / \sqrt{9}} \right| = 3.11 > t_{\frac{0.05}{2}}(8) = t_{0.025}(8) = 1.86$ 不成立,拒绝 H_0,认为更新设备后丸重有显著变化。

2. 方差 σ^2 未知,检验 $H_0: \mu \leq \mu_0$;$H_1: \mu > \mu_0$(右侧检验)

在 H_0 成立时,有 $\dfrac{\overline{X} - \mu}{S / \sqrt{n}} \geq \dfrac{\overline{X} - \mu_0}{S / \sqrt{n}}$,令 $\widetilde{T} = \dfrac{\overline{X} - \mu}{S / \sqrt{n}}, T = \dfrac{\overline{X} - \mu_0}{S / \sqrt{n}}$,可得 $\widetilde{T} \geq T$

由图可知,则有 $P[\widetilde{T}(\geq T) > \mu_\alpha] \leq P(T > \mu_\alpha) = \alpha$

当代值后,有 $T > \mu_\alpha$ 时,接受 H_1;反之接受 H_0。

例8 已知某保健品中的维生素 C 含量 X 服从正态分布,$\mu = 4.4$。随机检测一个批次的7包该种保健品,测得维生素 C 平均含量 $\bar{x} = 4.51$,标准差 $s = 0.11$。试检验该批保健品中的维生素 C 含量均值是否显著提高?($\alpha = 0.05$)

解 由题中所问知 $H_0: \mu \leq 4.4$;$H_1: \mu > 4.4$(右侧检验)

题意知 $\bar{x} = 4.4, s = 0.11, n = 7$

$T = \dfrac{\bar{x} - \mu_0}{s / \sqrt{n}} = \dfrac{4.51 - 4.4}{0.11 / \sqrt{7}} \approx 2.646 > t_{0.05}(6) = 1.946$ 成立,因此拒绝 H_0,从而接受 H_1。

3. 方差 σ^2 未知,检验 $H_0: \mu \geq \mu_0$;$H_1: \mu < \mu_0$(左侧检验)

例9 某药厂生产甘草流浸膏,现从产品中随机抽取4个样品测得甘草酸含量的均值 $\bar{x} = 8.30(\%)$,标准差 $s = 0.03(\%)$,设测量值总体服从正态分布,据以往经验,甘草流浸膏中草酸含量的 $\mu = 8.32(\%)$,检验该厂生产的甘草流浸膏中甘草酸的含量是否低于总体水平?($\alpha = 0.05$)

解 由题可知,假设 $H_0: \mu \geq 8.32$;$H_1: \mu < 8.32$

已知 $\bar{x} = 8.30, s = 0.03, n = 4$

计算 $T = \dfrac{\bar{x} - \mu_0}{s / \sqrt{n}} = \dfrac{8.30 - 8.32}{0.03 / \sqrt{4}} \approx -1.33 < t_{0.05}(3) = -2.353$ 成立,接受 H_1。

二、两个正态总体均值的假设检验

从两个正态总体 $X \sim N(\mu_1, \sigma_1^{\,2})$ 和 $Y \sim N(\mu_2, \sigma_2^{\,2})$ 中抽取样本 $X_1, X_2, X_3, \cdots, X_{n_1}$ 和

$Y_1, Y_2, Y_3, \cdots, Y_{n_2}$。则有 $\dfrac{\overline{X} - \overline{Y} - (\mu_1 - \mu_2)}{\sqrt{\sigma_1^{\,2}/n_1 + \sigma_2^{\,2}/n_2}} \sim N(0,1)$ 的 U 检验和当 $\sigma_1 = \sigma_2$ 时

$$\dfrac{\overline{X} - \overline{Y} - (\mu_1 - \mu_2)}{\sqrt{\dfrac{(n_1 - 1)S_1^{\,2} + (n_2 - 1)S_2^{\,2}}{n_1 + n_2 - 2}} \sqrt{\dfrac{1}{n_1} + \dfrac{1}{n_2}}} \sim t(n_1 + n_2 - 2)$$ 的 t 检验。

（一）U 检验

1. σ_1^2, σ_2^2 已知，检验 $H_0 : \mu_1 = \mu_2$（或 $\mu_1 - \mu_2 = 0$）；$H_1 : \mu_1 \neq \mu_2$（或 $\mu_1 - \mu_2 \neq 0$）

在 H_0 成立时，

有 $P\left[\left|\dfrac{\overline{X} - \overline{Y} - (\mu_1 - \mu_2)}{\sqrt{\sigma_1^2/n_1 + \sigma_2^2/n_2}}\right| \leqslant U_{\frac{\alpha}{2}}\right] = 1 - \alpha$ 或 $P\left[\left|\dfrac{\overline{X} - \overline{Y} - (\mu_1 - \mu_2)}{\sqrt{\sigma_1^2/n_1 + \sigma_2^2/n_2}}\right| < U_{\frac{\alpha}{2}}\right] = \alpha$

在 $\left|\dfrac{\bar{x} - \bar{y}}{\sqrt{\sigma_1^2/n_1 + \sigma_2^2/n_2}}\right| \leqslant U_{\frac{\alpha}{2}}$ 和 $\left|\dfrac{\bar{x} - \bar{y}}{\sqrt{\sigma_1^2/n_1 + \sigma_2^2/n_2}}\right| > U_{\frac{\alpha}{2}}$ 中两个式子的验算均

可选定假设。当 $\left|\dfrac{\bar{x} - \bar{y}}{\sqrt{\sigma_1^2/n_1 + \sigma_2^2/n_2}}\right| \leqslant U_{\frac{\alpha}{2}}$ 成立时接受 H_0，反之接受 H_1。是双侧检验。

例 10 在两种工艺下生产的某医疗器械强力 $X \sim N(\mu_1, 14^2)$ 和 $Y \sim N(\mu_2, 15^2)$，各抽取 50 样本，测量其强力，算出 $\bar{x} = 280, \bar{y} = 286$。问两种工艺下生产的该医疗器械强力有无明显差异？（$\alpha = 0.05$）

解 由题得 $\sigma_1^2 = 14^2, \sigma_2^2 = 15^2, n_1 = n_2 = 50, \bar{x} = 280, \bar{y} = 286$

假设 $H_0 : \mu_1 - \mu_2 = 0$；$H_1 : \mu_1 - \mu_2 \neq 0$（双侧检验）

有 $P\left(\left|\dfrac{\overline{X} - \overline{Y} - (\mu_1 - \mu_2)}{\sqrt{14^2/50 + 15^2/50}}\right| \leqslant U_{\frac{0.05}{2}}\right) = 0.95$

计算 $\left|\dfrac{\bar{x} - \bar{y}}{\sqrt{(14^2 + 15^2)/50}}\right| < 1.96$ 不成立，拒绝 H_0，从而接受 H_1，即两种工艺强力有明显差异。

2. σ_1^2, σ_2^2 已知，检验 $H_0 : \mu_1 \leqslant \mu_2$（或 $\mu_1 - \mu_2 \leqslant 0$）；$H_1 : \mu_1 > \mu_2$（或 $\mu_1 - \mu_2 > 0$）

H_0 成立之时，有 $\dfrac{\overline{X} - \overline{Y} - (\mu_1 - \mu_2)}{\sqrt{\sigma_1^2/n_1 + \sigma_2^2/n_2}} \geqslant \dfrac{\overline{X} - \overline{Y}}{\sqrt{\sigma_1^2/n_1 + \sigma_2^2/n_2}}$

令 $\widetilde{U} = \dfrac{\overline{X} - \overline{Y} - (\mu_1 - \mu_2)}{\sqrt{\sigma_1^2/n_1 + \sigma_2^2/n_2}}$，$U = \dfrac{\overline{X} - \overline{Y}}{\sqrt{\sigma_1^2/n_1 + \sigma_2^2/n_2}}$，即 $\widetilde{U} \geqslant U$。

有 $P[\widetilde{U}(\geqslant U) > U_\alpha] \leqslant P(U > U_\alpha) = \alpha$。当代值后，若 $U > U_\alpha$，接受 H_1；反之接受 H_0。是右侧检验。

3. σ_1^2, σ_2^2 已知，检验 $H_0 : \mu_1 \geqslant \mu_2$（或 $\mu_1 - \mu_2 \geqslant 0$）；$H_1 : \mu_1 < \mu_2$（或 $\mu_1 - \mu_2 < 0$）
同理可知是左侧检验。

（二）t 检验

1. σ_1^2, σ_2^2 未知，但 $\sigma_1 = \sigma_2$，检验 $H_0 : \mu_1 = \mu_2$（或 $\mu_1 - \mu_2 = 0$）；$H_1 : \mu_1 \neq \mu_2$（或 $\mu_1 - \mu_2 \neq 0$）

当 H_0 成立时，$P\left(\left|\dfrac{\overline{X} - \overline{Y} - (\mu_1 - \mu_2)}{\sqrt{\dfrac{(n_1 - 1)S_1^2 + (n_2 - 1)S_1^2}{n_1 + n_2 - 2}}\sqrt{\dfrac{1}{n_1} + \dfrac{1}{n_2}}}\right| > t_{\frac{\alpha}{2}}(n_1 + n_2 - 2)\right) = \alpha$

$$\left| \frac{\bar{x} - \bar{y}}{\sqrt{\dfrac{(n_1 - 1)s_1^{\,2} + (n_2 - 1)s_2^{\,2}}{n_1 + n_2 - 2}} \sqrt{\dfrac{1}{n_1} + \dfrac{1}{n_2}}} \right| > t_{\frac{\alpha}{2}}(n_1 + n_2 - 2)$$ 成立时接受 H_1，反之接

受 H_0。是双侧检验，常令 $S_\omega = \sqrt{\dfrac{(n_1 - 1)S_1^{\,2} + (n_2 - 1)S_2^{\,2}}{n_1 + n_2 - 2}}$。

例11 已知中药黄连的 $C_{20}H_{19}O_5N$ 的含量服从正态分布，为了比较两批中药黄连的 $C_{20}H_{19}O_5N$ 的含量，分别随机抽取了 4 个 150g 的样品，在同样条件下测定其含量，第一批得数据 (Xg) 为 8.90、8.98、8.96、8.96。第二批数据 (Yg) 为 8.23、8.85、8.90、8.91。试检验这两批黄连的 $C_{20}H_{19}O_5N$ 含量是否有显著差异？$(\alpha = 0.05)$

解 这两批产品在同样条件下测定，一般认为方差是相同的，且是小样本，用 t 检验。

假设 $H_0: \mu_1 - \mu_2 = 0$；$H_1: \mu_1 - \mu_2 \neq 0$（双侧检验）

由样本计算得 $\bar{x} = 8.95$，$s_1^{\,2} = 0.0012$，$\bar{y} = 8.87$，$s_2^{\,2} = 0.0018$，$n_1 = n_2 = 4$

计算 $t = \left| \dfrac{\bar{x} - \bar{y}}{\sqrt{\dfrac{(n_1 - 1)s_1^{\,2} + (n_2 - 2)s_2^{\,2}}{n_1 + n_2 - 2}} \sqrt{\dfrac{1}{n_1} + \dfrac{1}{n_2}}} \right| = 2.92 < t_{\frac{0.05}{2}}(6) = 2.447$ 不成

立，即两批其 $C_{20}H_{19}O_5N$ 含量有显著差异。由样本均值看出，第一批比第二批的含量明显高。

2. $\sigma_1^{\,2}$，$\sigma_2^{\,2}$ 未知，但 $\sigma_1 = \sigma_2$，检验 $H_0: \mu_1 \leqslant \mu_2$（或 $\mu_1 - \mu_2 \leqslant 0$）；$H_1: \mu_1 > \mu_2$（或 $\mu_1 - \mu_2 > 0$）

在 H_0 成立之下，有 $\dfrac{\bar{X} - \bar{Y} - (\mu_1 - \mu_2)}{S_\omega \sqrt{1/n_1 + 1/n_2}} \geqslant \dfrac{\bar{X} - \bar{Y}}{S_\omega \sqrt{1/n_1 + 1/n_2}}$

令 $\tilde{T} = \dfrac{\bar{X} - \bar{Y} - (\mu_1 - \mu_2)}{S_\omega \sqrt{1/n_1 + 1/n_2}}$，$T = \dfrac{\bar{X} - \bar{Y}}{S_\omega \sqrt{1/n_1 + 1/n_2}}$，即 $\tilde{T} \geqslant T$

由图可知，则有 $P(\tilde{T} \geqslant T > \mu_\alpha) \leqslant P(T > \mu_\alpha) = \alpha$，当代值后，若 $T > \mu_\alpha$，则接受 H_1；反之接受 H_0，是右侧检验。

3. $\sigma_1^{\,2}$，$\sigma_2^{\,2}$ 未知，但 $\sigma_1 = \sigma_2$，检验 $H_0: \mu_1 \geqslant \mu_2$（或 $\mu_1 - \mu_2 \geqslant 0$）；$H_1: \mu_1 < \mu_2$（或 $\mu_1 - \mu_2 < 0$）（左侧检验）

（三）配对比较两个正态总体的均值差异

在医学中，常遇到两组试验的对象差异较大，这种差异必导致试验误差增大，不利于反映总体间存在的真实误差，为了减少这种误差，若条件允许，常常做配对比较。此时两个样本（或称两组数据）并不要求互相独立。

例12 某中医师用中药青木香治疗高血压病患者，治疗前后舒张压 kPa 的情况如下：

患者编号	1	2	3	4	5	6	7	8	9	10	11	12
治疗前	14.7	15.3	17.7	17.7	16.8	14.4	14.7	14.7	18.7	13.9	16	16
治疗后	12	15.4	13.5	17.5	14.7	11.7	12.3	13.9	16.8	11.5	11.7	14.3
差值 d	2.7	-0.1	4.2	0.2	2.1	2.7	2.4	0.8	1.9	2.4	4.3	1.1

问该中药治疗高血压病是否有效?(假定高血压舒张压服从正态分布,$\alpha = 0.01$)

解　由题提出假设 $H_0 : \mu_d = 0 ; H_1 : \mu_d \neq 0$(双侧检验)

由 d 数据计算得均值与标准差 $\bar{d} = 2.06$　$s_d = 1.39$　$df = 12 - 1 = 11$

则有 $\dfrac{\bar{D} - \mu_d}{S_d / \sqrt{12}} \sim t(11)$,

即在 H_0 下的接受域 $\left| \dfrac{\bar{d} - \mu_d}{s_d / \sqrt{12}} \right| = \left| \dfrac{\bar{d}}{s_d / \sqrt{12}} \right| = 5.12 < t_{\frac{0.01}{2}}(11) = 3.106$ 不成立,从而

说明青木香对高血压病患者降低舒张压有效。

习题 6.1

1. 待检假设是指的原假设还是备择假设?有人认为假设检验是概率意义的反证法,就其反证法思维方式而言,此说法是否正确?

2. 对双侧检验,可否先求出待检参数的置信区间,后看待检参数值是否落入区间决定接受或拒绝原假设?

3. U 检验和 t 检验中检验的参数是什么?U 检验是否可检验 σ 或 σ^2?

4. 在 $P\left(\left| \dfrac{\bar{X} - \bar{Y} - (\mu_1 - \mu_2)}{\sqrt{\sigma_1^2 / n_1 + \sigma_2^2 / n_2}} \right| > \mu_{\frac{\alpha}{2}} \right) = \alpha$ 中,检验的是否满足接受域还是拒绝域?是单侧检验还是双侧检验?

第三节　正态总体的 χ^2 检验和 F 检验

在正态总体中,含有方差 σ^2 的抽样分布有 $\dfrac{\bar{X} - \mu}{\sigma / \sqrt{n}} \sim N(0,1)$,$\dfrac{(n-1)S^2}{\sigma^2} \sim \chi^2(n-1)$,

$\dfrac{S_1^2 / \sigma_1^2}{S_2^2 / \sigma_2^2} \sim F(n_1 - 1, n_2 - 1)$ 中,因 $\dfrac{\bar{X} - \mu}{\sigma / \sqrt{n}} \sim N(0,1)$ 算得的 σ 区间长度为∞,故不采用。

只用 χ^2 检验 σ^2,而 F 检验则检验方差齐性,即 $\sigma_1^2 = \sigma_2^2$。当 $\sigma_1^2 \leqslant \sigma_2^2$ 或 $\sigma_1^2 \leqslant \sigma_2^2$ 时则进行放大或缩小到方差齐性来处理。χ^2 分布和 F 分布是非对称分布。

一、单个正态总体方差的检验(χ^2 检验)

1. 已知 σ_0^2,检验 $H_0 : \sigma^2 = \sigma_0^2 ; H_1 : \sigma^2 \neq \sigma_0^2$(双侧检验)

在 H_0 成立时,有 $P\left[\chi_{\frac{\alpha}{2}}^2(n-1) < \dfrac{(n-1)S^2}{\sigma_0^2} < \chi_{\frac{\alpha}{2}}^2(n-1) \right] = 1 - \alpha$

当 $\chi_{1-\frac{\alpha}{2}}^2(n-1) < \dfrac{(n-1)s^2}{\sigma_0^2} < \chi_{\frac{\alpha}{2}}^2(n-1)$ 成立时,接受 H_0;反之,则接受 H_1。

例1 某种剂型药物正常生产过程中,碳含量 $X \sim N(1.408, 0.048^2)$,现从某班产品中任取 5 个,其含碳量(%)为 1.55　1.40　1.32　1.36　1.44,试问这个班生产的药物碳含量的总体方差是否正常?($\alpha = 0.10$)

解 由题意提出假设 $H_0: \sigma^2 = 0.048^2$;$H_1: \sigma^2 \neq 0.048^2$(双侧检验)

由条件计算知 $n = 5, \bar{x} = 1.414, s = 0.088$

验算 $\chi_{1-\frac{0.10}{2}}^2(4) = \chi_{0.95}^2(4) = 0.711 < \dfrac{(5-1)s^2}{\sigma_0^2} < \chi_{\frac{0.10}{2}}^2(4) = \chi_{0.05}^2(4) = 9.49$

即 $0.711 < \dfrac{4 \times 0.088^2}{0.048^2} < 9.49\ H_0$ 不成立,从而接受 H_1,即总体方差不齐。

2. 已知 σ_0^2,检验 $H_0: \sigma^2 \leq \sigma_0^2$;$H_1: \sigma^2 > \sigma_0^2$

H_0 成立时,有 $\dfrac{(n-1)S^2}{\sigma^2} \geq \dfrac{(n-1)S^2}{\sigma_0^2}$,令 $\tilde{\chi}^2 = \dfrac{(n-1)S^2}{\sigma^2}$,$\chi^2 = \dfrac{(n-1)S^2}{\sigma_0^2}$。即 $\tilde{\chi}^2 \geq \chi^2$

则由图可知,有 $P(\tilde{\chi}^2(\geq \chi^2) > \chi_\alpha^2(n-1)) \leq P[\chi^2 \geq \chi_\alpha^2(n-1)] = \alpha$,当代入数值后,有 $\dfrac{(n-1)s^2}{\sigma_0^2} > \chi_\alpha^2(n-1)$ 成立,则接受 H_1,反之则接受 H_0,是右侧检验。

例2 某药品包装机在正常工作时每袋重量(单位:g)$X \sim N(1000, \sigma^2)$,其中 $\sigma \leq 15g$。某天检查机器要作是否正常,从已包装的药品中随机抽取 10 袋,测其净重为 1020　1014　976　982　950　968　998　994　1030　1048,问这天机器工作是否正常?($\alpha = 0.05$)

解 由题意可知 假设 $H_0: \sigma^2 \leq 15^2$;$H_1: \sigma^2 > 15^2$(右侧检验)

题中知 $n = 10$,可算得 $\bar{x} = 998, s \approx 30.23$

$\chi^2 = \dfrac{(n-1)s^2}{\sigma_0^2} = \dfrac{9 \times 30.23^2}{15^2} = 36.55 > \chi_{0.05}^2(9) = 16.9\ H_0$ 不成立,从而接受 H_1,即 $\sigma^2 \leq 15^2$。

3. 已知 σ_0^2,检验 $H_0: \sigma^2 \geq \sigma_0^2$;$H_1: \sigma^2 < \sigma_0^2$(左侧检验)

同理可知,在 H_0 成立时,由 $\dfrac{(n-1)S^2}{\sigma^2} \leq \dfrac{(n-1)S^2}{\sigma_0^2}$ 可得左侧临界值,是左侧检验。即验算 $\dfrac{(n-1)s^2}{\sigma_0^2} < \chi_{1-\frac{\alpha}{2}}^2(n-1)$ 是否成立,从而决定拒绝 H_0 还是接受 H_0。

二、两个正态总体方差齐性的检验(F 检验)

1. 检验 $H_0: \sigma_1^2 = \sigma_2^2$;$H_1: \sigma_1^2 \neq \sigma_2^2$

在 H_0 成立时,有 $P\left[F_{1-\frac{\alpha}{2}}(n_1-1, n_2-1) \dfrac{S_1^2/\sigma_1^2}{S_2^2/\sigma_2^2} F_{\frac{\alpha}{2}}(n_1-1, n_2-1)\right] = 1 - \alpha$

知识链接

对非对称的 χ^2 检验而言,有表直接可查 $\chi_\alpha^2(n)$,$\chi_{1-\alpha}^2(n)$。而对 F 检验来说,则不能直接查 $F_{1-\alpha}(n_1,n_2)$。在此推导出转化关系式:

由定义 $X = \dfrac{\chi^2(n_1)/n_1}{\chi^2(n_2)/n_2} F(n_1,n_2)$ 　知 $P\left[\dfrac{\chi^2(n_1)/n_1}{\chi^2(n_2)/n_2} \geq F_\alpha(n_1,n_2)\right] = \alpha$

即有 $P\left[\dfrac{\chi^2(n_2)/n_2}{\chi^2(n_1)/n_1} \leq F_{1-\alpha}(n_2,n_1) = \dfrac{1}{F_\alpha(n_1,n_2)}\right] = \alpha$,

从中抽取出关系式 $F_{1-\alpha}(n_2,n_1) = \dfrac{1}{F_\alpha(n_1,n_2)}$

验算 $F_{1-\frac{\alpha}{2}}(n_1-1,n_2-1) < \dfrac{S_1^2}{S_2^2} < F_{\frac{\alpha}{2}}(n_1-1,n_2-1)$ 是否成立,从而得到接受 H_0 和拒绝 H_0。

例3 某中西结合医院科研室,比较单味大黄与西药氨甲苯酸治疗急性上消化道出血的效果,以止血天数为指标,其结果:氨甲苯酸治疗 $n_1 = 20$、$\bar{x} = 6.9$ 天、$s_1 = 6.9$ 天,单味大黄治疗 $n_2 = 30$、$\bar{y} = 1.5$ 天、$s_2 = 0.88$ 天。取 $\alpha = 0.05$,试问两组方差是否齐性?

解 由题可知 假设 $H_0:\sigma_1^2 = \sigma_2^2$;$H_1:\sigma_1^2 \neq \sigma_2^2$(双侧检验)

题中已知 $n_1 = 20$ $\bar{x} = 6.9$ 天 $s_1 = 6.9$ 天,$n_2 = 30$ $\bar{y} = 1.5$ 天 $s_2 = 0.88$ 天

有 $F_{0.975}(19,29) < \dfrac{s_1^2}{s_2^2} = \dfrac{6.90^2}{0.88^2} = 61.83 < F_{0.025}(19,29) = 2.21$ 不成立,接受 H_1,即可以认为方差不齐性。

2. 检验 $H_0:\sigma_1^2 \leq \sigma_2^2$;$H_1:\sigma_1^2 > \sigma_2^2$

在 H_0 成立时,由于 $\dfrac{S_1^2/\sigma_1^2}{S_2^2/\sigma_2^2} \geq \dfrac{S_1^2/\sigma_2^2}{S_2^2/\sigma_2^2} = \dfrac{S_1^2}{S_2^2}$,令 $\tilde{F} = \dfrac{S_1^2/\sigma_1^2}{S_2^2/\sigma_2^2}$,$F = \dfrac{S_1^2}{S_2^2}$

则有 $P[\tilde{F} \geq F_\alpha(n_1-1,n_2-1)] \leq P[F \geq F_\alpha(n_1-1,n_2-1)] = \alpha$,当代值后,有 $F = \dfrac{s_1^2}{s_2^2} < F_\alpha(n_1-1,n_2-1)$ 成立,则接受 H_1,反之则接受 H_0,是右侧检验。

例4 合成车间某中间体生产的工艺改革后,收率似有提高,但工人师傅反映新工艺条件不易控制,收率波动较大,为此对新老工艺分别抽查若干批,结果如下:

老工艺收率	84.0	83.3	82.0	83.1	82.1	82.5	84.5	84.1	83.4	
老工艺收率	86.5	88.0	85.6	86.0	87.0	87.7	87.5	84.2	83.2	86.1

试解释工人师傅的问题。(工艺改革前后收率服从正态分布且 $\alpha = 0.05$)

解 问题是新工艺比老工艺波动大,是方差问题。σ_1^2,σ_2^2 分别是新老工艺收率方差。

假设 $H_0:\sigma_1^2 \leq \sigma_2^2$;$H_1:\sigma_1^2 \sigma_2^2$(右侧检验)

由题或计算知　新工艺收率：$n_1 = 10, s_1^2 = 2.368, df_1 = 9$，老工艺收率：$n_2 = 9$，$s_2^2 = 0.6386, df_2 = 8$

又 $F = \dfrac{s_1^2}{s_2^2} = 3.71 > F_{0.05}(9,8) = 3.39$ 成立，因此接受 H_1。即在显著性水平 $\alpha = 0.05$ 下，新工艺收率波动大。

3. 检验 $H_0 : \sigma_1^2 \geqslant \sigma_2^2$；$H_1 : \sigma_1^2 < \sigma_2^2$

同理可知，在 H_0 成立时，由 $\dfrac{S_1^2/\sigma_1^2}{S_2^2/\sigma_2^2} \leqslant \dfrac{S_1^2/\sigma_2^2}{S_2^2/\sigma_2^2} = \dfrac{S_1^2}{S_2^2}$ 可得左侧临界值，是左侧检

验。即验算 $\dfrac{s_1^2}{s_2^2} > F_{1-\frac{\alpha}{2}}(n_1 - 1, n_2 - 1)$ 是否成立，从而决定拒绝 H_0，还是接受 H_0。

习题 6.2

1. 对原假设的设定特点是什么？备择假设的设定的特点能看出什么样的检验？
2. 题中的标准差如何知是 σ 还是 s？并说出理由。
3. χ^2 检验和 F 检验用的是 S, σ 还是 S^2, σ^2？

（王孝福）

第四节　　拟合优度检验和独立性检验

一、频数分布拟合优度的 χ^2 检验

医学研究工作中，常需要推断某资料是否符合某一理论分布，如上节讲到的 t 检验、F 检验等假设检验方法，需要资料满足正态性。正态性检验能够推断某一资料是否服从正态分布的方法，但该方法只适用于正态分布。本节介绍的 Pearson χ^2 检验是一种使用范围广泛的检验方法。由于该方法能反映实际频数和理论频数的吻合程度，故可以推断频数分布的拟合优度（goodness of fit）。常常用来判定资料是否符合正态分布、二项分布、Poisson 分布、负二项分布等。

例1　285 个单位时间内某放射性物质放射出的质点数，结果如表 6-1，问此资料是否服从 Poisson 分布？

表 6-1　Poisson 分布的拟合与检验

单位时间内质点数 X	实际频数 A	μ/X $(\mu = 2.481)$	概率 $P(X)$	理论频数 T	$\dfrac{(A-T)^2}{T}$
(1)	(2)	(3)	(4)	$(5) = n \cdot (4)$	(6)
0	25	…	0.083610	23.83	0.06
1	47	2.481	0.207510	59.14	2.49

单位时间内 质点数 X	实际频数 A	μ/X $(\mu = 2.481)$	概率 $P(X)$	理论频数 T	$\dfrac{(A-T)^2}{T}$
（1）	（2）	（3）	（4）	（5）$= n \cdot$（4）	（6）
2	80	1.241	0.257477	73.38	0.60
3	67	0.827	0.212934	60.69	0.66
4	42	0.620	0.132072	37.64	0.50
5	15	0.496	0.065534	18.68	0.72
6	$7\Big\}9$	0.414	0.027098	$7.72\Big\}11.64$	0.60
$\geqslant 7$	2	0.354	0.013765 *	3.92	
合计	285（n）				5.63（x^2）

注：* 包括 ≥ 7 的概率：$1 - 0.986235 = 0.013765$

知识链接

　　拟合优度检验须满足两个条件：①样本含量 n 足够大，且理论频数不能小于 5。如果出现小于 5 的理论频数，则将相邻组合并，以增大理论频数；②自由度 $v = 1$ 时，应该进行连续性校正。

　　本例 $n = 285$，$\sum fX = 707$，$\sum fX^2 = 2367$，

$$\mu = \frac{\sum fX}{n} = 2.481, \quad \sigma^2 = \frac{\sum fX^2 - \left(\sum fX\right)^2/n}{n-1} = 2.158$$

均数与方差很接近，可考虑拟合 Poisson 分布。

　　解　（1）建立假设检验，确定检验水准

　　H_0：该资料服从 Poisson 分布

　　H_1：该资料不服从 Poisson 分布

　　$\alpha = 0.10$

　　（2）计算检验统计量 x^2

　　表中第（1）栏 X 为质点数、第（2）栏 A 为实际频数、第（4）栏 $P(X)$ 为概率，按照 Poisson 分布概率函数 $P(0) = e^{-\mu}$、$P(X+1) = P(X) \times \dfrac{\mu}{X+1}$ 求得、第（5）栏 T_X 为理论频数 $= n$（4）

$$x^2 = \sum \frac{(A-T)^2}{T} = 5.63, \quad \nu = 7 - 2 = 5$$

　　注：求理论频数时，用了均数及总例数，故 $\nu = 7 - 2 = 5$。

　　（3）确定 P 值，做出推断结论

　　查 χ^2 界值表，得 $0.25 < P < 0.5$。按 $\alpha = 0.05$ 的检验水准，$P > \alpha$，不拒绝 H_0，可认为该资料服从 Poisson 分布。

二、列联表的独立性检验

对某一组观察对象,分别观察其两种无序分类变量的表现,归纳成双向无序 $R \times C$ 表,这类统计表用以描述两分类变量之间的关系,称为列联表(contingency table)。关于列联表内两个分类变量有无关系(或关联)的推断,可用 $R \times C$ 表的 χ^2 检验法,但它的检验假设有所不同。

例 2 某厂在冠心病普查中研究冠心病与眼底动脉硬化的关系,资料如表 6 − 2,问两者之间是否有关联?

解 (1)建立检验假设,确定检验水准

H_0:眼底动脉硬化级别与冠心病无联系

H_1:眼底动脉硬化级别与冠心病有联系

$\alpha = 0.05$

表 6 − 2   某厂职工冠心病与眼底动脉硬化普查结果

眼底动脉硬化级别	冠心病诊断结果			合计
	正常	可疑	冠心病	
0	340	11	6	357
I	73	13	6	92
II	97	18	18	133
III	11	9	6	26
合计	521	51	36	608

(2)计算检验统计量

$$\chi^2 = n\left(\sum \frac{A^2}{n_R n_C} - 1\right) = 608\left(\frac{340^2}{521 \times 357} + \frac{11^2}{51 \times 357} + \frac{6^2}{36 \times 357} + \cdots + \frac{6^2}{36 \times 26} - 1\right) = 90.428$$

$$\nu = (R-1) \times (C-1) = 2 \times 3 = 6$$

(3)确定 P 值,做出推断结论

查 χ^2 界值表,得 $P < 0.005$。按 $\alpha = 0.05$ 的检验水准,$P < \alpha$,拒绝 H_0,接受 H_1。可认为眼底动脉硬化级别与冠心病有联系。

两变量如有关联,可进一步分析两变量关联的密切程度,用到的指标是 Pearson 列联系数 C_p。其计算公式是 $C_p = \sqrt{\dfrac{\chi^2}{n + \chi^2}} = \sqrt{\dfrac{90.428}{608 + 90.428}} = 0.356$

式中,n 为样本含量,χ^2 为上一步计算的 χ^2 值。C_p 的取值范围是 $0 \sim 1$,0 表示完全独立,1 表示完全相关;其值愈接近 1,两变量的关联程度愈高。

习题 6.3

计算分析题

某市 1999 年 125 名 7 岁健康男童的身高(cm)资料如下表,问该资料是否服从正态分布?

108.70、109.50、110.60、111.50、111.70、112.20、112.30、112.40、112.70、112.90、113.40、113.60、113.80、
113.80、114.40、114.60、114.70、114.90、115.00、115.10、115.40、115.70、115.80、116.00、116.10、116.30、
116.30、116.40、116.50、116.80、116.90、117.00、117.10、117.20、117.40、117.50、117.60、117.70、117.90、
118.10、118.20、118.40、118.50、118.50、118.70、118.70、118.80、119.00、119.10、118.10、119.20、119.30、
119.50、119.60、119.70、119.80、119.90、120.20、120.20、120.30、120.40、120.50、120.60、120.70、120.70、
120.90、121.00、121.00、121.10、121.20、121.20、121.30、121.40、121.50、121.50、121.60、121.70、
121.70、121.80、121.80、121.90、122.00、122.20、122.30、122.40、122.50、122.60、122.70、122.80、
122.80、122.90、123.00、123.20、123.30、123.50、123.60、123.90、124.10、124.20、124.30、124.50、124.60、
124.70、125.00、125.10、125.20、125.40、125.50、125.70、125.80、126.30、126.60、126.70、127.00、
127.50、127.70、128.20、128.70、129.20、129.50、131.20、131.80。

(高淑红)

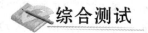

综合测试

一、单项选择题

1. 在假设检验中,如果待检假设的原假设为 H_0,检验时犯第一类错误是指
   A. H_0 不成立,拒绝 H_0　　　　　　　　　B. H_0 成立,拒绝 H_0
   C. H_0 不成立,接受 H_0　　　　　　　　　D. H_0 成立,接受 H_0

2. 从正态总体 $X(\mu\sigma^2)$ 中抽取样本 $X_1, X_2, X_3, \cdots, X_n$,测得其观察值 $x_1, x_2, x_3, \cdots, x_n$,对 σ^2 进行检验(显著性水平 α),则所需抽样分布为
   A. $\dfrac{\bar{x} - \mu}{\sigma/\sqrt{n}} \sim N(0,1)$　　　　　　　　B. $\dfrac{\bar{x} - \mu}{S/\sqrt{n}} \sim t(n-1)$
   C. $\dfrac{(n-1)S^2}{\sigma^2} \sim \chi^2(n-1)$　　　　　　D. $\dfrac{\sigma_1{}^2/S_1{}^2}{\sigma_2{}^2/S_2{}^2} \sim F(n_1 - 1, n_2 - 1)$

3. 假设检验中,对显著性水平 α 的描述,下列说法正确的是
   A. α 稍大,易犯取伪错误,两类错误不可兼顾
   B. α 稍大,易犯弃真错误,两类错误不可兼顾
   C. α 稍小,易犯取伪错误,两类错误可同时减小
   D. α 稍小,易犯弃真错误,两类错误可同时兼顾

4. 在正态总体 $X(\mu\sigma^2)$ 中抽取一定容量为 n 的样本,对 μ 或 σ^2 的双侧检验,下列说法正确的是
   A. 对 σ^2 检验,可先算 σ^2 的置信区间,若 $\sigma_0{}^2$ 落入,则可认为 $\sigma = \sigma_0$,是双侧检验
   B. $1 - \alpha$ 越小,易犯弃真错误
   C. 是 U 检验中的右侧检验
   D. 是 χ^2 检验中的左侧检验

5. 在两个独立正态总体中,对方差是否齐性的检验(显著性水平 α),则所需抽样分布为
   A. $\dfrac{\bar{X} - \mu}{\sigma/\sqrt{n}} \sim N(0,1)$　　　　　　　　B. $\dfrac{\bar{X} - \mu}{S/\sqrt{n}} \sim t(n-1)$

C. $\dfrac{(n-1)S^2}{\sigma^2} \sim \chi^2(n-1)$ 　　　　　D. $\dfrac{\sigma_1{}^2/S_1{}^2}{\sigma_2{}^2/S_2{}^2} \sim F(n_1-1,n_2-1)$

二、简答题

1. 本章的统领(思考时必遵循的原则),假设检验的基本思想及两类错误是什么?两类错误是否可同时避免?

2. 对条件性或判断性语言是否有变化,是否相等,是否为某一数量值,是否有显著性差异等等。检验时选双侧检验,左侧检验,右侧检验中的哪一种检验?

3. 对两个独立正态总体方差齐性的检验,用的抽样分布是什么?方差非齐性检验,是如何检验的?

4. 对已知总体方差的两个独立正态总体的均值差进行检验,用的抽样分布是什么?如对均值和进行检验,抽样分布又如何?也可对均值的线性式子进行检验。

5. 对配对比较两个正态总体的差异而言,是否明确要求两个正态总体相互独立?样本容量是否相等?

三、解答题

1. 某合成车间的产品在正常情况下含水量服从正态分布 $N(3.5,0.11^2)$,连续观察 5 批,均数均为 3.3,试对总体均值 μ 检验($\alpha=0.05$)。

   (1)$H_0:\mu=3.5$;　(2)$H_0:\mu\leqslant 3.5$。

2. 某批大黄流浸膏 5 个样品中的固体含量经测定为 $x(\%)$32.7、32.5、32.6、32.4、32.4,设测定值服从正态分布。若这批浸膏固体含量为 32.5,在 $\alpha=0.01$ 下能否接受假设?

3. 某医疗器械的平均使用寿命为 3000 小时,采用新技术后抽查了 20 个,测算出 $\bar{x}=3100$ 小时,标准差 $s=170$ 小时,设其使用寿命服从正态分布,试问采用新技术后,其平均寿命是否有显著提高?($\alpha=0.01$)

4. 随机将 20 名患者分成两组,甲组 9 名服 A 种安眠药,乙组 11 人服 B 种安眠药,服药后睡眠时间各延长 x 和 y,测算数据如下:$\bar{x}=2.33,s_x{}^2=3.912,\bar{y}=0.75,s_y{}^2=1.476$。试检验两药的疗效差异是否显著?(设总体方差相等,$\alpha=0.05$)

5. 某药品有效使用期限服从正态分布,说明书上标明其标准差不超过0.9年。现随机抽取10份,测算出样本标准差为 1.2 年,试检验厂方说明书上标明的标准差是否可信?($\alpha=0.05$)

6. 从两个相互独立的正态总体 X,Y 中分别取容量为 9、11 的样本,算得 $\sum\limits_{i=1}^{9}(x_i-\bar{x})^2=96$,$\sum\limits_{i=1}^{11}(y_i-\bar{y})^2=45$。试在 $\alpha=0.05$ 时检验两个正态总体的方差是否相等。

7. 甲厂设计了一种测量仪器,用来测量某一物体 11 次得 11 个数据,用乙厂的同类仪器测量同一物体 11 次得 11 个数据,两样本的方差分别为 $s_甲^2=3.789,s_乙^2=1.263$。问能否说乙厂仪器比甲厂的好?($\alpha=0.05$)

(王孝福)

实验二　　假设检验的 Excel 应用

一、教学要求

1. 了解假设检验的实践意义。
2. 掌握假设检验的单侧与双侧检验方法。

二、教学内容

假设检验的 Excel 应用。

（一）用 Excel 进行单个正态总体的均值检验

1. 单个正态总体均值 Z 检验　　对于总体方差 σ^2 已知时,进行单个正态总体均值的检验 $H_0:\mu = \mu_0$ 可利用 Z 检验统计量

$$Z = \frac{\overline{X} - \mu_0}{\sigma/\sqrt{n}}$$

来进行。

在 Excel 中,利用统计函数 ZTEST 就可计算 Z 检验的双侧概率 P 值 $P(|Z| > z)$,其中 $z = \dfrac{\overline{x} - \mu_0}{\sigma/\sqrt{n}}$。其格式为

$$\mathrm{ZTEST}(Array, X, Sigma)$$

其中　　$Array$　　为用来检验的数组或数据区域;

　　　　X　　　　为被检验的已知均值,即 μ_0;

　　　　$Sigma$　　为已知的总体标准差 σ,如果省略,则使用样本标准差 S。

注意:当样本均值 $\overline{x} < \mu_0$ 时,$z < 0$,此时返回的概率值大于 0.5,是 $1 - P$。

例 4　已知某药厂正常情况下生产的某药膏含甘草酸量服从正态分布 $N(4.5,0.108^2)$。现随机抽查了 5 支药膏,其含甘草酸量分别为:

$$4.40, 4.25, 4.21, 4.33, 4.46$$

已知其方差保持不变。

问题:利用 Excel 来检验其平均甘草酸含量 μ 是否为 4.5?($\alpha = 0.05$)

Excel 求解:(1)(函数法)应检验 $H_0:\mu = 4.5$。

又已知总体标准差 $\sigma = 0.108$,则在 Excel 中,只需在选定的单元格中输入

$$= \mathrm{ZTEST}(\{4.40, 4.25, 4.21, 4.33, 4.46\}, 4.5, 0.108)$$

回车后即可得其概率值 0.999 784 > 0.5,即

$$1 - P = 0.999\,784, P = 0.000\,216$$

因 $P = 0.000\,216 < 0.05$,故拒绝 H_0,即认为此药膏的平均含甘草酸量 μ 与 4.5 有显著差异(图 6 - 1)。

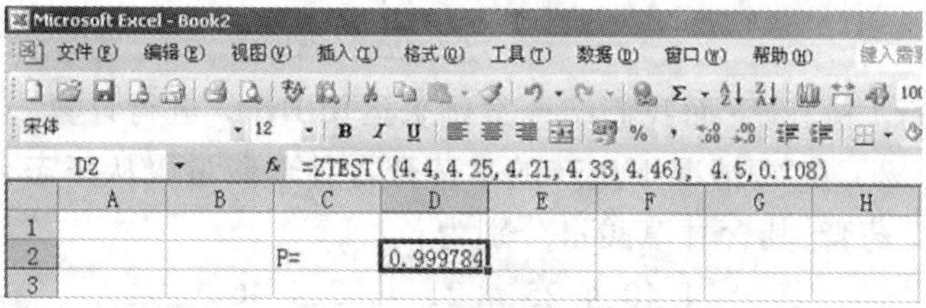

图 6 - 1　ZTEST 函数法的 Excel 结果

(2)(菜单法)本例也可用菜单法来计算,其主要步骤为

① 输入数据:将例 4 样本数据输入到工作表中的 A2:A6;

② 选定单元格,在菜单中选取"插入 → 函数",进入"插入函数"对话框,在"选择类别"中选定"统计";在"选择函数"中选定"ZTEST",点击"确定";

③ 当出现 ZTEST 的"函数参数"对话框后,指定参数:

在"Array"的方框内选定数据区域 A2:A6;

在"X"的方框内输入 μ_0 值"4.5";

在"Sigma"的方框内输入已知的 σ 值"0.108";

④ 点击"确定"(图 6 - 2)。

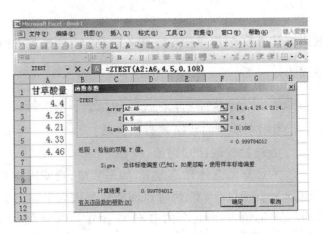

图 6 - 2 ZTEST 菜单法的 Excel 结果

则在单元格上可得概率值 0.999 784(> 0.5),即

$$1 - P = 0.999\ 784, P = 0.000\ 216 < 0.05$$

故拒绝 H_0,即认为此药膏的平均含甘草酸量 μ 与 4.5 有显著差异。

当总体方差 σ^2 未知时,要检验 $H_0:\mu = \mu_0$。对于大样本数据($n > 30$),只要用样本标准差 S 替代检验统计量 z 中的总体标准差 σ,上述 Z 检验法可类似进行。而运用 Excel 进行该检验的步骤亦类似,只是在上述计算中不输入总体标准差 σ 即可。

2. 单个正态总体均值 t 检验　　当总体方差 σ^2 未知时,单个正态总体均值的检验对于大样本($n > 30$)问题可归结为上述 Z 检验进行。对于小样本,则必须用 t 检验法进行。

在 Excel 中,可利用函数和输入公式的方法计算 t 检验统计量

$$t = \frac{\overline{X} - \mu_0}{S/\sqrt{n}}$$

和 P 值来进行 t 检验。下面我们结合案例来运用 Excel 进行计算。

例5　已知某药厂正常情况下生产的某药膏含甘草酸量服从正态分布 $N(4.5, \sigma^2)$。现随机抽查了 5 支药膏,其含甘草酸量分别为:

$$4.40, 4.25, 4.21, 4.33, 4.46$$

问题:利用 Excel 来检验此时的平均甘草酸含量是否有显著变化?($\alpha = 0.05$)

Excel 求解:应检验 $H_0:\mu = 4.5$。

其 t 检验的步骤为:

(1)建立工作表　　在第 E 列依次输入样本数据

$$4.40, 4.25, 4.21, 4.33, 4.46;$$

并在 A 列输入相关指标名称;

(2) 计算 t 统计量的值和 P 值

①在单元格 B3 输入总体均值 4.5；

②在单元格 B4 中输入“ = AVERAGE(E:E)” 得样本均值；

③在单元格 B5 中输入“ = STDEV (E:E)” 得样本标准差；

④在单元格 B6 中输入“ = COUNT(E:E)” 得样本容量；

⑤在单元格 B7 中输入“ = ABS(B4 - B3) / B5 * B6^0.5”得 t 值；

⑥在单元格 B8 中输入“ = B6 - 1”得自由度；

⑦在单元格 B9 中输入“ = TDIST(B7, B8,1)”得单侧 P 值；

⑧在单元格 B10 中输入“ = TDIST(B7, B8,2)”得双侧 P 值；

其中 ABS、TDIST 分别是用于计算绝对值、t 分布函数的 Excel 函数，所得结果见图6 - 3。

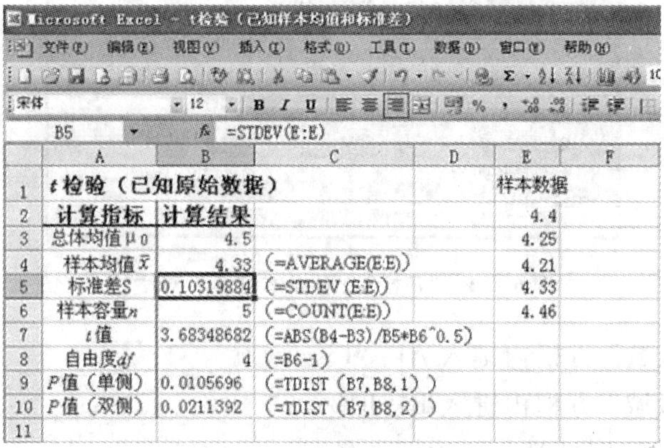

	A	B	C	D	E	F
1	t 检验（已知原始数据）				样本数据	
2	计算指标	计算结果			4.4	
3	总体均值μ0	4.5			4.25	
4	样本均值x̄	4.33	(=AVERAGE(E:E))		4.21	
5	标准差S	0.10319884	(=STDEV (E:E))		4.33	
6	样本容量n	5	(=COUNT(E:E))		4.46	
7	t值	3.68348682	(=ABS(B4-B3)/B5*B6^0.5)			
8	自由度df	4	(=B6-1)			
9	P值（单侧）	0.0105696	(=TDIST (B7,B8,1))			
10	P值（双侧）	0.0211392	(=TDIST (B7,B8,2))			
11						

图 6 - 3　例 5 进行 t 检验的 Excel 结果

结果分析：因 $|t| = 3.683, P = 0.0211$（双侧）< 0.05，则拒绝原假设 H_0，即认为此时药膏的平均甘草酸含量 μ 有显著变化。

注意：利用上述函数和公式构造的工作表，每次只要更改相应单元格的总体均值(B3) 与原始数据(第 E 列)，即可得到对应的结果。

对于单个正态总体方差的检验，利用相应的 Excel 函数和输入公式的方法与上题类似地建立工作表，即可进行相应检验。

(二) 用 Excel 进行两个正态总体的参数检验

1. 两个正态总体方差的齐性检验　对检验两个总体方差是否相等的方差齐性检验，即检验 $H_0:\sigma_1^2 = \sigma_2^2$，可用 F 检验统计量来进行。

$$F = \frac{S_1^2}{S_2^2}$$

在 Excel 中，采用“工具 → 数据分析 → F 检验：双样本方差” 即可进行两个正态总体方差的齐性检验，下面我们结合下列案例来介绍用 Excel 进行方差齐性检验的步骤。

例 6　用24 只豚鼠均分成两组做支占管灌流试验，记录流速如下(单位：滴数 / 分)：

| 对照组 | 46 | 30 | 38 | 48 | 60 | 46 | 26 | 58 | 46 | 48 | 44 | 48 |
| 用药组 | 54 | 46 | 50 | 52 | 52 | 58 | 64 | 56 | 54 | 54 | 58 | 36 |

假定豚鼠灌流试验的流速服从正态分布。

问题:这两组灌流试验流速的方差是否有显著差异?($a = 0.05$)

Excel 求解:现列出用 Excel 来进行两组数据方差齐性检验的具体步骤。

首先将两组数据输入表中的 A2:A13 和 B2:B13,则检验步骤为:

(1) 在菜单中选取"工具 → 数据分析 → F 检验:双样本方差",点击"确定";

(2) 当出现"F 检验:双样本方差"对话框后,选定参数(图 6 - 4):

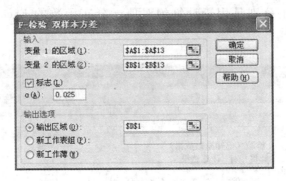

图 6 - 4 "F 检验:双样本方差"对话框

在"变量 1 的区域"方框内键入 A1:A13;

在"变量 2 的区域"方框内键入 B1:B13;

选定"标志"(数据区域第一行为标志名);

在"α"方框内键入 0.025;

注意:由于在 Excel 中该检验的结果中只有 F 分布的"单尾临界值",故这里"α"方框内应键入 $\alpha/2 = 0.05/2 = 0.025$ 的值。

在"输出选项"中选择"输出区域"为 D1;

(3) 选择"确定"。即可得到 F 检验输出结果(图 6 - 5)。

	A	B	C	D	E	F	G
1	对照组	用药组		F-检验 双样本方差分析			
2	46	54					
3	30	46			对照组	用药组	
4	38	50		平均	44.83333	52.83333	
5	48	52		方差	96.33333	48.33333	
6	60	52		观测值	12	12	
7	46	58		df	11	11	
8	26	64		F	1.993103		
9	58	56		P(F<=f) 单尾	0.134034		
10	46	54		F 单尾临界	3.473699		
11	48	54					
12	44	58					
13	48	36					
14							

图 6 - 5 例 6 的方差齐性检验的 Excel 结果

结果分析:因

$$F = 1.993103 < F_{\alpha/2} = 3.473699, \quad 或 \quad P = 0.134034 > 0.05/2 = 0.025$$

所以接受 H_0,即两组数据的总体方差无显著差异,即方差齐性成立。

2. 两个正态总体均值比较检验   对两个正态总体均值的比较检验,即检验 $H_0:$ $\mu_1 = \mu_2$,也即检验 $H_0: \mu_1 - \mu_2 = 0$ 是否成立。当两组数据的方差齐性成立也即等方差时,可用检验统计量

$$t = \frac{\bar{x} - \bar{y}}{S\sqrt{\dfrac{1}{n_1} + \dfrac{1}{n_2}}}$$

来进行检验,其中

$$S = \sqrt{\frac{(n_1 - 1)S_1^2 + (n_2 - 1)S_2^2}{n_1 + n_2 - 2}}。$$

在 Excel 的数据分析工具中,采用"t 检验:双样本等方差假设"即可进行两个正态总体均值的比较检验,下面我们还是通过上列例6的数据来说明两个正态总体均值比较检验的步骤。

例7   对例6中的两组豚鼠支气管灌流试验数据,已知条件不变。问题:用药是否显著影响灌流试验的流速?($a = 0.05$)

Excel 求解:因由例6已知该例中两组数据的方差齐性成立,故可以用

"t 检验:双样本等方差假设"

来进行两组数据的流速均值是否有显著差异的检验。其具体步骤为:

(1)在菜单中选取"工具 → 数据分析 → t 检验:双样本等方差假设",点击"确定";

(2)当出现"t 检验:双样本等方差假设"对话框后,选定参数(图6-6);

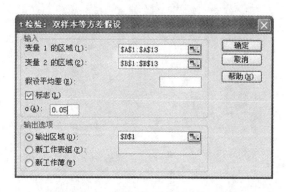

图6-6   "t 检验:等方差假设"对话框

(3)选择"确定",即可得到等方差假设 t 检验结果(图6-7)。

结果分析:因

$$|t| = |-2.30407| > t_{\alpha/2} = 2.073837, \quad 或 \quad P = 0.03104(双侧) < 0.05。$$

所以拒绝 H_0,认为两组数据的总体均值显著差异,即用药显著影响灌流试验的流速。

对于方差未知且方差齐性不成立的两个正态总体均值比较检验可以用

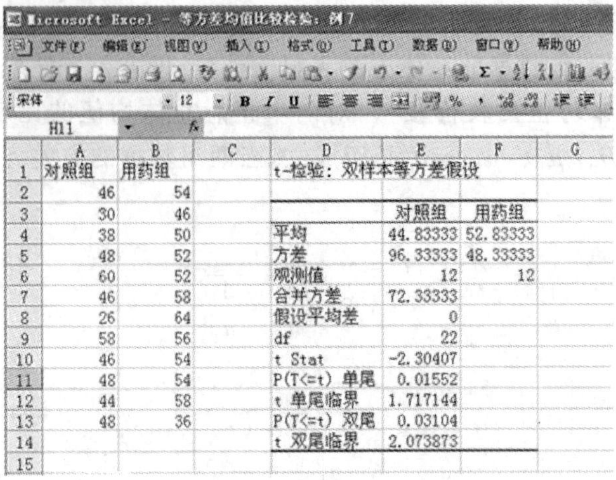

	A	B	C	D	E	F
1	对照组	用药组		t-检验：双样本等方差假设		
2	46	54				
3	30	46			对照组	用药组
4	38	50		平均	44.83333	52.83333
5	48	52		方差	96.33333	48.33333
6	60	52		观测值	12	12
7	46	58		合并方差	72.33333	
8	26	64		假设平均差	0	
9	58	56		df	22	
10	46	54		t Stat	-2.30407	
11	48	54		P(T<=t) 单尾	0.01552	
12	44	58		t 单尾临界	1.717144	
13	48	36		P(T<=t) 双尾	0.03104	
14				t 双尾临界	2.073873	
15						

图 6－7　例 7 的均值比较检验的结果

“t 检验：双样本异方差假设”

来进行。对于总体方差已知的两个正态总体均值比较检验可以用

“z 检验：双样本平均差检验”

来进行。上述检验步骤与前面介绍的“t 检验：双样本等方差假设”基本相同，这里不再详细介绍。

（徐　伟）

第七章　方差分析

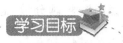

1. 掌握单因素方差分析在医药学中的应用。
2. 熟悉单因素方差分析的计算。
3. 了解单因素方差分析的基本思想,变异和自由度的分解。

第六章中介绍了两个正态总体均值的假设检验所选用的方法是 μ 检验或 t 检验,本章所介绍的方差分析(analysis of variance,ANOVA)又称为变异数分析,也可以用于两个正态总体均值的比较。除此之外,方差分析还可进行多个均数的比较、两个或多个研究因素交互作用的分析、回归方程的假设检验等。方差分析是由英国统计学家费歇尔(R. A. Fisher)于 1918 年首先提出,为纪念 Fisher,故方差分析又称 F 检验。本章只介绍单因素方差分析。

第一节　单因素方差分析

一、单因素方差分析的基本思想

单因素方差分析又称完全随机设计(completely randomized design)资料的方差分析。其基本思想是通过分析研究不同来源的变异对总变异的贡献大小,从而确定可控因素对研究结果影响力的大小。将全部观察值间的总变异分解为两部分(组间变异和组内变异),其自由度也相应地分解为两部分(组间自由度和组内自由度),通过比较组间变异和组内变异的均方,推断相应因素在总变异中所起的作用是否显著。

设某因素有 $g(g \geq 2)$ 个不同的水平,将试验对象随机分成 g 组,第 $i(i = 1,2,\cdots,g)$ 组的样本例数为 n_i,接受第 i 种处理,第 i 组的第 $j(1,2,\cdots,n_i)$ 个测量值用 x_{ij} 表示。总例数为 $n = \sum\limits_{i=1}^{g} n_i$,总均数为 $\bar{x} = \sum\limits_{i=1}^{g}\sum\limits_{j=1}^{n_i} x_{ij}/n$,$\bar{x}_i = \sum\limits_{j=1}^{n_i} x_{ij}/n_i$ 表示第 i 个处理组的均数。试验结果表示方式如表 7 - 1。

表 7 - 1　单因素方差分析试验结果

处理水平	测量值(x_{ij})			
1 水平	X_{11}	X_{12}	$\cdots$	X_{1j}
2 水平	X_{21}	X_{22}	$\cdots$	X_{2j}
$\vdots$	$\vdots$	$\vdots$	$\vdots$	$\vdots$
g 水平	X_{g1}	X_{g2}	$\cdots$	X_{gj}

（一）变异的分解

1. 总变异　　表 7 - 1 中所有测量值大小参差不齐，这种变异称为总变异（total variation）。其大小用离均差平方和表示，即各测量值与总均数差值的平方和。计算公式为：

$$SS_{总} = \sum_{i=1}^{g} \sum_{j=1}^{n_i} (x_{ij} - \bar{x})^2 \tag{7.1}$$

总变异反映了全部测量值之间总的变异程度。总变异越大，说明资料越分散。总变异的大小与总自由度（$\nu_{总} = n - 1$）有关。

2. 组内变异　　同一处理组内的测量值，虽然接受相同水平的处理，其大小也不相同，这种变异称为组内变异（variation within groups）。其大小用组内各测量值与其所在组的均数的离均差平方和表示。计算公式为：

$$SS_{组内} = \sum_{i=1}^{g} \sum_{j=1}^{n_i} (x_{ij} - \bar{x}_i)^2 \tag{7.2}$$

组内变异主要是由个体差异与随机测量误差造成，统称随机误差。组内变异大小与组内自由度（$\nu_{组内} = n - g$）有关。

3. 组间变异　　各处理组间由于接受不同的处理水平，各组测量值的样本均数大小不等，这种变异称为组间变异（variation between groups）。其大小可以用各组均数与总均数的离均差平方和表示。计算公式为：

$$SS_{组间} = \sum_{i=1}^{g} n_i (\bar{x}_i - \bar{x})^2 \tag{7.3}$$

组间变异的大小反映了各处理组间的变异程度。同样，组间变异与组间自由度（$\nu_{组间} = g - 1$）有关。

组间变异的原因有：①处理水平的不同可能对测量结果的影响；②随机误差（包括随机测量误差和个体变异）。

（二）变异的比较

单因素方差分析的基本思想是将总变异划分为组间变异和组内变异，即：

$$SS_{总} = SS_{组间} + SS_{组内} \tag{7.4}$$

相应地，总自由度分解为组间自由度及组内自由度，即：

$$\nu_{总} = \nu_{组间} + \nu_{组内} \tag{7.5}$$

组间变异和组内变异的大小除与离均差平方和的大小有关外，还与其相应的自由度有关，因此不能直接比较，须将各自的离均差平方和除以相应的自由度，消除各组样本数不同的影响，得到各自的平均变异指标 —— 均方（mean square，MS）。计算公式为：

$$MS_{组间} = \frac{SS_{组间}}{\nu_{组间}} \tag{7.6}$$

$$MS_{组内} = \frac{SS_{组内}}{\nu_{组内}} \tag{7.7}$$

若 $H_0 : \mu_1 = \mu_2 = \cdots = \mu_g$ 成立，即各处理组的样本来自相同总体，无处理因素的作用，那么产生组间变异和组内变异的原因相同，即随机误差，$MS_{组间}$ 与 $MS_{组内}$ 比较接近。组间均方与组内均方的比值称为 F 统计量。

$$F = \frac{MS_{\text{组间}}}{MS_{\text{组内}}}, \nu_{\text{组内}} = n - g, \nu_{\text{组间}} = g - 1 \tag{7.8}$$

F 统计量服从自由度 $\nu_{\text{组内}} = n - g, \nu_{\text{组间}} = g - 1$ 的 F 分布,记为 $F \sim F_{(\nu_1, \nu_2)}$。如上所述,从理论上讲,$F$ 值等于 1,但是由于抽样误差的存在,一般不一定恰好等于 1,但应与 1 相接近。若试验结果计算的 F 值偏大,则怀疑 H_0 的真实性。但 F 值大到多大才有统计学意义,就需要查 F 分布界值表得到相应的 P 值,再根据所选取的检验水准 α 做出推断结论。

二、单因素方差分析的步骤

1. 建立检验假设,确定检验水准

$H_0: \mu_1 = \mu_2 = \cdots = \mu_g$

$H_1: \mu_1, \mu_2, \cdots, \mu_g$ 不全相等

$\alpha = 0.05$

2. 根据表 7 - 2 公式计算统计量

表 7 - 2　单因素方差分析结果

变异来源	离均差平方和 SS	自由度 ν	均方 MS	F
组间变异	$\sum_{i=1}^{g} \dfrac{\left(\sum_{j=1}^{n_i} x_{ij}\right)^2}{n_i} - C$	$g - 1$	$\dfrac{SS_{\text{组间}}}{\nu_{\text{组间}}}$	$\dfrac{MS_{\text{组间}}}{MS_{\text{组内}}}$
组内变异	$SS_{\text{总}} - SS_{\text{组间}}$	$n - g$	$\dfrac{SS_{\text{组内}}}{\nu_{\text{组内}}}$	
总变异	$\sum_{i=1}^{g} \sum_{j=1}^{n_i} x_{ij}^2 - C$	$n - 1$		

注:$C = \left(\sum_{i=1}^{g} \sum_{j=1}^{n_i} x_{ij}\right)^2 / n$

3. 确定 P 值,做出推断结论　查 F 界值表,若计算得 $F < F_{\alpha(\nu_1, \nu_2)}$,按 $\alpha = 0.05$ 的检验水准,$P > \alpha$,尚没有理由拒绝 H_0,差异无统计学意义;若计算得 $F \geqslant F_{\alpha(\nu_1, \nu_2)}$,按 $\alpha = 0.05$ 的检验水准,$P \leqslant \alpha$,拒绝 H_0,接受 H_1,差异有统计学意义。

三、单因素方差分析的计算

例 1　为研究大白鼠感染脊髓灰质炎病毒后,伤寒或百日咳接种是否影响生存日数,将建模成功的 30 只感染脊髓灰质炎病毒同种属的小白鼠,按完全随机设计的方法随机分为三组,一个对照组和伤寒、百日咳两个试验组,分别给予不同的处理。经一定时间以后,观测这些小鼠,并记录它们的生存日数结果见表 7 - 3。问不同组别的生存日数是否有差别?

表 7 – 3　各组大鼠接种后的生存日数

| | 对照组 | 合计（$\sum$） | |
		伤寒	百日咳	
	8	5	6	
	9	7	6	
	10	8	7	
	10	9	8	
	10	9	8	
	11	10	9	
	12	10	9	
	12	11	10	
	14	11	10	
	16	12	11	
n_i	10	10	10	30
$\sum_{j=1}^{n_i} x_{ij}$	112	92	84	288
$\bar{x}_i$	11.2	9.2	8.4	9.6
$\sum_{j=1}^{n_i} x_{ij}^2$	1306	886	732	2942

该资料属于单因素方差分析假设检验,其 F 统计量的计算程序如下,并列出方差分析表(表 7 – 4)。

$$C = \left(\sum_{i=1}^{g} \sum_{j=1}^{n_i} x_{ij} \right)^2 / n = 288^2 / 30 = 2764.8$$

$$SS_{总} = \sum_{i=1}^{g} \sum_{j=1}^{n_i} x_{ij}^2 - C = 2924 - 2764.8 = 159.2$$

$$SS_{组间} = \sum_{i=1}^{g} \frac{\left(\sum_{j=1}^{n_i} x_{ij} \right)^2}{n_i} - C = 92^2/10 + 84^2/10 + 112^2/10 - 2764.8 = 41.6$$

$$SS_{组内} = SS_{总} - SS_{组间} = 159.2 - 41.6 = 117.6$$

表 7 – 4　各组大鼠接种后生存日数的方差分析表

变异来源	离均差平方和(SS)	自由度(ν)	均方(MS)	F
组间变异	41.6	2	20.80	4.77
组内变异	117.6	27	4.36	
总变异	159.2	29		

查 F 界值表,得 $F_{0.05,(2,27)} = 3.35$,$F > F_{0.05\,(2,27)}$,故 $P < 0.05$。按照 $\alpha = 0.05$ 的检验

水准,拒绝 H_0,接受 H_1,差异有统计学意义,可认为大白鼠感染脊髓灰质炎病毒后,伤寒或百日咳的接种会影响生存日数。

四、单因素方差分析的应用条件

应用方差分析的假设检验方法,应满足以下三个条件:

1. **独立性**(independence) 各观察对象是所研究因素和各个水平的独立随机样本。

2. **正态性**(normality) 即不同水平的数据应服从正态分布。

3. **方差齐性**(homoscedascity) 即不同水平下的数据具有相同的方差。

独立性可根据专业知识确定。各样本所来自的总体是否均服从正态分布,可进行正态性检验。当样本含量较大时,无论资料是否来自正态总体,其抽样分布均服从或近似服从正态分布。故当样本含量较大时,只要资料不呈极度偏态,可以不进行正态性检验。而方差是否具有齐性,可用到前面讲到的方差齐性检验来推断。

习题 7.1

将建模成功的某恶性肿瘤小白鼠 40 只,随机分为 4 个处理组,对照组注射蒸馏水 1.0ml,另 3 组分别注射不同剂量的三棱莪术注射液,半个月后处死小白鼠称瘤重,结果见下表,试比较不同处理组间瘤重有无差别?

三棱莪术注射液抑癌实验小鼠瘤重(g)

1.0ml 蒸馏水	0.5ml 三棱莪术注射液	1ml 三棱莪术注射液	1.5ml 三棱莪术注射液
3.6	3.0	0.4	3.3
4.5	2.3	1.7	1.2
4.2	2.4	2.3	0.0
4.4	1.1	4.5	2.7
3.7	4.0	3.6	3.0
5.6	3.7	1.3	3.2
7.0	2.7	3.2	0.6
4.1	1.9	3.0	1.4
5.0	2.6	2.1	1.2
4.5	1.3	2.5	2.1

第二节 多组均数间的两两比较

多组均数间的两两比较又称多个样本均数间的多重比较(multiple comparison),它是在方差分析有统计学意义的基础上所做的深入分析。提到两两比较,首先想到的是两个样本均数比较的 t 检验。若 4 个样本均数间的比较采用两样本均数比较的 t 检验,两两组合数为 $C_4^2 = 6$,即需要比较 6 次。规定检验水准 $\alpha = 0.05$,则每次检验不犯 I 型错误的

概率为 $1 - 0.05 = 0.95$,那么 6 次比较均不犯 Ⅰ 型错误的概率为 $(1 - 0.05)^6 = 0.95^6 = 0.74$,这时犯 Ⅰ 型错误的概率,即总的检验水准变为 $1 - 0.74 = 0.26$,比 0.05 大多了。因此用该法进行多重比较,加大了犯 Ⅰ 型错误的概率,故不能使用。

多组均数间的两两比较有数十种方法,本节只介绍常用的 $SNK - q$ 检验和 $LSD - t$ 检验两种。

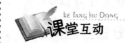

课堂互动

当方差分析的结果为拒绝 H_0,接受 H_1 时,结论为"可认为 g 个总体均数总的说来有差别"。其中究竟哪些处理组间差异有显著性?这就需要本节介绍的多组均数间的两两比较。

知识链接

Ⅰ 型错误(type Ⅰ error)又称第一类错误,指的是拒绝了客观实际上成立的 H_0 所犯的错误。允许犯 Ⅰ 型错误的最大概率为 α,它的大小是预先规定的,可取单侧亦可取双侧。

一、$SNK - q$ 检验

SNK 为 Student - Newman - Keuls 三个人姓氏的缩写,SNK 检验又称 Newman - Keuls 检验或 q 检验,多用于多组样本均数两两之间的全面比较。其检验统计量为 q,计算公式如下

$$q = \frac{|\bar{x}_A - \bar{x}_B|}{S_{\bar{x}_A - \bar{x}_B}} = \frac{|\bar{x}_A - \bar{x}_B|}{\sqrt{\frac{MS_{组内}}{2}\left(\frac{1}{n_A} + \frac{1}{n_B}\right)}}, \nu = \nu_{组内} \tag{7.9}$$

式中 $\bar{x}_A$、$\bar{x}_B$、n_A、n_B 分别为两对比组样本均数、样本含量,$S_{\bar{x}_A - \bar{x}_B}$ 为两对比组均数差值的标准误。

例 2　对上节例 1 的资料作 $SNK - q$ 检验,问对照组及不同接种组大鼠的生存日数有无差别?

解　(1)建立假设,确定检验水准

$H_0: \mu_A = \mu_B$,即任意两对比组生存日数的总体均数相等

$H_1: \mu_A \neq \mu_B$,即任意两对比组生存日数的总体均数不等

$\alpha = 0.05$

(2)计算检验统计量 q(结果见表 7 - 5)

将四个样本均数从小到大(或从大到小)排列,并编组次:

均数	8.4	9.2	11.2
组别	百日咳	伤寒	对照组
组次	1	2	3

表 7 - 5 三个样本均数两两比较 q 检验结果

对比组 (1)	$\|\bar{x}_A - \bar{x}_B\|$ (2)	组数 a (3)	q 值 (4)	$q_{0.05(\alpha,27)}$ (5)	$q_{0.01(\alpha,27)}$ (6)	P (7)
1 与 3	2.8	3	4.24	3.49	4.45	< 0.05
1 与 2	0.8	2	1.21	2.89	3.89	< 0.01
2 与 3	2.0	2	3.03	2.89	3.89	< 0.05

注:组数 a 表示样本均数排序后两对比组间所包含的组数,包括两对比组。

第(1)栏为对比组;

第(2)栏为两对比组样本均数之差的绝对值;

第(3)栏为两对比组所包含的组数 a;

第(4)栏为 q 值,前面方差分析中已经求得组内均方 $MS_{组内}$ = 4.36,各组样本例数均为 10,则分母部分为

$$\sqrt{\frac{4.36}{2}\left(\frac{1}{10} + \frac{1}{10}\right)} = 0.66,故 q = (2)/0.66;$$

第(5)、(6)栏为由 q 界值表查出的 q 值,这里自由度应为组内自由度 $\nu_{组内}$ = 27,但表中没有 27 的自由度,查表时找一个与 27 最接近的,故选择 30,作为 27 的估计值;

第(7)栏为根据第(4)栏的 q 值,以及第(5)、(6)栏的 q 界值得出的 P 值范围。

(3)确定 P 值,做出推断结论

由表 7 - 5 中的 P 值,按 α = 0.05 水准,1 与 3、1 与 2、2 与 3 对比组拒绝 H_0,接受 H_1,故可认为与对照组相比,大白鼠感染脊髓灰质炎病毒后,伤寒或百日咳接种都可减少生存日数。

二、$LSD - t$ 检验

LSD(least significant difference)$- t$ 检验,又称最小显著差法。多用于一对(或几对)在专业上有特殊意义的样本均数间的比较。其检验统计量为 t,计算公式如下

$$t = \frac{|\bar{x}_A - \bar{x}_B|}{S_{\bar{x}_A - \bar{x}_B}} = \frac{|\bar{x}_A - \bar{x}_B|}{\sqrt{MS_{组内}\left(\frac{1}{n_A} + \frac{1}{n_B}\right)}},\nu = \nu_{组内} \tag{7.10}$$

式中符号的含义与 $SNK - q$ 检验中 q 统计量公式中的符号相同。

注意:$LSD - t$ 检验公式与两样本均数 t 检验公式的区别是:①两样本均数差值的标准误的计算;②自由度的计算。

例 3 对上节例 1 的资料作 $LSD - t$ 检验,对照组及不同接种组大鼠的生存日数有无差别?

解 (1)建立假设,确定检验水准

$H_0:\mu_A = \mu_B$,即对照组与两组生存日数的总体均数相等

$H_1:\mu_A \neq \mu_B$,即对照组与两组生存日数的总体均数不相等

α = 0.05

(2)计算检验统计量 t(结果见表 7 - 6)

表 7 - 6   比较组的 t 检验结果

比较组(1)	$\|\bar{x}_A - \bar{x}_B\|$(2)	t 值(3)	P(4)
对照组与百日咳组	2.8	3.01	< 0.05
对照组与伤寒组	2.0	2.15	< 0.05

第(3)栏为 t 值,前面方差分析中已经求得组内均方 $MS_{组内} = 4.36$,各组样本例数均为 10,则分母部分为 $\sqrt{4.36(\frac{1}{10} + \frac{1}{10})} = 0.93$,故 $t = (2)/0.93$;

第(4)栏为根据第(3)栏的 t 值,查 t 界值表得出的 P 值范围。

(3)确定 P 值,做出推断结论。

由表 7 - 6 中的 P 值,按 $\alpha = 0.05$ 水准,三组比较的结果均为拒绝 H_0,接受 H_1,故可认为与对照组相比,大白鼠感染脊髓灰质炎病毒后,伤寒或百日咳接种都可减少生存日数。

习题 7.2

$SNK - q$ 检验与 $LSD - t$ 检验有何联系与区别?

综合测试

一、选择题

1. 单因素设计的方差分析中,必然有

    A. $MS_总 = MS_{组内} + MS_{组间}$ B. $SS_总 = SS_{组内} + SS_{组间}$

    C. $SS_{组内} < SS_{组间}$ D. $MS_{组内} < MS_{组间}$

2. 四组均数比较的方差分析,其备择假设 H_1 应为

    A. $\mu_1 = \mu_2 = \mu_3 = \mu_4$ B. $\mu_1 \neq \mu_2 \neq \mu_3 \neq \mu_4$

    C. 至少有两个样本均数不等   D. $\mu_1 \text{、} \mu_2 \text{、} \mu_3 \text{、} \mu_4$ 不全相等

3. 单因素设计方差分析中的无效假设是

    A. $\mu_1 = \mu_2 = \cdots = \mu_g$ B. $s_1^2 = s_2^2 = \cdots = s_g^2$

    C. $\sigma_1^2 = \sigma_2^2 = \cdots = \sigma_g^2$ D. $\bar{x}_1 = \bar{x}_2 = \cdots = \bar{x}_g$

4. 单因素设计资料的方差分析结果所比较的临界值是 $F_{0.05(3,30)}$,据此推断资料总例数为

    A. 27   B. 32   C. 34   D. 30

5. 方差分析结果,$F > F_{0.05(\nu_1, \nu_2)}$,则统计推论是

    A. 各总体均数都不相等   B. 各样本均数都不相等

    C. 各总体均数不全相等   D. 各样本均数间差别有显著性

6. 在单因素方差分析中,组间变异主要反映

    A. 抽样误差的作用   B. 随机误差的作用   C. 系统误差的作用   D. 处理因素的作用

7. 方差分析结果,$F > F_{0.05(\nu_1, \nu_2)}$,则统计推论是

    A. 各总体均数都不相等   B. 各样本均数都不相等

    C. 各总体均数不全相等   D. 各样本均数间差别有显著性

二、思考题

1. 单因素方差分析的基本思想是什么?

2. 方差分析后为什么不能直接做两两比较的 t 检验?

三、计算分析题

1. 在大肠湿热证模型研究中,将 32 只大鼠随机分为 4 组,每组 8 只,分别为正常对照组(甲组)、大肠杆菌模型组(乙组)、轮状病毒模型组(丙组)和大肠杆菌加轮状病毒混合模型组(丁组)。测得大鼠血清白细胞介素 $-2(IL-2)$ 水平见下表,试比较不同大鼠模型的血清 $IL-2$ 水平是否有差别。

不同大鼠模型血清 IL-2(ng/ml) 水平

甲组	乙组	丙组	丁组
0. 08	0. 83	1. 16	2. 65
0. 38	1. 16	2. 65	2. 07
0. 40	1. 55	2. 07	2. 13
0. 50	0. 56	2. 13	2. 92
0. 60	0. 36	2. 92	2. 12
0. 15	1. 57	2. 12	1. 47
0. 10	1. 04	2. 09	2. 09
0. 12	1. 09	2. 05	2. 67

2. 如果第 1 题的结果为拒绝 H_0,接受 H_1,请进行多重比较。

(师先锋　高淑红)

参考答案

第一章

习题 1.1

1. $\dfrac{3ay-3x^2}{3y^2-3ax}$ 2. $\dfrac{e^{x+y}-y}{x-e^{x+y}}$ 3. $x^x(\ln x+1)$ 4. $\dfrac{1}{4}\sqrt[4]{\dfrac{x(x-1)}{(x-2)(x+3)}}\left(\dfrac{1}{x}+\dfrac{1}{x-1}-\dfrac{1}{x-2}-\dfrac{1}{x+3}\right)$

习题 1.2

一、1. $x+C$ 2. $\dfrac{1}{6}x^6+C$ 3. $2e^x+C$ 4. $\ln x+C$ 5. $-\cos x+3x+C$ 6. $-\cot x+C$

二、C   D   B   D   D

三、1. $\dfrac{1}{3}x^3-\dfrac{3}{2}x^2+2x+C$ 2. $-\cot x+2\tan x+C$ 3. $2\arctan x+x+C$ 4. $-\cos x-\dfrac{2^x}{\ln x}+C$

习题 1.3

一、1. 3 2. $-\dfrac{1}{7}$ 3. $\dfrac{1}{2}$ 4. $\dfrac{1}{2}$ 5. -1 6. 2 7. $-\dfrac{1}{2}$ 8. -1 9. $\dfrac{1}{3}$ 10. $\dfrac{1}{2}$

二、C   A

三、1. $\dfrac{2}{11}\left(\dfrac{x}{2}-5\right)^{11}+C$ 2. $-\dfrac{1}{5}e^{-5t}+C$ 3. $-\dfrac{1}{3}\cos 3x+C$ 4. $-\dfrac{1}{2}\ln|3-2x|+C$

5. $\dfrac{3}{4}(2x+3)^{\frac{2}{3}}+C$ 6. $\dfrac{1}{3(1-3x)}+C$ 7. $-\dfrac{1}{4}\sqrt{1-4x^2}+C$ 8. $-\dfrac{1}{\ln x}+C$

9. $-2\ln\cos\sqrt{x}+C$ 10. $\ln\left|\dfrac{\sqrt{x+1}-1}{\sqrt{x+1}+1}\right|+C$ 11. $-\cot x-x+C$ 12. $\dfrac{1}{4}\sin 2x+\dfrac{1}{2}x+C$

13. $\dfrac{1}{3}\cot(4-3x)+C$ 14. $e^{-\frac{1}{x}}+C$ 15. $-\cos e^x+C$ 16. $-\dfrac{\sqrt{x^2+a^2}}{x}+\ln\left|x+\sqrt{x^2+a^2}\right|+C$

习题 1.4

一、1. $x\arccos x-\sqrt{1-x^2}+C$ 2. $\dfrac{1}{3}\left(x^3\ln x-\dfrac{1}{3}x^3\right)+C$ 3. $-x\cos x+\sin x+C$

4. $-e^{-x}(1+x)+C$ 5. $x\ln(1+x^2)-\displaystyle\int x\,d\ln(1+x^2)+C$ 6. $2\sqrt{x}(\ln x-2)+C$

习题 1.5

一、B   C

二、1. $\displaystyle\int_0^1 x^2dx<\int_0^1 x^3dx$ 2. $\displaystyle\int_0^1 x^2dx>\int_0^1 x^3dx$ 3. $\displaystyle\int_3^4\ln xdx<\int_3^4\ln^2 xdx$ 4. $\displaystyle\int_0^{\frac{\pi}{2}}\sin xdx>\int_0^{\frac{\pi}{2}}\sin^2 xdx$

三、1. $\dfrac{8}{3}-\ln 3$ 2. $\dfrac{\pi}{12}$ 3. $45\dfrac{1}{6}$ 4. 1 5. $4-2\ln 3$ 6. $1-\dfrac{\pi}{4}$ 7. $\dfrac{3}{2}$ 8. $\dfrac{2}{5}$ 9. $\dfrac{\pi}{6}$

10. $\sqrt{2}-\dfrac{2}{\sqrt{3}}$ 11. π 12. $1-\dfrac{2}{e}$

习题 1.6

一、1. 收敛于 1 2. 收敛于 $\dfrac{1}{2}$ 3. 收敛于 π 4. 发散

综合测试

一、1. A 2. B 3. B 4. D

二、1. 4 2. $\ln(1 + x^2) + 1$ 3. $\dfrac{\sin^2 x}{1 + \cos^2 x} + C$ 4. $\dfrac{\pi}{4}$

三、1. $\arctan e^x + C$ 2. $\dfrac{1}{4}\ln\dfrac{2 - \cos x}{2 + \cos x} + C$ 3. $2\ln|\ln x| + C$ 4. $\dfrac{1}{2}\arcsin x - \dfrac{1}{2}x\sqrt{1 - x^2} + C$

   5. $\dfrac{\pi - 2}{4}$ 6. $\dfrac{4}{3}$

四、1. 25 2. $\dfrac{2}{e} - 1$

第二章

习题 2.1

1. （1）$H_0 : \mu_1 = \mu_2 = \mu_3 = \mu_4$

   （2）$H_1 : \mu_1 \backslash \mu_2 \backslash \mu_3 \backslash \mu_4$

   （3）$\alpha = 0.05$

   （4）SS

   （5）ν 这里 MS 表示最低体温，F 表示最高体温，并设这一患者的最低体温不会小于 P，最高体温也不会大于 F。

2. （1）$F \geqslant F_{\alpha(\nu_1, \nu_2)}$ 表示"$\alpha = 0.05$ 排在第一位置或 $P \leqslant \alpha$ 排在第二位置"

   H_0 表示"H_1 排在第一位置，$SNK - q$ 排在第二位置"

   （2）$LSD - t$ $SNK - q$

习题 2.2

1. $LSD - t$

2. $SNK - q$

3. $LSD - t$

4. k

5. 0.615

习题 2.3

1. α

2. 0.330

3. 0.018

4. 0.22

5. $1 - (1 - \alpha)^k$

习题 2.4

1. 次品产于第一或第三家药厂的可能性较大，因为第一家药厂量多，第三家药厂的次品率高。

2. 0.9733

3. 0.32225

4. 0.04

综合测试

一、1. 样本空间 α

   2. C_4^2，中互不相容的是 $\alpha = 0.05$

   3. $1 - 0.05 = 0.95$ 的对立事件是 $(1 - 0.05)^6 = 0.95^6 = 0.74$

   4. $1 - 0.74 = 0.26$

5. 0.05

6. $H_0 : \mu_1 = \mu_2 = \mu_3 = \mu_4$

二、$H_1 : \mu_1 \searrow \mu_2 \searrow \mu_3 \searrow \mu_4$

三、1. $\alpha = 0.05$

2. 互斥:SS 与 ν;MS 与 F;P 与 $F \geq F_{\alpha(\nu_1, \nu_2)}$;$\alpha = 0.05$ 与 $P \leq \alpha$

对立:H_0 与 H_1

$IL - 2$;

$BD = D$

3. (1) $\dfrac{1}{21}$　(2) $\dfrac{2}{7}$　4. 0.0354　5. (1)0.1　(2)0.000003347　(3)0.07　6. (1)0.1879　(2)0.1881

7. $\dfrac{2}{9}$　8. $\dfrac{6}{7}$　9. $\dfrac{1}{3}$　10. $\dfrac{C_{13}^5 C_{13}^3 C_{13}^3 C_{13}^2}{C_{52}^{13}}$　11. 0.988　12. 0.0003　13. 0.0168,0.1557,0.97^5

14. $\dfrac{49}{80}$　15. $\dfrac{20}{21}$

第三章

习题 3.1

1.

X	0	1	2	3	4
P	0.0081	0.0756	0.2646	0.4116	0.2401
$F(x)$	0.0081	0.0837	0.3483	0.7599	1

2. (1) 是(2) 不是

3. $F(x) = \begin{cases} 0 & x \leq 0 \\ \dfrac{1}{3} & 0 < x \leq 1 \\ \dfrac{1}{2} & 1 < x \leq 2 \\ 1 & x > 2 \end{cases}$

4. (1)k 个人有反应的概率为 $P(X = k) = C_5^k 0.1^k 0.9^{5-k} (k = 0,1,\cdots,5)$

(2)$P(X \leq 2) = 0.9914$

(3)$P(X \geq 1) = 0.4095$

5. (1)$P(X = 6) = 0.1042$　(2)0.2148

习题 3.2

1. (1)$c = \dfrac{1}{\pi}$　(2)$F(x) = \dfrac{1}{\pi}\arctan x - \dfrac{1}{2}$　(3)$\dfrac{1}{4}$　2. $\dfrac{3}{5}$　3. 0.2　4. 0.135　5. e^{-6}

习题 3.3

1. 0.6826　2. $P(x_1 < X < x_2) = \Phi\left(\dfrac{x_2 - \mu}{\sigma}\right) - \Phi\left(\dfrac{x_1 - \mu}{\sigma}\right)$;$P(|X - \mu| < 1.96\sigma) = 0.95$

3. 0.2　4. 车门高度为 186cm

习题 3.4

1. 11　2. 1　3. $\dfrac{3}{5}$　4. 3000 小时　5. $E(X^2) = 1$;$E(X^3) = 0$

习题 3.5

1. $E(X) = 3.8; D(X) = 0.56$　　2. $E(X) = 0; D(X) = \dfrac{1}{6}$　　3. $a = 1b = -\dfrac{1}{2}; D(X) = \dfrac{2}{9}, D(3X + 2) = 2$

综合测试

一、1. D　2. C　3. B　4. B　5. C　6. C

二、1. $F(x) = \begin{cases} 0 & x < 0 \\ \dfrac{1}{2} & 0 \leqslant x < 1 \\ 1 & x \geqslant 1 \end{cases}$　　2. $\dfrac{1}{7}$　$\dfrac{3}{5}$　3. $p(x) = \begin{cases} \dfrac{1}{b-a}, & a \leqslant x \leqslant b \\ 0, & \text{其他} \end{cases}$　4. (1)0.47064;(2)0.0455

　　5. $P(X = 4) = 0.218; P(2 < X < 6) = 0.59813$

　　6. (1)$F(x) = \begin{cases} 0, & x < 0 \\ \dfrac{x^2}{2}, & 0 \leqslant x < 1 \\ -1 + 2x - \dfrac{x^2}{2}, & 1 \leqslant x < 2 \\ 1, & x \geqslant 2 \end{cases}$　;(2)$E(X) = 1$

　　7. 4　8. $E(\xi) = 0$　$D(\xi) = \dfrac{1}{2}$　9. $n = 4 \times 10^6$ 时 $E(\xi) = 4 \times 10^6$

第四章

习题 4.1

1. A　2. B　3. B　4. (1)(3)(4)(6)

习题 4.2

1. B　2. B　3. D　4. D

习题 4.3

1. $N\left(\mu, \dfrac{\sigma^2}{n}\right), N(0,1), t(n-1), \chi^2(n-1)$　　2. $N\left(10, \dfrac{1}{20}\right), 10, 0.05, 0.5$

综合测试

一、略。

二、1. C　2. A　3. D　4. A　5. C　6. A

三、1. (1)2.558,4.865,18.307,23.209　(2)1.812,1.372,2.764,2.228　(3)4.74,10.67,0.219,0.322

　　2. (1)28.412　(2)31.410　(3)2.015　(4)4.032　(5)3.35

　　3. 0.05　4. 0.8293　5. 略　6. 略　7. 略

第五章

习题 5.1

1. 点估计和区间估计　若只有一个无偏的,则选无偏估计量;若有多个无偏的,则选无偏中方差最小的统
计量做估计量。

2. $\hat{\mu} = \bar{x} = \dfrac{1}{n} \sum\limits_{i=1}^{n} X_i$,常 μ 未知 $\hat{\sigma}^2 = \dfrac{1}{n-1} \sum\limits_{i=1}^{n} (X_i - \bar{x})^2$

3. $\hat{p} = \dfrac{m}{n}$(即频率估算概率)

4. μ 在 x 轴上,是图形的正中间,若是对称图形则 $x = \mu$ 是对称轴;σ^2 则表示收拢于 μ 的程度。

习题 5.2

1. $1 - \alpha$ 叫置信度或可信度;可信度 $1 - \alpha$ 参数的估算区间叫置信区间,越窄,精度高。

2. 稍小　3. 0. 0107

综合测试

一、1. D　2. D　3. D　4. A　5. C

二、1. 无偏估计　有效　方差最小的

2. $\dfrac{\bar{x} - \mu}{\sigma / \sqrt{n}} N(0,1)$　$\dfrac{\bar{x} - \mu}{S / \sqrt{n}} t(n - 1)$

3. $\hat{\sigma}^2 = \dfrac{1}{n} \sum\limits_{i=1}^{n} (X_i - \mu)^2$　$\hat{\sigma}^2 = \dfrac{1}{n - 1} \sum\limits_{i=1}^{n} (X_i - \bar{x})^2$

4. 对称　$\dfrac{\bar{x} - \mu}{S / \sqrt{n}} N(0,1)$

5. 对称　$F_{1-\alpha}(n_1, n_2) = \dfrac{1}{F_\alpha(n_2, n_1)}$

三、1. (1) $\bar{x} = 3, S^2 = 16.8$　(2) $\bar{x} = 14, S^2 = 5.5$

2. (4.413, 4.555)　3. (1.47, 1.52)　4. 192　5. (0.073, 0.252)

6. $\mu \in (46.01, 57.99)$; $\sigma \in (7.54, 17.02)$

第六章

习题 6.1

1. 原假设　并非概率意义的反证法:因反证法是从反面衬托正面的正确性;而假设检验则是先假设后检验,用框图表示为一个入口两个出口,即分支。

2. 可以　3. μ　不能　4. 拒绝域　双侧检验

习题 6.2

1. 有 =，≤，≥ 符号　有 ≠、<、> 符号:若左边是参数,分别是双侧检验、左侧检验和右侧检验

2. 一般来说未提到样本之前的标准差是 σ,说到样本后未加总体的是 s。

3. S^2, σ^2

习题 6.3

某市 1999 年 125 名 7 岁健康男童的身高(cm)资料

108 ~	110 ~	112 ~	114 ~	116 ~	118 ~	120 ~	122 ~	124 ~	126 ~	128 ~	130 ~ 132
2	3	9	9	16	18	25	17	14	6	4	2

1. 建立假设检验,确定检验水准

H_0:该资料服从正态分布

H_1:该资料不服从正态分布

$\alpha = 0.10$

正态分布拟合优度检验计算表

组段	实际频数 A	标准组段	p_i	理论频数 T	$\dfrac{(A - T)^2}{T}$
(1)	(2)	(3)	(4)	(5) $= n \cdot p_i$	(6)
[108　110)	2 ⎫ 5	[-2.60　-2.18)	0.01	1 ⎫ 5	0
[110　111)	3 ⎭	[-2.18　-1.75)	0.03	4 ⎭	

组段	实际频数 A	标准组段	p_i	理论频数 T	$\dfrac{(A-T)^2}{T}$
(1)	(2)	(3)	(4)	(5) $= n \cdot p_i$	(6)
[112 114)	9	[-1.75 -1.32)	0.05	6	1.21
[114 116)	9	[-1.32 -0.89)	0.09	11	0.45
[116 118)	16	[-.89 -0.47)	0.13	16	0
[118 120)	18	[-0.47 -0.04)	0.17	21	0.5
[120 122)	25	[-0.04 0.39)	0.17	21	0.66
[122 124)	17	[0.39 0.82)	0.14	18	0.01
[124 126)	14	[0.82 1.24)	0.10	13	0.18
[126 128)	6	[1.24 1.67)	0.06	8	0.3
[128 130)	4 }6	[1.67 2.10)	0.03	4 }5	0.2
[130 132)	2	[2.10 2.53)	0.01	1	
合计					3.52

2. 计算检验统计量 x^2

此组资料 $\bar{x} = 120.18$，$s = 4.68$

表中第 3 栏标准组段 =（第 1 栏组段 - 均数）/ 标准差、第 4 栏 p 查 u 界值表得到、第 5 栏理论频数 = $n * (4)$

$$x^2 = \sum \frac{(A-T)^2}{T} = 3.52, v = k - 1 - m = 10 - 1 - 2 = 7$$

3. 确定 P 值，做出推断结论

查 χ^2 界值表，得 $0.75 < P < 0.9$。按 $\alpha = 0.05$ 的检验水准，$P > \alpha$，不拒绝 H_0，可认为该资料服从正态分布。

2、测得某地 5801 人的 ABO 血型和 MN 血型结果如下表，问两种血型系统之间是否有关联？

表　某地 5801 人的血型资料

ABO 血型	MN 血型			合计
	M	N	MN	
O	431	490	902	1823
A	388	410	800	1598
B	495	587	950	2032
AB	137	179	32	348
合计	1451	1666	2684	5801

1. 建立检验假设，确定检验水准

H_0：两种血型系统间无关联

H_1：两种血型系统间有关联

$\alpha = 0.05$

2. 计算检验统计量

$$\chi^2 = n\left(\sum \frac{A^2}{n_R n_C} - 1\right) = 5801\left(\frac{431^2}{1823 \times 1451} + \frac{490^2}{1823 \times 1666} + \cdots + \frac{32^2}{348 \times 2684} - 1\right) = 213.16$$

$$\nu = (R - 1) \times (C - 1) = 3 \times 2 = 6$$

3. 确定 P 值,做出推断结论

查 χ^2 界值表,得 $P < 0.005$。按 $\alpha = 0.05$ 的检验水准,$P < \alpha$,拒绝 H_0,接受 H_1,可认为两种血型系统间有关联。

综合测试

一、1. C 2. C 3. B 4. A 5. D

二、1. 认为小概率事件一定不发生(或认为大概率事件一定发生) 弃真和取伪是否可同时避

2. 双侧检验

3. $\dfrac{\sigma_1^{\,2}/S_1^{\,2}}{\sigma_2^{\,2}/S_2^{\,2}} F(n_1 - 1, n_2 - 1)$ 对方差进行放大或缩小使之相等

4. $\dfrac{\overline{X} - \overline{Y} - (\mu_1 - \mu_2)}{\sqrt{\sigma_1^{\,2}/n_1 + \sigma_2^{\,2}/n_2}} N(0,1)$ $\dfrac{\overline{X} + \overline{Y} - (\mu_1 + \mu_2)}{\sqrt{\sigma_1^{\,2}/n_1 + \sigma_2^{\,2}/n_2}} N(0,1)$

5. 不要求 相等

三、1.(1)拒绝假设 (2)接受假设 2. 接受假设 3. 接受假设 4. 差异明显 5. 可信

6. 可认为相等 7. 不能认为

第七章

习题 7.1

1. 解题步骤

(1)建立检验假设,确定检验水准

$H_0 : \mu_1 = \mu_2 = \mu_3 = \mu_4$

$H_1 : \mu_1 \setminus \mu_2 \setminus \mu_3 \setminus \mu_4$ 不全相等

$\alpha = 0.05$

(2)计算得结果

单因素方差分析计算结果

变异来源	离均差平方和(SS)	自由度(ν)	均方(MS)	F
组间变异	45.091	3	15.030	12.99
组内变异	41.649	36	1.157	
总变异	86.740	39		

(3)确定 P 值,做出推断结论

查 F 界值表,计算得 $F \geqslant F_{\alpha(\nu_1, \nu_2)}$,按 $\alpha = 0.05$ 的检验水准,$P \leqslant \alpha$,拒绝 H_0,接受 H_1,差异有统计学意义。不同处理组间瘤重总的来说有差异。

习题 7.2

1. $SNK - q$ 检验与 $LSD - t$ 检验的联系:两种方法均为多重比较方法,均可用于方差分析后进一步进行多个样本均数间的两两比较。

2. $SNK - q$ 检验与 $LSD - t$ 检验的区别:$SNK - q$ 检验多用于多组样本均数两两之间的全面比较与区别;$LSD - t$ 多用于一对(或几对)在专业上有特殊意义的样本均数间的比较。

综合测试

一、1. B 2. E 3. A 4. C 5. D 6. D 7. C

二、1. 单因素基本思想是通过分析研究不同来源的变异对总变异的贡献大小,从而确定可控因素对研究结果影响力的大小。将全部观察值间的总变异分解为两部分(组间变异和组内变异),其自由度也相应地分解为两部分(组间自由度和组内自由度),通过比较组间变异和组内变异的均方,推断相应因素在总变异中所起的作用是否显著。

2. 方差分析后直接作两两比较的 t 检验会增加若犯 I 型错误的概率。如果比较次数是 k,每次检验水准是 α,则犯 I 型错误的累计概率为 $1 - (1 - \alpha)^k$,高于原有的 α。例如,4 个样本均数间的比较采用两样本均数比较的 t 检验,两两组合数为 $C_4^2 = 6$,即需要比较 6 次。规定检验水准 $\alpha = 0.05$,则每次检验不犯 I 型错误的概率为 $1 - 0.05 = 0.95$,那么 6 次比较均不犯 I 型错误的概率为 $(1 - 0.05)^6 = 0.95^6 = 0.74$,这时犯 I 型错误的概率,即总的检验水准变为 $1 - 0.74 = 0.26$,比 0.05 大多了。因此用该法进行多重比较,加大了,故不能使用。

三、解题步骤:

(1)建立检验假设,确定检验水准

$H_0 : \mu_1 = \mu_2 = \mu_3 = \mu_4$

$H_1 : \mu_1 \setminus \mu_2 \setminus \mu_3 \setminus \mu_4$ 不全相等

$\alpha = 0.05$

(2)计算得结果

单因素方差分析计算结果

变异来源	离均差平方和(SS)	自由度(ν)	均方(MS)	F
组间变异	21.429	3	7.143	40.766
组内变异	4.906	28	0.175	
总变异	26.336	31		

(3)确定 P 值,做出推断结论

计算得 $F \geq F_{\alpha(\nu_1, \nu_2)}$,按 $\alpha = 0.05$ 的检验水准,$P \leq \alpha$,拒绝 H_0,接受 H_1,差异有统计学意义。不同大鼠模型的血清 IL - 2 水平总的说来有差别。

四个大鼠模型组以轮状病毒模型组和大肠杆菌加轮状病毒混合模型组的 IL - 2 水平较高,大肠杆菌模型组次之,正常对照组最低。

参考文献

[1]薛洲恩．医药数理统计．2 版．北京：人民卫生出版社,2010.

[2]李秀昌．医药数理统计．2 版．北京：人民卫生出版社,2012.

[3]高祖新．医药数理统计方法．2 版．北京：人民卫生出版社,2011.

附　　表

附表 1　二项分布表

$$Q(n,k,p)=\sum_{i=k}^{n}\binom{n}{i}p^{i}(1-p)^{n-i}$$

n	k	p=0.01	0.02	0.04	0.06	0.08	0.1	0.2	0.3	0.4	0.5	k	n
5	5			0.00000	0.00000	0.00000	0.00001	0.00032	0.00243	0.01024	0.03125	5	5
	4	0.00000	0.00000	.00001	.00006	.00019	.00046	.00672	.03078	.08704	.18750	4	
	3	.00001	.00008	.00060	.00197	.00453	.00856	.05792	.16308	.31744	.50000	3	
	2	.00098	.00384	.01476	.03187	.05436	.08146	.26272	.47178	.66304	.81250	2	
	1	.04901	.09608	.18463	.26610	.34092	.40951	.67232	.83193	.92224	.96875	1	
10	10								0.00001	0.00010	0.00098	10	10
	9							0.00000	.00014	.00168	.01074	9	
	8						0.00000	.00008	.00159	.01229	.05469	8	
	7				0.00000	0.00000	.00001	.00086	.01059	.05476	.17188	7	
	6			0.00000	.00001	.00004	.00015	.00637	.04735	.16624	.37695	6	
	5		0.00000	.00002	.00015	.00059	.00163	.03279	.15027	.36690	.62305	5	
	4	0.00000	.00003	.00044	.00203	.00580	.01280	.12087	.35039	.61772	.82813	4	
	3	.00011	.00086	.00621	.01884	.04008	.07019	.32220	.61722	.83271	.94531	3	
	2	.00427	.01618	.05815	.11759	.18788	.26390	.62419	.85069	.95364	.98926	2	
	1	.09562	.18293	.33517	.46138	.56561	.65132	.89263	.97175	.99395	.99902	1	
15	15									0.00000	0.00003	15	15
	14								0.00000	.00003	.00049	14	
	13								.00001	.00028	.00369	13	
	12							0.00000	.00009	.00193	.01758	12	
	11							.00001	.00067	.00935	.05923	11	
	10							.00011	.00365	.03383	.15088	10	
	9					0.00000	0.00000	.00079	.01524	.09505	.30362	9	
	8				0.00000	.00001	.00003	.00424	.05001	.21310	.50000	8	
	7			0.00000	.00001	.00008	.00031	.01806	.13114	.39019	.69638	7	
	6		0.00000	.00001	.00015	.00070	.00225	.06105	.27838	.59678	.84912	6	
	5	0.00000	.00001	.00022	.00140	.00497	.01272	.16423	.48451	.78272	.94077	5	
	4	.00001	.00018	.00245	.01036	.02731	.05556	.35184	.70313	.90950	.98242	4	
	3	.00042	.00304	.02029	.05713	.11297	.18406	.60198	.87317	.97289	.99631	3	
	2	.00963	.03534	.11911	.22624	.34027	.45096	.83287	.96473	.99483	.99951	2	
	1	.13994	.26143	.45791	.60471	.71370	.79411	.96482	.99525	.99953	.99997	1	
20	20										0.00000	20	20
	19									0.00000	.00002	19	
	18									.00001	.00020	18	
	17								0.00000	.00005	.00129	17	
	16								.00001	.00032	.00591	16	
	15								.00004	.00161	.02069	15	
	14							0.00000	.00026	.00647	.05766	14	
	13							.00002	.00128	.02103	.13159	13	
	12							.00010	.00514	.05653	.25172	12	
	11						0.00000	.00056	.01714	.12752	.41190	11	
	10					0.00000	.00001	.00259	.04796	.24466	.58810	10	
	9				0.00000	.00001	.00006	.00998	.11333	.40440	.74828	9	
	8			0.00000	.00001	.00009	.00042	.03214	.22773	.58411	.86841	8	
	7			.00001	.00011	.00064	.00239	.08669	.39199	.74999	.94234	7	
	6		0.00000	.00010	.00087	.00380	.01125	.19579	.58363	.87440	.97931	6	
	5	0.00000	.00004	.00096	.00563	.01834	.04317	.37035	.76249	.94905	.99409	5	
	4	.00004	.00060	.00741	.02897	.07062	.13295	.58855	.89291	.98404	.99871	4	
	3	.00100	.00707	.04386	.11497	.21205	.32307	.79392	.96452	.99639	.99980	3	
	2	.01686	.05990	.18966	.33955	.48314	.60825	.93082	.99236	.99948	.99998	2	
	1	.18209	.33239	.55800	.70989	.81131	.87842	.98847	.99920	.99996	1.00000	1	

续表

n	k	0.01	0.02	0.04	0.06	0.08	0.1	0.2	0.3	0.4	0.5	k	n
25	25											25	25
	24									0.00000		24	
	23										.00001	23	
	22									0.00000	.00008	22	
	21									.00001	.00046	21	
	20									.00005	.00204	20	
	19								0.00000	.00028	.00732	19	
	18								.00002	.00121	.02164	18	
	17								.00010	.00433	.05388	17	
	16							0.00000	.00045	.01317	.11476	16	
	15							.00001	.00178	.03439	.21218	15	
	14							.00008	.00599	.07780	.34502	14	
	13							.00037	.01747	.15377	.50000	13	
	12						0.00000	.00154	.04425	.26772	.65498	12	
	11					0.00000	.00001	.00556	.09780	.41423	.78782	11	
	10				0.00000	.00001	.00008	.01733	.18944	.57538	.88524	10	
	9				.00001	.00008	.00046	.04677	.32307	.72647	94612	9	
	8			0.00000	.00007	.00052	.00226	.10912	.48815	.84645	.97836	8	
	7		0.00000	.00004	.00051	.00277	.00948	.21996	.65935	.92643	.99268	7	
	6		.00001	.00038	.00306	.01229	.03340	.38331	.80651	.97064	:99796	6	
	5	0.00000	.00012	.00278	.01505	.04515	.09799	.57933	.90953	.99053	.99954	5	
	4	.00011	.00145	.01652	.05976	.13509	.23641	.76601	.96676	.99763	.99992	4	
	3	.00195	.01324	.07648	.18711	.32317	.46291	.90177	.99104	.99957	.99999	3	
	2	.02576	.08865	.26419	.44734	.60528	.72879	.97261	.99843	.99995	1.00000	2	
	1	.22218	.39654	.63960	.78709	.87564	.92821	.99622	.99987	.100000	1.00000	1	
30	30											30	30
	29											29	
	28											28	
	27									0.00000		27	
	26									.00003		26	
	25									0.00000	.00016	25	
	24									.00001	.00072	24	
	23									.00005	.00261	23	
	22								0.00000	.00022	.00806	22	
	21								.00001	.00086	.02139	21	
	20								.00004	.00285	.04937	20	
	19								.00016	.00830	.10024	19	
	18							0.00000	.00063	.02124	.18080	18	
	17							.00001	.00212	.04811	.29233	17	
	16							.00005	.00637	.09706	.42777	16	
	15							.00023	.01694	.17537	.57223	15	
	14							.00090	.04005	.28550	.70767	14	
	13						0.00000	.00311	.08447	.42153	.81920	13	
	12					0.00000	.00002	.00949	.15932	.56891	.89976	12	
	11				0.00000	.00001	.00009	.02562	.26963	.70853	.95063	11	
	10				.00001	.00007	.00045	.06109	.41119	82371	.97861	10	
	9			0.00000	.00005	.00041	.00202	.12865	.56848	.90599	.99194	9	
	8			.00002	.00030	.00197	.00778	.23921	.71862	.95648	.99739	8	
	7		0.00000	.00015	.00167	.00825	.02583	.39303	.84048	.98282	.99928	7	
	6	0.00000	.00003	.00106	.00795	.02929	.07319	.57249	.92341	.99434	.99984	6	
	5	.00001	.00030	.00632	.03154	.08736	.17549	.54477	.96985	.99849	.99997	5	
	4	.00022	.00289	.03059	.10262	.21579	.35256	.87729	.99068	.99969	1.00000	4	
	3	.00332	.02172	.11690	.26760	.43460	.58865	.95582	.99793	.99995	1.00000	3	
	2	.03615	.12055	.33882	.54453	.70421	.81630	.98948	.99969	1.00000	1.00000	2	
	1	.26030	.45452	.70614	.84374	.91803	.95761	.99876	1.00000	1.00000	1.00000	1	

附表2 泊松分布表

$$1 - F(x-1) = \sum_{r=x}^{+\infty} \frac{e^{-\lambda}\lambda^r}{r!}$$

x	$\lambda = 0.2$	$\lambda = 0.3$	$\lambda = 0.4$	$\lambda = 0.5$	$\lambda = 0.6$
0	1.000 000 0	1.000 000 0	1.000 000 0	1.000 000 0	1.000 000 0
1	0.181 269 2	0.259 181 8	0.329 680 0	0.323 469	0.451 188
2	0.017 523 1	0.036 936 3	0.061 551 9	0.090 204	0.121 901
3	0.001 148 5	0.003 599 5	0.007 926 3	0.014 388	0.023 115
4	0.000 056 8	0.000 265 8	0.000 776 3	0.001 752	0.003 358
5	0.000 002 3	0.000 015 8	0.000 061 2	0.000 172	0.000 394
6	0.000 000 1	0.000 000 8	0.000 004 0	0.000 014	0.000 039
7			0.000 000 2	0.000 000 1	0.000 003

x	$\lambda = 0.7$	$\lambda = 0.8$	$\lambda = 0.9$	$\lambda = 1.0$	$\lambda = 1.2$
0	1.000 000	1.000 000	1.000 000	1.000 000	1.000 000
1	0.503 415	0.550 671	0.593 430	0.632 121	0.698 806
2	0.155 805	0.191 208	0.227 518	0.264 241	0.337 373
3	0.034 142	0.047 423	0.062 857	0.080 301	0.120 513
4	0.005 753	0.009 080	0.013 459	0.018 988	0.033 769
5	0.000 786	0.001 411	0.002 344	0.003 660	0.007 746
6	0.000 090	0.000 184	0.000 343	0.000 594	0.001 500
7	0.000 009	0.000 021	0.000 043	0.000 083	0.000 251
8	0.000 001	0.000 002	0.000 005	0.000 010	0.000 037
9				0.000 001	0.000 005
10					0.000 001

x	$\lambda = 1.4$	$\lambda = 1.6$	$\lambda = 1.8$	$\lambda = 2.0$	$\lambda = 2.2$
0	1.000 000	1.000 000	1.000 000	1.000 000	1.000 000
1	0.753 403	0.798 103	0.834 701	0.864 665	0.889 197
2	0.408 167	0.475 069	0.537 163	0.593 994	0.645 430
3	0.166 502	0.216 642	0.269 379	0.323 324	0.377 286
4	0.053 725	0.078 813	0.108 708	0.142 877	0.180 648
5	0.014 253	0.023 682	0.036 407	0.052 653	0.072 496
6	0.003 201	0.006 040	0.010 378	0.016 564	0.024 910
7	0.000 622	0.001 336	0.002 569	0.004 534	0.007 461
8	0.000 107	0.000 260	0.000 562	0.001 097	0.001 978
9	0.000 016	0.000 045	0.000 110	0.000 237	0.000 470
10	0.000 002	0.000 007	0.000 019	0.000 046	0.000 101
11		0.000 001	0.000 003	0.000 008	0.000 020

$$1 - F(x-1) = \sum_{r=x}^{+\infty} \frac{e^{-\lambda}\lambda^r}{r!}$$

续表

x	$\lambda = 2.5$	$\lambda = 3.0$	$\lambda = 3.5$	$\lambda = 4.0$	$\lambda = 4.5$	$\lambda = 5.0$
0	1.000 000	1.000 000	1.000 000	1.000 000	1.000 000	1.000 000
1	0.917 915	0.950 213	0.969 803	0.981 684	0.988 891	0.993 262
2	0.712 703	0.800 852	0.864 112	0.908 422	0.938 901	0.959 572
3	0.456 187	0.576 810	0.679 153	0.761 897	0.826 422	0.875 348
4	0.242 424	0.352 768	0.463 367	0.566 530	0.657 704	0.734 974
5	0.108 822	0.184 737	0.274 555	0.371 163	0.467 896	0.559 507
6	0.042 021	0.083 918	0.142 386	0.214 870	0.297 070	0.384 039
7	0.014 187	0.033 509	0.065 288	0.110 674	0.168 949	0.237 817
8	0.004 247	0.011 905	0.026 739	0.051 134	0.086 586	0.133 372
9	0.001 140	0.003 803	0.009 874	0.021 363	0.040 257	0.068 094
10	0.000 277	0.001 102	0.003 315	0.008 132	0.017 093	0.031 828
11	0.000 062	0.000 292	0.001 019	0.002 840	0.006 669	0.013 695
12	0.000 013	0.000 071	0.000 289	0.000 915	0.002 404	0.005 453
13	0.000 002	0.000 016	0.000 076	0.000 274	0.000 805	0.002 019
14		0.000 003	0.000 019	0.000 076	0.000 252	0.000 698
15		0.000 001	0.000 004	0.000 020	0.000 074	0.000 226
16			0.000 001	0.000 005	0.000 020	0.000 069
17				0.000 001	0.000 005	0.000 020
18					0.000 001	0.000 005
19						0.000 001

附表 3　标准正态分布表

$$\Phi(z) = \int_{-\infty}^{z} \frac{1}{\sqrt{2\pi}} e^{-u^2/2} \mathrm{d}u = P(Z \leqslant z)$$

z	0	1	2	3	4	5	6	7	8	9
0.0	0.500 0	0.504 0	0.508 0	0.512 0	0.516 0	0.519 9	0.523 9	0.527 9	0.531 9	0.535 9
0.1	0.539 8	0.543 8	0.547 8	0.551 7	0.555 7	0.559 6	0.563 6	0.567 5	0.571 4	0.575 3
0.2	0.579 3	0.583 2	0.587 1	0.591 0	0.594 8	0.598 7	0.602 6	0.606 4	0.610 3	0.614 1
0.3	0.617 9	0.621 7	0.625 5	0.629 3	0.633 1	0.636 8	0.640 6	0.644 3	0.648 0	0.651 7
0.4	0.655 4	0.659 1	0.662 8	0.666 4	0.670 0	0.673 6	0.677 2	0.680 8	0.684 4	0.687 9
0.5	0.691 5	0.695 0	0.698 5	0.701 9	0.705 4	0.708 8	0.712 3	0.715 7	0.719 0	0.722 4
0.6	0.725 7	0.729 1	0.732 4	0.735 7	0.738 9	0.742 2	0.745 4	0.748 6	0.751 7	0.754 9
0.7	0.758 0	0.761 1	0.764 2	0.767 3	0.770 3	0.773 4	0.776 4	0.779 4	0.782 3	0.785 2
0.8	0.788 1	0.791 0	0.793 9	0.796 7	0.799 5	0.802 3	0.805 1	0.807 8	0.810 6	0.813 3
0.9	0.815 9	0.818 6	0.821 2	0.823 8	0.826 4	0.828 9	0.831 5	0.834 0	0.836 5	0.838 9
1.0	0.841 3	0.843 8	0.846 1	0.848 5	0.850 8	0.853 1	0.855 4	0.857 7	0.859 9	0.862 1
1.1	0.864 3	0.866 5	0.868 6	0.870 8	0.872 9	0.874 9	0.877 0	0.879 0	0.881 0	0.883 0
1.2	0.884 9	0.886 9	0.888 8	0.890 7	0.892 5	0.894 4	0.896 2	0.898 0	0.899 7	0.901 5
1.3	0.903 2	0.904 9	0.906 6	0.908 2	0.909 9	0.911 5	0.913 1	0.914 7	0.916 2	0.917 7
1.4	0.919 2	0.920 7	0.922 2	0.923 6	0.925 1	0.926 5	0.927 8	0.929 2	0.930 6	0.931 9
1.5	0.933 2	0.934 5	0.935 7	0.937 0	0.938 2	0.939 4	0.940 6	0.941 8	0.943 0	0.944 1
1.6	0.945 2	0.946 3	0.947 4	0.948 4	0.949 5	0.950 5	0.951 5	0.952 5	0.953 5	0.954 5
1.7	0.955 4	0.956 4	0.957 3	0.958 2	0.959 1	0.959 9	0.960 8	0.961 6	0.962 5	0.963 3
1.8	0.964 1	0.964 8	0.965 6	0.966 4	0.967 1	0.967 8	0.968 6	0.969 3	0.970 0	0.970 6
1.9	0.971 3	0.971 9	0.972 6	0.973 2	0.973 8	0.974 4	0.975 0	0.975 6	0.976 2	0.976 7
2.0	0.977 2	0.977 8	0.978 3	0.978 8	0.979 3	0.979 8	0.980 3	0.980 8	0.981 2	0.981 7
2.1	0.982 1	0.982 6	0.983 0	0.983 4	0.983 8	0.984 2	0.984 6	0.985 0	0.985 4	0.985 7
2.2	0.986 1	0.986 4	0.986 8	0.987 1	0.987 4	0.987 8	0.988 1	0.988 4	0.988 7	0.989 0
2.3	0.989 3	0.989 6	0.989 8	0.990 1	0.990 4	0.990 6	0.990 9	0.991 1	0.991 3	0.991 6
2.4	0.991 8	0.992 0	0.992 2	0.992 5	0.992 7	0.992 9	0.993 1	0.993 2	0.993 4	0.993 6
2.5	0.993 8	0.994 0	0.994 1	0.994 3	0.994 5	0.994 6	0.994 8	0.994 9	0.995 1	0.995 2
2.6	0.995 3	0.995 5	0.995 6	0.995 7	0.995 9	0.996 0	0.996 1	0.996 2	0.996 3	0.996 4
2.7	0.996 5	0.996 6	0.996 7	0.996 8	0.996 9	0.997 0	0.997 1	0.997 2	0.997 3	0.997 4
2.8	0.997 4	0.997 5	0.997 6	0.997 7	0.997 7	0.997 8	0.997 9	0.997 9	0.998 0	0.998 1
2.9	0.998 1	0.998 2	0.998 2	0.998 3	0.998 4	0.998 4	0.998 5	0.998 5	0.998 6	0.998 6
3.0	0.998 7	0.999 0	0.999 3	0.999 5	0.999 7	0.999 8	0.999 8	0.999 9	0.999 9	1.000 0

注：表中末行系函数值 $\Phi(3.0),\Phi(3.1),\cdots,\Phi(3.9)$

附表4 t分布表

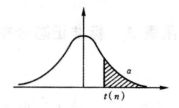

$$P\{t(n) > t_\alpha(n)\} = \alpha$$

n	α = 0.25	0.10	0.05	0.025	0.01	0.005
1	1.000 0	3.077 7	6.313 8	12.706 2	31.820 7	63.657 4
2	0.816 5	1.885 6	2.920 0	4.302 7	6.964 6	9.924 8
3	0.764 9	1.637 7	2.353 4	3.182 4	4.540 7	5.840 9
4	0.740 7	1.533 2	2.131 8	2.776 4	3.746 9	4.604 1
5	0.726 7	1.475 9	2.015 0	2.570 6	3.364 9	4.032 2
6	0.717 6	1.439 8	1.943 2	2.446 9	3.142 7	3.707 4
7	0.711 1	1.414 9	1.894 6	2.364 6	2.998 0	3.499 5
8	0.706 4	1.396 8	1.859 5	2.306 0	2.896 5	3.355 4
9	0.702 7	1.383 0	1.833 1	2.262 2	2.821 4	3.249 8
10	0.699 8	1.372 2	1.812 5	2.228 1	2.763 8	3.169 3
11	0.697 4	1.363 4	1.795 9	2.201 0	2.718 1	3.105 8
12	0.695 5	1.356 2	1.782 3	2.178 8	2.681 0	3.054 5
13	0.693 8	1.350 2	1.770 9	2.160 4	2.650 3	3.012 3
14	0.692 4	1.345 0	1.761 3	2.144 8	2.624 5	2.976 8
15	0.691 2	1.340 6	1.753 1	2.131 5	2.602 5	2.946 7
16	0.690 1	1.336 8	1.745 9	2.119 9	2.583 5	2.920 8
17	0.689 2	1.333 4	1.739 6	2.109 8	2.566 9	2.898 2
18	0.688 4	1.330 4	1.734 1	2.100 9	2.552 4	2.878 4
19	0.687 6	1.327 7	1.729 1	2.093 0	2.539 5	2.860 9
20	0.687 0	1.325 3	1.724 7	2.086 0	2.528 0	2.845 3
21	0.686 4	1.323 2	1.720 7	2.079 6	2.517 7	2.831 4
22	0.685 8	1.321 2	1.717 1	2.073 9	2.508 3	2.818 8
23	0.685 3	1.319 5	1.713 9	2.068 7	2.499 9	2.807 3
24	0.684 8	1.317 8	1.710 9	2.063 9	2.492 2	2.796 9
25	0.684 4	1.316 3	1.708 1	2.059 5	2.485 1	2.787 4
26	0.684 0	1.315 0	1.705 6	2.055 5	2.478 6	2.778 7
27	0.683 7	1.313 7	1.703 3	2.051 8	2.472 7	2.770 7
28	0.683 4	1.312 5	1.701 1	2.048 4	2.467 1	2.763 3
29	0.683 0	1.311 4	1.699 1	2.045 2	2.462 0	2.756 4
30	0.682 8	1.310 4	1.697 3	2.042 3	2.457 3	2.750 0
31	0.682 5	1.309 5	1.695 5	2.039 5	2.452 8	2.744 0
32	0.682 2	1.308 6	1.693 9	2.036 9	2.448 7	2.738 5
33	0.682 0	1.307 7	1.692 4	2.034 5	2.444 8	2.733 3
34	0.681 8	1.307 0	1.690 9	2.032 2	2.441 1	2.728 4
35	0.681 6	1.306 2	1.689 6	2.030 1	2.437 7	2.723 8
36	0.681 4	1.305 5	1.688 3	2.028 1	2.434 5	2.719 5
37	0.681 2	1.304 9	1.687 1	2.026 2	2.431 4	2.715 4
38	0.681 0	1.304 2	1.686 0	2.024 4	2.428 6	2.711 6
39	0.680 8	1.303 6	1.684 9	2.022 7	2.425 8	2.707 9
40	0.680 7	1.303 1	1.683 9	2.021 1	2.423 3	2.704 5
41	0.680 5	1.302 5	1.682 9	2.019 5	2.420 8	2.701 2
42	0.680 4	1.302 0	1.682 0	2.018 1	2.418 5	2.698 1
43	0.680 2	1.301 6	1.681 1	2.016 7	2.416 3	2.695 1
44	0.680 1	1.301 1	1.680 2	2.015 4	2.414 1	2.692 3
45	0.680 0	1.300 6	1.679 4	2.014 1	2.412 1	3.689 6

附表 5 χ² 分布表

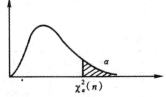

$$P\{\chi^2(n) > \chi_\alpha^2(n)\} = \alpha$$

n	α = 0.995	0.99	0.975	0.95	0.90	0.75
1	—	—	0.001	0.004	0.016	0.102
2	0.010	0.020	0.051	0.103	0.211	0.575
3	0.072	0.115	0.216	0.352	0.584	1.213
4	0.207	0.297	0.484	0.711	1.064	1.923
5	0.412	0.554	0.831	1.145	1.610	2.675
6	0.676	0.872	1.237	1.635	2.204	3.455
7	0.989	1.239	1.690	2.167	2.833	4.255
8	1.344	1.646	2.180	2.733	3.490	5.071
9	1.735	2.088	2.700	3.325	4.168	5.899
10	2.156	2.558	3.247	3.940	4.865	6.737
11	2.603	3.053	3.816	4.575	5.578	7.584
12	3.074	3.571	4.404	5.226	6.304	8.438
13	3.565	4.107	5.009	5.892	7.042	9.299
14	4.075	4.660	5.629	6.571	7.790	10.165
15	4.601	5.229	6.262	7.261	8.547	11.037
16	5.142	5.812	6.908	7.962	9.312	11.912
17	5.697	6.408	7.564	8.672	10.085	12.792
18	6.265	7.015	8.231	9.390	10.865	13.675
19	6.844	7.633	8.907	10.117	11.651	14.562
20	7.434	8.260	9.591	10.851	12.443	15.452
21	8.034	8.897	10.283	11.591	13.240	16.344
22	8.643	9.542	10.982	12.338	14.042	17.240
23	9.260	10.196	11.689	13.091	14.848	18.137
24	9.886	10.856	12.401	13.848	15.659	19.037
25	10.520	11.524	13.120	14.611	16.473	19.939
26	11.160	12.198	13.844	15.379	17.292	20.843
27	11.808	12.879	14.573	16.151	18.114	21.749
28	12.461	13.565	15.308	16.928	18.939	22.657
29	13.121	14.257	16.047	17.708	19.768	23.567
30	13.787	14.954	16.791	18.493	20.599	24.478
31	14.458	15.655	17.539	19.281	21.434	25.390
32	15.134	16.362	18.291	20.072	22.271	26.304
33	15.815	17.074	19.047	20.867	23.110	27.219
34	16.501	17.789	19.806	21.664	23.952	28.136
35	17.192	18.509	20.569	22.465	24.797	29.054
36	17.887	19.233	21.336	23.269	25.643	29.973
37	18.586	19.960	22.106	24.075	26.492	30.893
38	19.289	20.691	22.878	24.884	27.343	31.815
39	19.996	21.426	23.654	25.695	28.196	32.737
40	20.707	22.164	24.433	26.509	29.051	33.660
41	21.421	22.906	25.215	27.326	29.907	34.585
42	22.138	23.650	25.999	28.144	30.765	35.510
43	22.859	24.398	26.785	28.965	31.625	36.436
44	23.584	25.148	27.575	29.787	32.487	37.363
45	24.311	25.901	28.366	30.612	33.350	38.291

$$P\{\chi^2(n) > \chi_\alpha^2(n)\} = \alpha$$

续表

n	$\alpha = 0.25$	0.10	0.05	0.025	0.01	0.005
1	1.323	2.706	3.841	5.024	6.635	7.879
2	2.773	4.605	5.991	7.378	9.210	10.597
3	4.108	6.251	7.815	9.348	11.345	12.838
4	5.385	7.779	9.488	11.143	13.277	14.860
5	6.626	9.236	11.071	12.833	15.086	16.750
6	7.841	10.645	12.592	14.449	16.812	18.548
7	9.037	12.017	14.067	16.013	18.475	20.278
8	10.219	13.362	15.507	17.535	20.090	21.955
9	11.389	14.684	16.919	19.023	21.666	23.589
10	12.549	15.987	18.307	20.483	23.209	25.188
11	13.701	17.275	19.675	21.920	24.725	26.757
12	14.845	18.549	21.026	23.337	26.217	28.299
13	15.984	19.812	22.362	24.736	27.688	29.819
14	17.117	21.064	23.685	26.119	29.141	31.319
15	18.245	22.307	24.996	27.488	30.578	32.801
16	19.369	23.542	26.296	28.845	32.000	34.267
17	20.489	24.769	27.587	30.191	33.409	35.718
18	21.605	25.989	28.869	31.526	34.805	37.156
19	22.718	27.204	30.144	32.852	36.191	38.582
20	23.828	28.412	31.410	34.170	37.566	39.997
21	24.935	29.615	32.671	35.479	38.932	41.401
22	26.039	30.813	33.924	36.781	40.289	42.796
23	27.141	32.007	35.172	38.076	41.638	44.181
24	28.241	33.196	36.415	39.364	42.980	45.559
25	29.339	34.382	37.652	40.646	44.314	46.928
26	30.435	35.563	38.885	41.923	45.642	48.290
27	31.528	36.741	40.113	43.194	46.963	49.645
28	32.620	37.916	41.337	44.461	48.278	50.993
29	33.711	39.987	42.557	45.722	49.588	52.336
30	34.800	40.256	43.773	46.979	50.892	53.672
31	35.887	41.422	44.985	48.232	52.191	55.003
32	36.973	42.585	46.194	49.480	53.486	56.328
33	38.058	43.745	47.400	50.725	54.776	57.648
34	39.141	44.903	48.602	51.966	56.061	58.964
35	40.223	46.059	49.802	53.203	57.342	60.275
36	41.304	47.212	50.998	54.437	58.619	61.581
37	42.383	48.363	52.192	55.668	59.892	62.883
38	43.462	49.513	53.384	56.896	61.162	64.181
39	44.539	50.660	54.572	58.120	62.428	65.476
40	45.616	51.805	55.758	59.342	63.691	66.766
41	46.692	52.949	56.942	60.561	64.950	68.053
42	47.766	54.090	58.124	61.777	66.206	69.336
43	48.840	55.230	59.304	62.990	67.459	70.616
44	49.913	56.369	60.481	64.201	68.710	71.893
45	50.985	57.505	61.656	65.410	69.957	73.166

附表 6 F 分布表

$$P\{F(n_1,n_2) > F_\alpha(n_1,n_2)\} = \alpha$$

$$\alpha = 0.10$$

n_2 \ n_1	1	2	3	4	5	6	7	8	9	10	12	15	20	24	30	40	60	120	∞
1	39.86	49.50	53.59	55.83	57.24	58.20	58.91	59.44	59.86	60.19	60.71	61.22	61.74	62.00	62.26	62.53	62.79	63.06	63.33
2	8.53	9.00	9.16	9.24	9.29	9.33	9.35	9.37	9.38	9.39	9.41	9.42	9.44	9.45	9.46	9.47	9.47	9.48	9.49
3	5.54	5.46	5.39	5.34	5.31	5.28	5.27	5.25	5.24	5.23	5.22	5.20	5.18	5.18	5.17	5.16	5.15	5.14	5.13
4	4.54	4.32	4.19	4.11	4.05	4.01	3.98	3.95	3.94	3.92	3.90	3.87	3.84	3.83	3.82	3.80	3.79	3.78	3.76
5	4.06	3.78	3.62	3.52	3.45	3.40	3.37	3.34	3.32	3.30	3.27	3.24	3.21	3.19	3.17	3.16	3.14	3.12	3.10
6	3.78	3.46	3.29	3.18	3.11	3.05	3.01	2.98	2.96	2.94	2.90	2.87	2.84	2.82	2.80	2.78	2.76	2.74	2.72
7	3.59	3.26	3.07	2.96	2.88	2.83	2.78	2.75	2.72	2.70	2.67	2.63	2.59	2.58	2.56	2.54	2.51	2.49	2.47
8	3.46	3.11	2.92	2.81	2.73	2.67	2.62	2.59	2.56	2.54	2.50	2.46	2.42	2.40	2.38	2.36	2.34	2.32	2.29
9	3.36	3.01	2.81	2.69	2.61	2.55	2.51	2.47	2.44	2.42	2.38	2.34	2.30	2.28	2.25	2.23	2.21	2.18	2.16
10	3.29	2.92	2.73	2.61	2.52	2.46	2.41	2.38	2.35	2.32	2.28	2.24	2.20	2.18	2.16	2.13	2.11	2.08	2.06
11	3.23	2.86	2.66	2.54	2.45	2.39	2.34	2.30	2.27	2.25	2.21	2.17	2.12	2.10	2.08	2.05	2.03	2.00	1.97
12	3.18	2.81	2.61	2.48	2.39	2.33	2.28	2.24	2.21	2.19	2.15	2.10	2.06	2.04	2.01	1.99	1.96	1.93	1.90
13	3.14	2.76	2.56	2.43	2.35	2.28	2.23	2.20	2.16	2.14	2.10	2.05	2.01	1.98	1.96	1.93	1.90	1.88	1.85
14	3.10	2.73	2.52	2.39	2.31	2.24	2.19	2.15	2.12	2.10	2.05	2.01	1.96	1.94	1.91	1.89	1.86	1.83	1.80
15	3.07	2.70	2.49	2.36	2.27	2.21	2.16	2.12	2.09	2.06	2.02	1.97	1.92	1.90	1.87	1.85	1.82	1.79	1.76
16	3.05	2.67	2.46	2.33	2.24	2.18	2.13	2.09	2.06	2.03	1.99	1.94	1.89	1.87	1.84	1.81	1.78	1.75	1.72
17	3.03	2.64	2.44	2.31	2.22	2.15	2.10	2.06	2.03	2.00	1.96	1.91	1.86	1.84	1.81	1.78	1.75	1.72	1.69
18	3.01	2.62	2.42	2.29	2.20	2.13	2.08	2.04	2.00	1.98	1.93	1.89	1.84	1.81	1.78	1.75	1.72	1.69	1.66
19	2.99	2.61	2.40	2.27	2.18	2.11	2.06	2.02	1.98	1.96	1.91	1.86	1.81	1.79	1.76	1.73	1.70	1.67	1.63

续表

$\alpha = 0.10$

n_2 \ n_1	1	2	3	4	5	6	7	8	9	10	12	15	20	24	30	40	60	120	∞
20	2.97	2.59	2.38	2.25	2.16	2.09	2.04	2.00	1.96	1.94	1.89	1.84	1.79	1.77	1.74	1.71	1.68	1.64	1.61
21	2.96	2.57	2.36	2.23	2.14	2.08	2.02	1.98	1.95	1.92	1.87	1.83	1.78	1.75	1.72	1.69	1.66	1.62	1.59
22	2.95	2.56	2.35	2.22	2.13	2.06	2.01	1.97	1.93	1.90	1.86	1.81	1.76	1.73	1.70	1.67	1.64	1.60	1.57
23	2.94	2.55	2.34	2.21	2.11	2.05	1.99	1.95	1.92	1.89	1.84	1.80	1.74	1.72	1.69	1.66	1.62	1.59	1.55
24	2.93	2.54	2.33	2.19	2.10	2.04	1.98	1.94	1.91	1.88	1.83	1.78	1.73	1.70	1.67	1.64	1.61	1.57	1.53
25	2.92	2.53	2.32	2.18	2.09	2.02	1.97	1.93	1.89	1.87	1.82	1.77	1.72	1.69	1.66	1.63	1.59	1.56	1.52
26	2.91	2.52	2.31	2.17	2.08	2.01	1.96	1.92	1.88	1.86	1.81	1.76	1.71	1.68	1.65	1.61	1.58	1.54	1.50
27	2.90	2.51	2.30	2.17	2.07	2.00	1.95	1.91	1.87	1.85	1.80	1.75	1.70	1.67	1.64	1.60	1.57	1.53	1.49
28	2.89	2.50	2.29	2.16	2.06	2.00	1.94	1.90	1.87	1.84	1.79	1.74	1.69	1.66	1.63	1.59	1.56	1.52	1.48
29	2.89	2.50	2.28	2.15	2.06	1.99	1.93	1.89	1.86	1.83	1.78	1.73	1.68	1.65	1.62	1.58	1.55	1.51	1.47
30	2.88	2.49	2.28	2.14	2.05	1.98	1.93	1.88	1.85	1.82	1.77	1.72	1.67	1.64	1.61	1.57	1.54	1.50	1.46
40	2.84	2.44	2.23	2.09	2.00	1.93	1.87	1.83	1.79	1.76	1.71	1.66	1.61	1.57	1.54	1.51	1.47	1.42	1.38
60	2.79	2.39	2.18	2.04	1.95	1.87	1.82	1.77	1.74	1.71	1.66	1.60	1.54	1.51	1.48	1.44	1.40	1.35	1.29
120	2.75	2.35	2.13	1.99	1.90	1.82	1.77	1.72	1.68	1.65	1.60	1.55	1.48	1.45	1.41	1.37	1.32	1.26	1.19
∞	2.71	2.30	2.08	1.94	1.85	1.77	1.72	1.67	1.63	1.60	1.55	1.49	1.42	1.38	1.34	1.30	1.24	1.17	1.00

$\alpha = 0.05$

n_2 \ n_1	1	2	3	4	5	6	7	8	9	10	12	15	20	24	30	40	60	120	∞
1	161.4	199.5	215.7	224.6	230.2	234.0	236.8	238.9	240.5	241.9	243.9	245.9	248.0	249.1	250.1	251.1	252.2	253.3	254.3
2	18.51	19.00	19.16	19.25	19.30	19.33	19.35	19.37	19.38	19.40	19.41	19.43	19.45	19.45	19.46	19.47	19.48	19.49	19.50
3	10.13	9.55	9.28	9.12	9.01	8.94	8.89	8.85	8.81	8.79	8.74	8.70	8.66	8.64	8.62	8.59	8.57	8.55	8.53
4	7.71	6.94	6.59	6.39	6.26	6.16	6.09	6.04	6.00	5.96	5.91	5.86	5.80	5.77	5.75	5.72	5.69	5.66	5.63
5	6.61	5.79	5.41	5.19	5.05	4.95	4.88	4.82	4.77	4.74	4.68	4.62	4.56	4.53	4.50	4.46	4.43	4.40	4.36
6	5.99	5.14	4.76	4.53	4.39	4.28	4.21	4.15	4.10	4.06	4.00	3.94	3.87	3.84	3.81	3.77	3.74	3.70	3.67
7	5.59	4.74	4.35	4.12	3.97	3.87	3.79	3.73	3.68	3.64	3.57	3.51	3.44	3.41	3.38	3.34	3.30	3.27	3.23
8	5.32	4.46	4.07	3.84	3.69	3.58	3.50	3.44	3.39	3.35	3.28	3.22	3.15	3.12	3.08	3.04	3.01	2.97	2.93
9	5.12	4.26	3.86	3.63	3.48	3.37	3.29	3.23	3.18	3.14	3.07	3.01	2.94	2.90	2.86	2.83	2.79	2.75	2.71

续表

$\alpha = 0.05$

n_2 \ n_1	1	2	3	4	5	6	7	8	9	10	12	15	20	24	30	40	60	120	∞
10	4.96	4.10	3.71	3.48	3.33	3.22	3.14	3.07	3.02	2.98	2.91	2.85	2.77	2.74	2.70	2.66	2.62	2.58	2.54
11	4.84	3.98	3.59	3.36	3.20	3.09	3.01	2.95	2.90	2.85	2.79	2.72	2.65	2.61	2.57	2.53	2.49	2.45	2.40
12	4.75	3.89	3.49	3.26	3.11	3.00	2.91	2.85	2.80	2.75	2.69	2.62	2.54	2.51	2.47	2.43	2.38	2.34	2.30
13	4.67	3.81	3.41	3.18	3.03	2.92	2.83	2.77	2.71	2.67	2.60	2.53	2.46	2.42	2.38	2.34	3.30	2.25	2.21
14	4.60	3.74	3.34	3.11	2.96	2.85	2.76	2.70	2.65	2.60	2.53	2.46	2.39	2.35	2.31	2.27	2.22	2.18	2.13
15	4.54	3.68	3.29	3.06	2.90	2.79	2.71	2.64	2.59	2.54	2.48	2.40	2.33	2.29	2.25	2.20	2.16	2.11	2.07
16	4.49	3.63	3.24	3.01	2.85	2.74	2.66	2.59	2.54	2.49	2.42	2.35	2.28	2.24	2.19	2.15	2.11	2.06	2.01
17	4.45	3.59	3.20	2.96	2.81	2.70	2.61	2.55	2.49	2.45	2.38	2.31	2.23	2.19	2.15	2.10	2.06	2.01	1.96
18	4.41	3.55	3.16	2.93	2.77	2.66	2.58	2.51	2.46	2.41	2.34	2.27	2.19	2.15	2.11	2.06	2.02	1.97	1.92
19	4.38	3.52	3.13	2.90	2.74	2.63	2.54	2.48	2.42	2.38	2.31	2.23	2.16	2.11	2.07	2.03	1.98	1.93	1.88
20	4.35	3.49	3.10	2.87	2.71	2.60	2.51	2.45	2.39	2.35	2.28	2.20	2.12	2.08	2.04	1.99	1.95	1.90	1.84
21	4.32	3.47	3.07	2.84	2.68	2.57	2.49	2.42	2.37	2.32	2.25	2.18	2.10	2.05	2.01	1.96	1.92	1.87	1.81
22	4.30	3.44	3.05	2.82	2.66	2.55	2.46	2.40	2.34	2.30	2.23	2.15	2.07	2.03	1.98	1.94	1.89	1.84	1.78
23	4.28	3.42	3.03	2.80	2.64	2.53	2.44	2.37	2.32	2.27	2.20	2.13	2.05	2.01	1.96	1.91	1.86	1.81	1.76
24	4.26	3.40	3.01	2.78	2.62	2.51	2.42	2.36	2.30	2.25	2.18	2.11	2.03	1.98	1.94	1.89	1.84	1.79	1.73
25	4.24	3.39	2.99	2.76	2.60	2.49	2.40	2.34	2.28	2.24	2.16	2.09	2.01	1.96	1.92	1.87	1.82	1.77	1.71
26	4.23	3.37	2.98	2.74	2.59	2.47	2.39	2.32	2.27	2.22	2.15	2.07	1.99	1.95	1.90	1.85	1.80	1.75	1.69
27	4.21	3.35	2.96	2.73	2.57	2.46	2.37	2.31	2.25	2.20	2.13	2.06	1.97	1.93	1.88	1.84	1.79	1.73	1.67
28	4.20	3.34	2.95	2.71	2.56	2.45	2.36	2.29	2.24	2.19	2.12	2.04	1.96	1.91	1.87	1.82	1.77	1.71	1.65
29	4.18	3.33	2.93	2.70	2.55	2.43	2.35	2.28	2.22	2.18	2.10	2.03	1.94	1.90	1.85	1.81	1.75	1.70	1.64
30	4.17	3.32	2.92	2.69	2.53	2.42	2.33	2.27	2.21	2.16	2.09	2.01	1.93	1.89	1.84	1.79	1.74	1.68	1.62
40	4.08	3.23	2.84	2.61	2.45	2.34	2.25	2.18	2.12	2.08	2.00	1.92	1.84	1.79	1.74	1.69	1.64	1.58	1.51
60	4.00	3.15	2.76	2.53	2.37	2.25	2.17	2.10	2.04	1.99	1.92	1.84	1.75	1.70	1.65	1.59	1.53	1.47	1.39
120	3.92	3.07	2.68	2.45	2.29	2.17	2.09	2.02	1.96	1.91	1.83	1.75	1.66	1.61	1.55	1.50	1.43	1.35	1.25
∞	3.84	3.00	2.60	2.37	2.21	2.10	2.01	1.94	1.88	1.83	1.75	1.67	1.57	1.52	1.46	1.39	1.32	1.22	1.00

续表

$\alpha = 0.025$

n_2 \ n_1	1	2	3	4	5	6	7	8	9	10	12	15	20	24	30	40	60	120	∞
1	647.8	799.5	664.2	899.6	921.8	937.1	948.2	956.7	963.3	368.6	976.7	984.9	993.1	997.2	1 001	1 006	1 010	1 014	1 018
2	38.51	39.00	39.17	39.25	39.30	39.33	39.36	39.37	39.39	39.40	39.41	39.43	39.45	39.46	39.46	39.47	39.48	39.49	39.50
3	17.44	16.04	15.44	15.10	14.88	14.73	14.62	14.54	14.47	14.42	14.34	14.25	14.17	14.12	14.08	14.04	13.99	13.95	13.90
4	12.22	10.65	9.98	9.60	9.36	9.20	9.07	8.98	8.90	8.84	8.75	8.66	8.56	8.51	8.46	8.41	8.36	8.31	8.26
5	10.01	8.43	7.76	7.39	7.15	6.98	6.85	6.76	6.68	6.62	6.52	6.43	6.33	6.28	6.23	6.18	6.12	6.07	6.02
6	8.81	7.26	6.60	6.23	5.99	5.82	5.70	5.60	5.52	5.46	5.37	5.27	5.17	5.12	5.07	5.01	4.96	4.90	4.85
7	8.07	6.54	5.89	5.52	5.29	5.12	4.99	4.90	4.82	4.76	4.67	4.57	4.47	4.42	4.36	4.31	4.25	4.20	4.14
8	7.58	6.06	5.42	5.05	4.82	4.65	4.53	4.43	4.36	4.30	4.20	4.10	4.00	3.95	3.89	3.84	3.78	3.73	3.67
9	7.21	5.71	5.08	4.72	4.48	4.23	4.20	4.10	4.03	3.96	3.87	3.77	3.67	3.61	3.56	3.51	3.45	3.39	3.33
10	6.94	5.46	4.83	4.47	4.24	4.07	3.95	3.85	3.78	3.72	3.62	3.52	3.42	3.37	3.31	3.26	3.20	3.14	3.08
11	6.72	5.26	4.63	4.28	4.04	3.88	3.76	3.66	3.59	3.53	3.43	3.33	3.23	3.17	3.12	3.06	3.00	2.94	2.88
12	6.55	5.10	4.47	4.12	3.89	3.73	3.61	3.51	3.44	3.37	3.28	3.18	3.07	3.02	2.96	2.91	2.85	2.79	2.72
13	6.41	4.97	4.35	4.00	3.77	3.60	3.48	3.39	3.31	3.25	3.15	3.05	2.95	2.89	2.84	2.78	2.72	2.66	2.60
14	6.30	4.86	4.24	3.89	3.66	3.50	3.38	3.29	3.21	3.15	3.05	2.95	2.84	2.79	2.73	2.67	2.61	2.55	2.49
15	6.20	4.77	4.15	3.80	3.58	3.41	3.29	3.20	3.12	3.06	2.96	2.86	2.76	2.70	2.64	2.59	2.52	2.46	2.40
16	6.12	4.69	4.08	3.73	3.50	3.34	3.22	3.12	3.05	2.99	2.89	2.79	2.68	2.63	2.57	2.51	2.45	2.38	2.32
17	3.04	4.62	4.01	3.66	3.44	3.28	3.16	3.06	2.98	2.92	2.82	2.72	2.62	2.56	2.50	2.44	2.38	2.32	2.25
18	5.98	4.56	3.95	3.61	3.38	3.22	3.10	3.01	2.93	2.87	2.77	2.67	2.56	2.50	2.44	2.38	2.32	2.26	2.19
19	5.92	4.51	3.90	3.56	3.33	3.17	3.05	2.96	2.88	2.82	2.72	2.62	2.51	2.45	2.39	2.33	2.27	2.20	2.13
20	5.87	4.46	3.86	3.51	3.29	3.13	3.01	2.91	2.84	2.77	2.68	2.57	2.46	2.41	2.35	2.29	2.22	2.16	2.09
21	5.83	4.42	3.82	3.48	3.25	3.09	2.97	2.87	2.80	2.73	2.64	2.53	2.42	2.37	2.31	2.25	2.18	2.11	2.04
22	5.79	4.38	3.78	3.44	3.22	3.05	2.93	2.84	2.76	2.70	2.60	2.50	2.39	2.32	2.27	2.21	2.14	2.08	2.00
23	5.75	4.35	3.75	3.41	3.18	3.02	2.90	2.81	2.73	2.67	2.57	2.47	2.36	2.31	2.24	2.18	2.11	2.04	1.97
24	5.72	4.32	3.72	3.38	3.15	2.99	2.87	2.78	2.70	2.64	2.54	2.44	2.33	2.27	2.21	2.15	2.08	2.01	1.94

续表

$\alpha = 0.025$

n_1 \ n_2	1	2	3	4	5	6	7	8	9	10	12	15	20	24	30	40	60	120	∞
25	5.69	4.29	3.60	3.35	3.13	2.97	2.85	3.75	2.68	2.61	2.51	2.41	2.30	2.24	2.18	2.12	2.05	1.98	1.91
26	5.66	4.27	3.67	3.33	3.10	2.94	2.82	2.73	2.65	2.59	2.49	2.39	2.28	2.22	2.16	2.09	2.03	1.95	1.88
27	5.63	4.24	3.65	3.31	3.08	2.92	2.80	2.71	2.63	2.57	2.47	2.36	3.25	3.19	2.13	2.07	2.00	1.93	1.85
28	5.61	4.33	3.63	3.29	3.06	2.90	2.78	2.69	2.61	2.55	2.45	2.34	2.23	2.17	2.11	2.05	1.98	1.91	1.83
29	5.59	4.20	3.61	3.27	3.04	2.88	2.76	2.67	2.59	2.53	2.43	2.32	2.21	2.15	2.09	2.03	1.96	1.89	1.18
30	5.57	4.18	3.59	3.25	3.03	2.87	2.75	2.65	2.57	2.51	2.41	2.31	2.20	2.14	2.07	2.01	1.94	1.87	1.79
40	5.42	4.05	3.46	3.13	2.90	2.74	2.62	2.53	2.45	2.39	2.29	2.18	2.07	2.01	1.94	1.88	1.80	1.72	1.64
60	5.29	3.93	3.34	3.01	2.79	2.63	2.51	2.41	2.33	2.27	2.17	2.06	1.94	1.88	1.82	2.74	1.64	1.58	1.48
120	5.15	3.80	3.23	2.89	2.67	2.52	2.39	2.30	2.22	2.16	2.05	1.94	1.82	1.76	1.69	1.61	2.53	1.43	1.31
∞	5.02	3.69	3.12	2.79	2.57	2.41	2.29	2.19	2.11	2.05	1.94	1.83	1.71	1.64	1.57	1.48	1.39	1.27	1.00

$\alpha = 0.01$

n_1 \ n_2	1	2	3	4	5	6	7	8	9	10	12	15	20	24	30	40	60	120	∞
1	4 052	4 999.5	5 403	5 625	5 764	5 859	5 928	5 982	6 022	6 056	6 106	6 157	6 209	6 235	6 261	6 287	6 313	6 339	6 366
2	98.50	99.00	99.17	99.25	99.30	99.33	99.36	99.37	99.39	99.40	99.42	99.43	99.45	99.46	99.47	99.47	99.48	99.49	99.50
3	34.12	30.82	29.46	28.71	28.24	27.91	27.67	27.49	27.35	27.23	27.05	26.87	26.69	26.60	26.50	26.41	26.32	26.22	26.13
4	21.20	18.00	16.69	15.98	15.52	15.21	14.98	14.80	14.66	14.55	14.37	14.20	14.02	13.93	13.84	13.75	13.65	13.56	13.46
5	16.26	13.27	12.06	11.39	10.97	10.67	10.46	10.29	10.16	10.05	9.89	9.72	9.55	9.47	9.38	9.29	9.20	9.11	9.02
6	13.75	10.92	9.78	9.15	8.75	8.47	8.26	8.10	7.98	7.87	7.72	7.56	7.40	7.31	7.23	7.14	7.06	6.97	6.88
7	12.25	9.55	8.45	7.85	7.46	7.19	6.99	6.84	6.72	6.62	6.47	6.31	6.16	6.07	5.99	5.91	5.82	5.74	5.65
8	11.26	8.65	7.59	7.01	6.63	6.37	6.18	6.03	5.91	5.81	5.67	5.52	5.36	5.28	5.20	5.12	5.03	4.95	4.86
9	10.56	8.02	6.99	6.42	6.06	5.80	5.61	5.47	5.35	5.26	5.11	4.96	4.81	4.73	4.65	4.57	4.48	4.40	4.31

续表

$\alpha = 0.01$

n_2 \ n_1	1	2	3	4	5	6	7	8	9	10	12	15	20	24	30	40	60	120	∞
10	10.04	7.56	6.55	5.99	5.64	5.39	5.20	5.06	4.94	4.85	4.71	4.56	4.41	4.33	4.25	4.17	4.08	4.00	3.91
11	9.65	7.21	6.22	5.67	5.32	5.07	4.89	4.74	4.63	4.54	4.40	4.25	4.10	4.02	3.94	3.86	3.78	3.69	3.60
12	9.33	6.93	5.95	5.41	5.06	4.82	4.64	4.50	4.39	4.30	4.16	4.01	3.86	3.78	3.70	3.62	3.54	3.45	3.36
13	9.07	6.70	5.74	5.21	4.86	4.62	4.44	4.30	4.19	4.10	3.96	3.82	3.66	3.59	3.51	3.43	3.34	3.25	3.17
14	8.86	6.51	5.56	5.04	4.69	4.46	4.28	4.14	4.03	3.94	3.80	3.66	3.51	3.43	3.35	3.27	3.18	3.09	3.00
15	8.68	6.36	5.42	4.89	4.56	4.32	4.14	4.00	3.89	3.80	3.67	3.52	3.37	3.29	3.21	3.13	3.05	2.96	2.87
16	8.53	6.23	5.29	4.77	4.44	4.20	4.03	3.89	3.78	3.69	3.55	3.41	3.26	3.18	3.10	3.02	2.93	2.84	2.75
17	8.40	6.11	5.18	4.67	4.34	4.10	3.93	3.79	3.68	3.59	3.46	3.31	3.16	3.08	3.00	2.92	2.83	2.75	2.65
18	8.29	6.01	5.09	4.58	4.25	4.01	3.84	3.71	3.60	3.51	3.37	3.23	3.08	3.00	2.92	2.84	2.75	2.66	2.57
19	8.18	5.93	5.01	4.50	4.17	3.94	3.77	3.63	3.52	3.43	3.30	3.15	3.00	2.92	2.84	2.76	2.67	2.58	2.49
20	8.10	5.85	4.94	4.43	4.10	3.87	3.70	3.56	3.46	3.37	3.23	3.09	2.94	2.86	2.78	2.69	2.61	2.52	2.42
21	8.02	5.78	4.87	4.37	4.04	3.81	3.64	3.51	3.40	3.31	3.17	3.03	2.88	2.80	2.72	2.64	2.55	2.46	2.36
22	7.95	5.72	4.82	4.31	3.99	3.76	3.59	3.45	3.35	3.26	3.12	2.98	2.83	2.75	2.67	2.58	2.50	2.40	2.31
23	7.88	5.66	4.76	4.26	3.94	3.71	3.54	3.41	3.30	3.21	3.07	2.93	2.78	2.70	2.62	2.54	2.45	2.35	2.26
24	7.82	5.61	4.72	4.22	3.90	3.67	3.50	3.36	3.26	3.17	3.03	2.89	2.74	2.66	2.58	2.49	2.40	2.31	2.21
25	7.77	5.57	4.68	4.18	3.85	3.63	3.46	3.32	3.22	3.13	2.99	2.85	2.70	2.62	2.54	2.45	2.36	2.27	2.17
26	7.72	5.53	4.64	4.14	3.82	3.59	3.42	3.29	3.18	3.09	2.96	2.81	2.66	2.58	2.50	2.42	2.33	2.23	2.13
27	7.68	5.49	4.60	4.11	3.78	3.56	3.39	3.26	3.15	3.06	2.93	2.78	2.63	2.55	2.47	2.38	2.29	2.20	2.10
28	7.64	5.45	4.57	4.07	3.75	3.53	3.36	3.23	3.12	3.03	2.90	2.75	2.60	2.52	2.44	2.35	2.26	2.17	2.06
29	7.60	5.42	4.54	4.04	3.73	3.50	3.33	3.20	3.09	3.00	2.87	2.73	2.57	2.49	2.41	2.33	2.23	2.14	2.03
30	7.56	5.39	4.51	4.02	3.70	3.47	3.30	3.17	3.07	2.98	2.84	2.70	2.55	2.47	2.39	2.30	2.21	2.11	2.01
40	7.31	5.18	4.31	3.83	3.51	3.29	3.12	2.99	2.89	2.80	2.66	2.52	2.37	2.29	2.20	2.11	2.02	1.92	1.80
60	7.08	4.98	4.13	3.65	3.34	3.12	2.95	2.82	2.72	2.63	2.50	2.35	2.20	2.12	2.03	1.94	1.84	1.73	1.60
120	6.85	4.79	3.95	3.48	3.17	2.96	2.79	2.66	2.56	2.47	2.34	2.19	2.03	1.95	1.86	1.76	1.66	1.53	1.38
∞	6.63	4.61	3.78	3.32	3.02	2.80	2.64	2.51	2.41	2.32	2.18	2.04	1.88	1.79	1.70	1.59	1.47	1.32	1.00

续表

$\alpha = 0.005$

n_2 \ n_1	1	2	3	4	5	6	7	8	9	10	12	15	20	24	30	40	60	120	∞
1	16 211	20 000	21 615	22 500	23 056	23 487	23 715	23 925	24 091	24 224	24 426	24 630	24 836	24 940	25 044	25 148	25 253	25 359	25 465
2	198.5	199.0	199.2	199.2	199.3	199.3	199.4	199.4	199.4	199.4	199.4	199.4	199.4	199.5	199.5	199.5	199.5	199.5	199.5
3	55.55	49.80	47.47	46.19	45.39	44.84	44.43	44.13	43.88	43.69	43.39	43.08	42.78	42.62	42.47	42.31	42.15	41.99	41.83
4	31.33	26.28	24.26	23.15	22.46	21.97	21.62	21.35	21.14	20.97	20.70	20.44	20.17	20.03	19.89	19.75	19.61	19.47	19.32
5	22.78	18.31	16.53	15.56	14.94	14.51	14.20	13.96	13.77	13.62	13.38	13.15	12.90	12.78	12.66	12.53	12.40	12.27	12.14
6	18.63	14.54	12.92	12.03	11.46	11.07	10.79	10.57	10.39	10.25	10.03	9.81	9.59	9.47	9.36	9.24	9.12	9.00	8.88
7	16.24	12.40	10.88	10.05	9.52	9.16	8.89	8.68	8.51	8.38	8.18	7.97	7.75	7.65	7.53	7.42	7.31	7.19	7.08
8	14.69	11.04	9.60	8.81	8.30	7.95	7.69	7.50	7.34	7.21	7.01	6.81	6.61	6.50	6.40	6.29	6.18	6.06	5.95
9	13.61	10.11	8.72	7.96	7.47	7.13	6.88	6.69	6.54	6.42	6.23	6.03	5.83	5.73	5.62	5.52	5.41	5.30	5.19
10	12.83	9.43	8.08	7.34	6.87	6.54	6.30	6.12	5.97	5.85	5.66	5.47	5.27	5.17	5.07	4.97	4.86	4.75	4.64
11	12.23	8.91	7.60	6.88	6.42	6.10	5.86	5.68	5.54	5.42	5.24	5.05	4.86	4.76	4.65	4.55	4.44	4.34	4.23
12	11.75	8.51	7.23	6.52	6.07	5.76	5.52	5.35	5.20	5.09	4.91	4.72	4.53	4.43	4.33	4.23	4.12	4.01	3.90
13	11.37	8.19	6.93	6.23	5.79	5.48	5.25	5.08	4.94	4.82	4.64	4.46	4.27	4.17	4.07	3.97	3.87	3.76	3.65
14	11.06	7.92	6.68	6.00	5.56	5.26	5.03	4.86	4.72	4.60	4.43	4.25	4.06	3.96	3.86	3.76	3.66	3.55	3.44
15	10.80	7.70	6.48	5.80	5.37	5.07	4.85	4.67	4.54	4.42	4.25	4.07	3.88	3.79	3.69	3.58	3.48	3.37	3.26
16	10.58	7.51	6.30	5.64	5.21	4.91	4.69	4.52	4.38	4.27	4.10	3.92	3.73	3.64	3.54	3.44	3.33	3.22	3.11
17	10.38	7.35	6.16	5.50	5.07	4.78	4.56	4.39	4.25	4.14	3.97	3.79	3.61	3.51	3.41	3.31	3.21	3.10	2.98
18	10.22	7.21	6.03	5.37	4.96	4.66	4.44	4.28	4.14	4.03	3.86	3.68	3.50	3.40	3.30	3.20	3.10	2.99	2.87
19	10.07	7.09	5.92	5.27	4.85	4.56	4.34	4.18	4.04	3.93	3.76	3.59	3.40	3.31	3.21	3.11	3.00	2.89	2.78
20	9.94	6.99	5.82	5.17	4.76	4.47	4.26	4.09	3.96	3.85	3.68	3.50	3.32	3.22	3.12	3.02	2.92	2.81	2.69
21	9.83	6.89	5.73	5.09	4.68	4.39	4.18	4.01	3.88	3.77	3.60	3.43	3.24	3.15	3.05	2.95	2.84	2.73	2.61
22	9.73	6.81	5.65	5.02	4.61	4.32	4.11	3.94	3.81	3.70	3.54	3.36	3.18	3.08	2.98	2.88	2.77	2.66	2.55
23	9.63	6.73	5.58	4.95	4.54	4.26	4.05	3.88	3.75	3.64	3.47	3.30	3.12	3.02	2.92	2.82	2.71	2.60	2.48
24	9.55	6.66	5.52	4.89	4.49	4.20	3.99	3.83	3.69	3.59	3.42	3.25	3.06	2.97	2.87	2.77	2.66	2.55	2.43

续表

$\alpha = 0.005$

n_2 \ n_1	1	2	3	4	5	6	7	8	9	10	12	15	20	24	30	40	60	120	∞
25	9.48	6.60	5.46	4.84	4.43	4.15	3.94	3.78	3.64	3.54	3.37	3.20	3.01	2.92	2.82	2.72	2.61	2.50	2.38
26	9.41	6.54	5.41	4.79	4.38	4.10	3.89	3.73	3.60	3.49	3.33	3.15	2.97	2.87	2.77	2.67	2.56	2.45	2.33
27	9.34	6.49	5.36	4.74	4.34	4.06	3.85	3.69	3.56	3.45	3.28	3.11	2.93	2.83	2.73	2.63	2.52	2.41	2.29
28	9.28	6.44	5.32	4.70	4.30	4.02	3.81	3.65	3.52	3.41	3.25	3.07	2.89	2.79	2.69	2.59	2.48	2.37	2.25
29	9.23	6.40	5.28	4.66	4.26	3.98	3.77	3.61	3.48	3.38	3.21	3.04	2.86	2.76	2.66	2.56	2.45	2.33	2.21
30	9.18	6.35	5.24	4.62	4.23	3.95	3.74	3.58	3.45	3.34	3.18	3.01	2.82	2.73	2.63	2.52	2.42	2.30	2.18
40	8.83	6.07	4.98	4.37	3.99	3.71	3.51	3.35	3.22	3.12	2.95	2.78	2.60	2.50	2.40	2.30	2.18	2.06	1.93
60	8.49	5.79	4.73	4.14	3.76	3.49	3.29	3.13	3.01	2.90	2.74	2.57	2.39	2.29	2.19	2.08	1.96	1.83	1.69
120	8.18	5.54	4.50	3.92	3.55	3.28	3.09	2.93	2.81	2.71	2.54	2.37	2.19	2.09	1.98	1.87	1.75	1.61	1.43
∞	7.88	5.30	4.28	3.72	3.35	3.09	2.90	2.74	2.62	2.52	2.36	2.19	2.00	1.90	1.79	1.67	1.53	1.36	1.00

$\alpha = 0.001$

n_2 \ n_1	1	2	3	4	5	6	7	8	9	10	12	15	20	24	30	40	60	120	∞
1	4 053†	5 000†	5 404†	5 625†	5 764†	5 859†	5 929†	5 981†	6 023†	6 056†	6 107†	6 158†	6 209†	6 235†	6 261†	6 287†	6 313†	6 340†	6 366†
2	998.5	999.0	999.2	999.2	999.3	999.3	999.4	999.4	999.4	999.4	999.4	999.4	999.4	999.5	999.5	999.5	999.5	999.5	999.5
3	167.0	148.5	141.1	137.1	134.6	132.8	131.6	130.6	129.9	129.2	128.3	127.4	126.4	125.9	125.4	125.0	124.5	124.0	123.5
4	74.14	61.25	56.18	53.44	51.71	50.53	49.66	49.00	48.47	48.05	47.41	46.76	46.10	45.77	45.43	45.09	44.75	44.40	44.05
5	47.18	37.12	33.20	31.09	29.75	28.84	28.16	27.64	27.24	26.92	26.42	25.91	25.39	25.14	24.87	24.60	24.33	24.06	23.79
6	35.51	27.00	23.70	21.92	20.81	20.03	19.46	19.03	18.69	18.41	17.99	17.56	17.12	16.89	16.67	16.44	16.21	15.99	15.75
7	29.25	21.69	18.77	17.19	16.21	15.52	15.02	14.63	14.33	14.08	13.71	13.32	12.93	12.73	12.53	12.33	12.12	11.91	11.70
8	25.42	18.49	15.83	14.39	13.49	12.86	12.40	12.04	11.77	11.54	11.19	10.84	10.48	10.30	10.11	9.92	9.73	9.53	9.33
9	22.86	16.39	13.90	12.56	11.71	11.13	10.70	10.37	10.11	9.89	9.57	9.24	8.90	8.72	8.55	8.37	8.19	8.00	7.81

† 表示要将所列数乘以100

续表

$\alpha = 0.001$

n_2 \ n_1	1	2	3	4	5	6	7	8	9	10	12	15	20	24	30	40	60	120	∞
10	21.04	14.91	12.55	11.28	10.48	9.92	9.52	9.20	8.96	8.75	8.45	8.13	7.80	7.64	7.47	7.30	7.12	6.94	6.76
11	19.69	13.81	11.56	10.35	9.58	9.05	8.66	8.35	8.12	7.92	7.63	7.32	7.01	6.85	6.68	6.52	6.35	6.17	6.00
12	18.64	12.97	10.80	9.63	8.89	8.38	8.00	7.71	7.48	7.29	7.00	6.71	6.40	6.25	6.09	5.93	5.76	5.59	5.42
13	17.81	12.31	10.21	9.07	8.35	7.86	7.49	7.21	6.98	6.80	6.52	6.23	5.93	5.78	5.63	5.47	5.30	5.14	4.97
14	17.14	11.78	9.73	8.62	7.92	7.43	7.08	6.80	6.58	6.40	6.13	5.85	5.56	5.41	5.25	5.10	4.94	4.77	4.60
15	16.59	11.34	9.34	8.25	7.57	7.09	6.74	6.47	6.26	6.08	5.81	5.54	5.25	5.10	4.95	4.80	4.64	4.47	4.31
16	16.12	10.97	9.00	7.94	7.27	6.81	6.46	6.19	5.98	5.81	5.55	5.27	4.99	4.85	4.70	4.54	4.39	4.23	4.06
17	15.72	10.66	8.73	7.68	7.02	6.56	6.22	5.96	5.75	5.58	5.32	5.05	4.78	4.63	4.48	4.33	4.18	4.02	3.85
18	15.38	10.39	8.49	7.46	6.81	6.35	6.02	5.76	5.56	5.39	5.13	4.87	4.59	4.45	4.30	4.15	4.00	3.84	3.67
19	15.08	10.16	8.28	7.26	6.62	6.18	5.85	5.59	5.39	5.22	4.97	4.70	4.43	4.29	4.14	3.99	3.84	3.68	3.51
20	14.82	9.95	8.10	7.10	6.46	6.02	5.69	5.44	5.24	5.08	4.82	4.56	4.29	4.15	4.00	3.86	3.70	3.54	3.38
21	14.59	9.77	7.94	6.95	6.32	5.88	5.56	5.31	5.11	4.95	4.70	4.44	4.17	4.03	3.88	3.74	3.58	3.42	3.26
22	14.38	9.61	7.80	6.81	6.19	5.76	5.44	5.19	4.99	4.83	4.58	4.33	4.06	3.92	3.78	3.63	3.48	3.32	3.15
23	14.19	9.47	7.67	6.69	6.08	5.65	5.33	5.09	4.89	4.73	4.48	4.23	3.96	3.82	3.68	3.53	3.38	3.22	3.05
24	14.03	9.34	7.55	6.59	5.98	5.55	5.23	4.99	4.80	4.64	4.39	4.14	3.87	3.74	3.59	3.45	3.29	3.14	2.97
25	13.88	9.22	7.45	6.49	5.88	5.46	5.15	4.91	4.71	4.56	4.31	4.06	3.79	3.66	3.52	3.37	3.22	3.06	2.89
26	13.74	9.12	7.36	6.41	5.80	5.38	5.07	4.83	4.64	4.48	4.24	3.99	3.72	3.59	3.44	3.30	3.15	2.99	2.82
27	13.61	9.02	7.27	6.33	5.73	5.31	5.00	4.76	4.57	4.41	4.17	3.92	3.66	3.52	3.38	3.23	3.08	2.92	2.75
28	13.50	8.93	7.19	6.25	5.66	5.24	4.93	4.69	4.50	4.35	4.11	3.86	3.60	3.46	3.32	3.18	3.02	2.86	2.69
29	13.39	8.85	7.12	6.19	5.59	5.18	4.87	4.64	4.45	4.29	4.05	3.80	3.54	3.41	3.27	3.12	2.97	2.81	2.64
30	13.29	8.77	7.05	6.12	5.53	5.12	4.82	4.58	4.39	4.24	4.00	3.75	3.49	3.36	3.22	3.07	2.92	2.76	2.59
40	12.61	8.25	6.60	5.70	5.13	4.73	4.44	4.21	4.02	3.87	3.64	3.40	3.15	3.01	2.87	2.73	2.57	2.41	2.23
60	11.97	7.76	6.17	5.31	4.76	4.37	4.09	3.87	3.69	3.54	3.31	3.08	2.83	2.69	2.55	2.41	2.25	2.08	1.89
120	11.38	7.32	5.79	4.95	4.42	4.04	3.77	3.55	3.38	3.24	3.02	2.78	2.53	2.40	2.26	2.11	1.95	1.76	1.54
∞	10.83	6.91	5.42	4.62	4.10	3.74	3.47	3.27	3.10	2.96	2.74	2.51	2.27	2.13	1.99	1.84	1.66	1.45	1.00